Daniel J. Benor

Frei von Schmerz und Stress – in 7 Minuten

Daniel J. Benor

Frei von Schmerz und Stress – in 7 Minuten

Selbstheilung – sanft und schnell

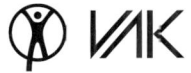

VAK Verlags GmbH
Kirchzarten bei Freiburg

Titel der amerikanischen Originalausgabe:
Seven Minutes to Natural Pain Release
© Daniel Benor, 2008
ISBN 978-1-60415-034-6
Deutsche Ausgabe mit freundlicher Genehmigung des Originalverlags:
Elite Publishing / Energy Psychology Press, Santa Rosa (Kalifornien)

Bibliografische Information der Deutschen Bibliothek
Die Deutsche Bibliothek verzeichnet diese Publikation in der Deutschen
Nationalbibliografie; detaillierte bibliografische Daten sind im Internet
über http://dnb.ddb.de abrufbar.

VAK Verlags GmbH
Eschbachstraße 5
79199 Kirchzarten
Deutschland
www.vakverlag.de

© VAK Verlags GmbH, Kirchzarten bei Freiburg 2009
Übersetzung: Isolde Seidel
Lektorat: Norbert Gehlen
Umschlag: Hugo Waschkowski, Freiburg
Gesamtherstellung: Himmer AG, Augsburg
Printed in Germany
ISBN: 978-3-86731-044-4

Inhaltsverzeichnis

Hinweis des Verlags

Dieses Buch dient der Information über eine neue Methode der Schmerzlinderung. Wer sie anwendet, tut dies in eigener Verantwortung. Autor und Verlag beabsichtigen nicht, Diagnosen zu stellen oder Therapieempfehlungen zu geben. Die Informationen in diesem Buch sind nicht als Ersatz für professionelle therapeutische Hilfe bei gesundheitlichen oder psychischen Problemen zu verstehen.

Einführung

Falls Sie glauben, etwas nicht zu können, was Sie sehr wohl können, dann hindert Ihre Überzeugung Sie daran, diese Aufgabe zu schaffen; und zwar entweder, weil Sie es erst gar nicht versuchen, oder, weil Sie sich selbst mit Ihrer Überzeugung blockieren.

Deena Zalkind Spear

Dieses Buch wird Ihnen eine wertvolle Hilfe sein, wenn Sie sich – wie viele andere – einer Wand aus psychischem Schmerz, Frustration über Medikamente und andere Behandlungen, Ängsten, Ärger und Depressionen gegenübersehen – lauter Emotionen, die Ihre Schmerzen oft begleiten. Es wird Ihnen auch bei anderen Themen in Ihrem Leben helfen, die Sie positiver erleben möchten.

Die in diesem Buch vorgestellte Methode vermittelt Ihnen die Fertigkeit, Schmerz und Leiden auf allen Ebenen Ihres Seins umzuwandeln. Je eingehender Sie sich mit ihren Anwendungsmöglichkeiten befassen, desto mehr werden Sie sich zu dem Menschen entwickeln, der Sie sein wollen, und hinter sich lassen, was immer Sie loslassen möchten.

Falls Sie therapeutisch tätig sind und bereits andere Techniken der energetischen Psychologie oder EMDR anwenden, werden Sie dieses Buch ebenfalls hilfreich finden, weil Sie von Fall zu Fall leicht zu der neuen Methode überwechseln oder sich entscheiden können, einige meiner Ansätze in Ihre eigene Methode zu integrieren. Falls Ihnen aber solche innovativen Selbsthilfemethoden noch neu sind, werden Sie diese rasch wirkende Selbstheilungstechnik leicht erlernbar finden. Die gleiche Befriedigung werden Sie in Ihrer Praxis erleben, wenn Sie Menschen darin unterstützen, sie zu erlernen und anzuwenden.

Diese neue Selbsthilfemethode ist auf elegante Weise einfach. Menschen, die ein Thema „drehen" konnten, das sie jahrelang plagte, sagen häufig: „Ich kann immer noch nicht glauben, dass ich endlich frei von diesem Problem bin. Ich verstehe nicht, wie eine so einfache Methode zu vollständiger Schmerzfreiheit führen konnte, während mir in der ewig

langen Zeit, in der ich unter dem Problem litt, nichts anderes geholfen
hat."

Bei einer Konferenz zum Thema Heilung in Zürich demonstrierte
eine Frau vor den Teilnehmern freiwillig, wie ihr meine Methode bei
Schulterschmerzen half, deretwegen sie zwei Jahre lang ihre Arme
kaum heben konnte. Innerhalb weniger Minuten war sie diese
Schmerzen los und konnte es fast nicht glauben. Auf die Frage, was
sie gerne täte, da sie ja nun ihre Arme bewegen könne, antwortete
sie, sie würde gerne erst mich umarmen und dann ihren Mann, der
im Publikum saß ... (Die spezielle Bedeutung des Umarmens bei dieser Methode werden Sie bald kennenlernen.)

Was Sie in diesem Buch erwartet

*Krankheit ist der Arzt, auf den wir am meisten hören; der
Güte und dem Wissen gegenüber machen wir nur Versprechungen; dem Schmerz aber gehorchen wir.*

Marcel Proust

Wir alle wissen, wie Schmerzen sich anfühlen: Sie tun weh! Wir mögen
sie nicht und tun so ziemlich alles, um sie zu vermeiden.

Vielleicht überrascht es Sie zu erfahren, dass Schmerz in Wirklichkeit
ein extrem kompliziertes Thema ist. Zahlreiche Faktoren können Ihre
Wahrnehmung von und Ihre Reaktionen auf Schmerz auslösen, aufrechterhalten, verschlimmern oder lindern. Sie reichen von Ihrem genetischen
und kulturellen Erbe bis hin zu vielfältigen körperlichen und psychischen
Faktoren. Diese Faktoren werden in **Kapitel 1** behandelt.

Ihr Körper und Ihr Geist hängen eng zusammen. Vielleicht empfinden
Sie den gleichen Schmerz ganz unterschiedlich, je nachdem, wie Sie ihn
in der jeweiligen Situation wahrnehmen. Es mag Ihnen schon aufgefallen
sein, dass Ihre Zehe weniger schmerzt, wenn Sie sie morgens am
Bettpfosten anstoßen, als wenn Sie sich die gleiche Zehe nachts anstoßen. Wenn Sie ausgeruht und energiegeladen sind und einem neuen Tag

voller Aktivitäten entgegensehen, dann hat der Schmerz einen ganz anderen Bezugsrahmen, als wenn Sie müde sind und schlafen wollen.

Doch Sie nehmen Schmerzen nicht nur körperlich unterschiedlich wahr, auch Ihre innere Beziehung zu Ihrem Schmerz kann sich verstärken oder abschwächen und Sie anders reagieren lassen. In **Kapitel 2** werden die verschiedenen psychischen Faktoren behandelt, die Schmerz beeinflussen können.

Meine neue Schmerzlinderungsmethode wirkt so gut, weil sie über das unmittelbare Loslassen der Schmerzen hinaus hilft. Denn mit ihr lassen sich rasch alle Blockaden oder Widerstände ermitteln, die den Schmerz aufrechterhalten. Diese Blockaden sind *Meta-Regeln*, die wir aus Sorgen und Ängsten entwickelt haben, wenn es darum ging, Verletzungen loszulassen, die tief in unser Unterbewusstsein abgedrängt sind. Diese Überzeugungen bestehen immer noch und machen uns weis, dass wir mit unseren Gefühlen, die wir bei ihrem ersten Auftreten verdrängt haben, immer noch nicht umgehen können. Mit der hier vorgestellten Methode WHEE können wir diese Überzeugungen ausräumen, damit sie das Loslassen verborgener Verletzungen nicht länger blockieren. Mehr dazu in **Kapitel 3**.

Kürzlich bat mich Sally wegen ihres Daumens um Hilfe, den sie sich einen Monat zuvor bei einem Motorschlittenunfall verletzt hatte. Der Finger war nicht gebrochen, doch beim Schreiben war der Schmerz immer noch unerträglich.

In einem Gespräch mit ihrem Schmerz erkannte sie, dass er sie aufforderte, stärker auf ihre Intuition zu hören. Zu dem Unfall war es gekommen, nachdem sie ihrem Mann über einen See gefolgt war – trotz ihres inneren Gefühls, dass das nicht sicher sei.

Sie hatte bereits begonnen, auf diese Botschaft zu hören, doch sie war sich dessen nicht bewusst: Kurz nach dem Unfall mit dem Schneemobil fuhr sie als Beifahrerin bei ihrem Mann im Auto mit. Er wollte einen Lkw überholen und Sally drängte ihn inständig, das nicht zu tun – was ganz untypisch für sie war. Er hörte auf ihren Rat und so vermieden sie tatsächlich einen Frontalzusammenstoß.

Nach Sallys Gespräch mit dem Schmerz ließ dieser erheblich nach. (Näheres dazu in Kapitel 4.)

Ich habe die neue Methode als Selbsthilfe bei Schmerzen und Stress aller Art entwickelt, etwa bei Spannungskopfschmerzen, Migräne, Rückenschmerzen, Arthritis, Schmerzen nach Verletzungen und Operationen, Magenschmerzen, Reizdarmsyndrom, chronischem Müdigkeitssyndrom, Fibromyalgie, Krebs und anderen. In **Kapitel 4** wird detailliert beschrieben, wie Sie die Schmerzen rasch, tiefgreifend und oft dauerhaft lindern können. Bei *chronischen* Schmerzen rate ich Ihnen jedoch dringend, erst Kapitel 1 zu lesen.

Durch Schmerzen kann unser Körper uns signalisieren, dass wir uns wegen einer Stress-Situation „verkrampfen" und in Sorge sind. Vielleicht ist uns gar nicht bewusst, was uns stresst, und unser *Unbewusstes* lenkt auf diesem Weg unsere Aufmerksamkeit darauf, diese Sorge aufzuspüren und etwas zu unternehmen. Chronische Schmerzen können ein Eigenleben entwickeln und dazu führen, dass wir uns schmerzverstärkend verhalten, sodass wir sie schwerer loslassen können. Es ist wichtig, solche Möglichkeiten sorgfältig zu erwägen, bevor man sich daranmacht, den Schmerz zu beseitigen. In **Kapitel 5** geht es um diese und andere Themen rund um die Behandlung akuter und chronischer Schmerzen.

Schmerz ist häufig eine Botschaft unseres inneren Selbst, das durch Körpersymptome zu uns spricht. Körperliche und emotionale Schmerzen sind neben dem Erleben anderer Widrigkeiten bisweilen Signale unserer inneren Weisheit, innezuhalten und zu überdenken, was wir mit unserem Leben machen oder eben nicht machen. Viele Menschen teilten mir mit, so wenig sie sich die Schmerzen in ihrem Leben freiwillig ausgesucht hätten, so sehr hätten ihnen ihre Erfahrungen mit der Schmerzbewältigung auf vielerlei Weise geholfen. Sie haben Prioritäten neu gesetzt, ihre Ziele überdacht, ihr berufliches Engagement, ihre Beziehungen und Freizeitaktivitäten und haben sich selbst achtsamer und großzügiger als je zuvor behandelt. Viele wandten sich auch an eine höhere Macht und verbanden sich mit dieser; dabei machten sie die Erfahrung, dass das nicht nur bei den Schmerzen half, sondern sie zutiefst befriedigte und bereicherte – weit mehr als alles, was sie je erlebt oder sich vorgestellt hatten. In **Kapitel 6** geht es um einige Möglichkeiten, diese tief befriedigende persönliche Spiritualität stärker in Ihr Leben zu integrieren.

Oft fragen mich Menschen: „Aber wie kann eine so einfache Technik so tiefgehend, rasch und nachhaltig wirken und selbst jahrelange Schmerzen auflösen?" Um theoretische Erklärungen für meine Methode geht es in **Kapitel 7**.

Dankbare Anwender berichten, dass die neue Methode nicht nur bei Schmerzen half, sondern auch bei emotionalen Belastungen, innerer Unruhe, Ängsten, Phobien, posttraumatischem Belastungssyndrom, bei Ärger und Schlaflosigkeit; sie reduzierte die Nebenwirkungen von und den Bedarf an Medikamenten; sie half bei heftigem Verlangen nach Süßigkeiten, Essen, Drogen, Nervenkitzel, bei Reiseübelkeit, Übelkeit in der Schwangerschaft, bei Allergien und Gewichtsabnahme. Beziehungen, Lampenfieber, geringes Selbstvertrauen und Selbstwertgefühl haben ebenso darauf angesprochen wie Ängste und Sorgen von Familienmitgliedern.

Ich selbst bin für diese Unterstützung ebenso dankbar wie alle anderen Menschen. Die Methode half mir bei verschiedenen Belastungen, darunter auch bei dem Stress, in einem Gesundheitssystem zu arbeiten, das meinen Spielraum, den Menschen zu helfen, stark einschränkte. Sie half mir bei meinen eigenen Kopfschmerzen, bei Schmerzen nach Verletzungen und Operationen und solchen, die mir mein Unbewusstes schickte als Aufforderung, tiefer liegende, unbewusste Themen genauer zu betrachten.

Wie ich zu meiner neuen Methode kam

Die neue Methode erwuchs aus meiner Frustration als Psychiater. Der Psychotherapie galt schon immer meine ganze Leidenschaft. Ich absolvierte erst ein Grundstudium der Psychologie und nahm dann die Herausforderung eines Medizinstudiums an. Ich unterbrach es ein Jahr lang für ein Forschungsstipendium in Psychiatrie und um meine eigenen erschöpften Energiebatterien wieder aufzuladen. Die Ausbildung zum Psychiater absolvierte ich 1967 bis 1973, als die Psychiatrie hauptsächlich Psychotherapie war. (Zwei Jahre davon „diente" ich während des Vietnamkrieges bei der Luftwaffe.)

Seitdem hat das Gesundheitssystem die Psychiater von der Psychotherapie fort- und zu medikamentöser Behandlung hingedrängt. Einerseits
weigerte ich mich, ausschließlich Medikamente zu verschreiben, andererseits ist es jedoch ziemlich schwierig, bei einem 15- bis 30-minütigen Arztbesuch pro Monat viel Psychotherapie zu machen – dieser Zeitrahmen
wird in den USA vom Gesundheitssystem vorgegeben. Ich war ständig
bemüht, Möglichkeiten zu entwickeln, Psychotherapie zusammen mit
Medikamenten anzubieten, doch mit meinem eingeschränkten Zeitbudget
konnte ich die psychodynamischen Ansätze, die ich als Psychiater gelernt
hatte, nicht anwenden. Diese waren wunderbar, als ich noch einmal oder
zweimal pro Woche 50 Minuten Zeit für einen Klienten hatte, doch unmöglich in dem beschriebenen engen Zeitrahmen.

EMDR (*Eye Movement Desensitization and Reprocessing*) war für mich
wie für meine Klienten ein Segen. (Siehe unter www.emdr.com) Bei dieser sehr einfachen Technik werden abwechselnd immer wieder die linke
und rechte Körperhälfte stimuliert, während man sich auf Gefühle konzentriert (die oft mit einem Erlebnis oder Thema gekoppelt sind), die man
gern ändern würde. Die wiederholte Anwendung von EMDR kann negative Gefühle relativ rasch abbauen und auflösen, falls diese mit einer einzigen traumatischen Erfahrung zusammenhängen. EMDR hilft auch bei
Traumen wie chronischem Missbrauch, doch das kann Wochen, Monate
oder Jahre dauern, je nachdem, wie traumatisch die Erfahrungen waren.
Sobald die negativen Gefühle losgelassen sind, wird mit einem ähnlichen
Vorgehen eine positive Aussage „installiert", die die losgelassenen negativen ersetzt.

Ich wandte EMDR bei Klienten mit Ängsten, Phobien und sogar bei
posttraumatischer Belastungsstörung an. Ich persönlich nutzte EMDR zum
Stressabbau. Es wird empfohlen, EMDR nur im Beisein eines Therapeuten
anzuwenden, und zwar um zu verhindern, dass man von intensiven Emotionen überschwemmt wird, die während der Behandlung losgelassen
werden. Das schränkte den Nutzen, den ich meinen Klienten mit EMDR
bieten konnte, enorm ein.

Dann lernte ich die *Emotional Freedom Technique* (EFT) kennen, entwickelt von Gary Craig (siehe unter www.emofree.com), sowie andere
auf dem Meridiansystem basierende Techniken. Bei EFT und den verwandten Therapien klopft man mit einem Finger auf diverse Akupressur-
punkte im Gesicht, am Brustkorb und auf den Händen oder man drückt

diese, während man eine Affirmation sagt. In der Wirkung EMDR ähnlich, verschwinden dabei negative Gefühle, wenn man diesen Prozess wiederholt. Das klassische EFT installiert keine positiven Aussagen, die die losgelassenen negativen ersetzen sollen. Und weil es bei EFT zu keinem intensiven emotionalen Loslassen kommt, kann es auch zur Selbsthilfe außerhalb der Therapeutenpraxis genutzt werden.

Meinen Klienten half EFT gut. Viele beklagten sich jedoch, dass sie sich die lange Liste von Akupressurpunkten nicht merken konnten, die bei EFT zu bearbeiten waren. Das war umso problematischer, wenn sie aufgeregt waren, denn bei innerer Unruhe und Aufregung konnten sie sich noch schlechter an die Vorgehensweise erinnern. Also suchte ich weiter.

Die Grundelemente der WHEE-Methode

In einem Einführungsworkshop zu *Seemorg Matrix Work* [methodenübergreifender, innovativer Behandlungsansatz; Anm. d. Übers.] sagte Dr. Asha Nahoma Clinton, dass das abwechselnde Beklopfen der Augenbrauen beiderseits der Nasenwurzel bei gleichzeitigem Aussprechen von Affirmationen ebenso gut wirke wie die ganze Serie der EFT-Punkte. Sofort fiel mir auf, dass dies im Kern das Gleiche ist wie die Links-rechts-Stimulation bei EMDR. Eingedenk meiner begrenzten Behandlungszeit begann ich sofort, diesen kombinierten Ansatz, der Elemente von EMDR und EFT umfasst, zu erforschen und zu erproben.

> Ich nannte meine neue Methode zunächst *Wholistic Hybrid derived from EMDR and EFT* oder abgekürzt WHEE [dt. etwa: Ganzheitliche Kombination aus EMDR und EFT].
>
> Später fand ich für die Abkürzung WHEE eine „benutzerfreundlichere" Umschreibung: *Whole Health – Easily and Effectively* (dt. etwa: Vollständige Gesundheit – leicht und wirkungsvoll erreichbar).

Die Methode EMDR schlägt als *eine* Intervention zur Selbsthilfe, besonders für Kinder, die „Schmetterlingsumarmung' vor [engl.: *butterfly hug*]. Dabei überkreuzt man die Arme vor der Brust, sodass die Hände auf den

Bizepsmuskeln liegen, und beklopft mit den Fingern abwechselnd seine Oberarme. Oft lasse ich Kinder und ihre Eltern diese Schmetterlingsumarmung (zusammen mit einer Affirmation) anwenden, statt dass sie ihre Augenbrauen klopfen (wie bei EMDR). Viele empfinden diese Selbstumarmung als tröstend; außerdem ist sie in Verbindung mit der Affirmation äußerst wirksam.

Affirmationen sind also ein weiteres wichtiges Merkmal von WHEE. Hier nenne ich als Beispiel zunächst eine ganz allgemeine, die ich aus EFT übernommen habe:

„Obwohl ich dieses Problem (Schmerz / Angst / Stress / anderes Symptom) habe, liebe und akzeptiere ich mich voll und ganz."

(Sie können hier auch eine andere positive Aussage einsetzen, die Ihnen zum jeweiligen Zeitpunkt am ehesten entspricht.)

Vor und nach jeder Anwendung der Technik ist es hilfreich, die *Intensität* des negativen Gefühls einzustufen, das Sie bearbeiten wollen. Die am häufigsten verwendete Einstufungsskala ist die der *Subjective Units of Distress* (SUD), also die Skala für subjektiv empfundene Belastung, auf der Sie das jeweilige Gefühl (oder Ihren Stress) zwischen 0 (= stört überhaupt nicht) und 10 (schlimmste Belastung überhaupt) einordnen können.

Nachdem man ein paar Minuten geklopft hat, überprüft man die subjektiv empfundene Belastung erneut. Meist hat sie nachgelassen. Stufen Sie sie erneut ein und klopfen Sie so lange, bis sie bei 0 ist.

Sobald sie bei 0 liegt, ist es dienlich, *eine positive Aussage als Ersatz zu installieren*, die an die Stelle des negativen Themas tritt, das man losgelassen hat. Falls Sie etwa Ihre Aufregung über Ihren nächsten Arztbesuch losgelassen haben, könnten Sie dann anfangen zu klopfen mit einer Aussage wie: „Ich kann mich bei jeglicher Untersuchung und Behandlung wohl und gut fühlen und ich liebe und akzeptiere mich voll und ganz." Bevor Sie die positive Ersatzaussage installieren und nach jeder Runde, in der Sie sie mit der WHEE-Technik bekräftigen, können Sie mit der Skala von 0 bis 10 überprüfen, für wie zutreffend Sie diese neue Aussage tatsächlich halten; dabei steht 0 für „überhaupt nicht" und 10 für „könnte nicht stärker oder zutreffender sein".

Wenn Sie ein wenig Übung erworben haben und das Vorgehen beherrschen und wenn Sie an einem einfachen Problem ohne Komplikationen arbeiten, können Sie diesen Ablauf in rund 7 Minuten durchführen.

Ich finde diese Kombination aus EMDR und EFT kraftvoller und wirksamer als jedes Verfahren für sich. Kapitel 3 stellt Ihnen die genaue Durchführung ausführlicher vor und Sie erfahren mehr über die anwenderfreundlichen Vorzüge. Aus verschiedenen Gründen wurde meine neue Methode begeistert aufgenommen und erfolgreich angewendet:

• Sie ist auf elegante Art einfach und leicht zu lernen.

• Sie erfordert nur einen Bruchteil der Zeit, die EFT und andere Methoden in Anspruch nehmen.

• Sie kann in Gruppen aller Größen persönlich vermittelt werden. In der Gruppe wird die Privatsphäre der einzelnen Teilnehmer bei heiklen Themen gewahrt – *mitgeteilt* wird nur die *Intensität* der Gefühle zum jeweils bearbeiteten Thema, nicht das Gefühl und das Thema selbst.

• Weil sie so schnell wirkt, kann man während einer Sitzung sehr flexibel an ausgewählten Problemen arbeiten. Falls es jemandem einmal schwerfällt, Schmerzen und andere Probleme zu lindern, so ist in der Sitzung noch genügend Zeit, andere Symptome anzugehen oder andere Herangehensweisen auszuprobieren.

• Sie wird besser angenommen und die Bereitschaft zur Mitarbeit außerhalb des Sprechzimmers ist viel höher, weil sie sich so schnell und einfach durchführen lässt.

• Sie ist erstaunlich erfolgreich und rasch wirksam bei Schmerzen aller Art, von Spannungskopfschmerz über Migräne, Magenschmerzen, Reizdarmsyndrom, Schmerzen nach Verletzungen und nach Operationen, Rückenschmerzen, Arthritis, Schmerzen bei Krebs und chronischem Müdigkeitssyndrom bis hin zu Fibromyalgie.

• Sie wirkt auch bei Allergien – dabei tritt die Wirkung möglicherweise erst nach einigen Tagen ein.

• Sie gibt unglaublich viel Kraft, weil sie so schnell wirkt und in der Selbsthilfe so wirksam ist. Es gefällt den Menschen sehr, dass sie sich selbst helfen können und sich nicht so stark auf Medikamente oder die Interventionen von Therapeuten verlassen müssen.

- Sie ist eine ganzheitliche Heilmethode, die auf jeder Ebene unseres Seins hilft: auf der Ebene von Körper, Emotionen, Denken, Beziehungen (mit anderen Personen und mit der Umgebung) und auf der höheren geistigen oder spirituellen Ebene des Menschen.

Ich empfehle Ihnen, selbst herauszufinden, wie die verschiedenen Elemente der Methode für Sie funktionieren. Sie ist so einfach, dass Sie die Anweisungen in diesem Buch gleich ausführen und sofort ihre Vorzüge feststellen und genießen können.

Aus meiner persönlichen Erfahrung nach sechsjähriger Arbeit mit WHEE kann ich sagen, dass praktisch kein Gefühl oder Gedanke nicht darauf anspricht. Um es mit einem Bild zu sagen: Diese Methode ist kein Zauberstab, vielmehr eine Art „Staubsauger", mit dem Sie alten, staubigen emotionalen und mentalen Plunder aus Ihren inneren „Aktenschränken" und Registraturen ausmisten können, wo Sie diese Gefühle und Gedanken zu einer Zeit abgelegt haben, als Sie sich nicht damit befassen wollten oder diese Sie überforderten. Gelegentlich versucht dieser alte Plunder sich dem Ausmisten zu widersetzen. Mit etwas Übung lernen Sie Ihre Widerstände verstehen und ihnen zu Leibe zu rücken. Damit erkläre ich meine Methode nicht zum Allheilmittel, doch ich behaupte, dass sie fast jedes Problem lindern und das Unbehagen bei vielen völlig abbauen kann.

Zahlreiche Fallbeispiele in diesem Buch veranschaulichen die verschiedenen Aspekte dieses Prozesses. Namen und Einzelheiten habe ich geändert, um die Privatsphäre der beschriebenen Personen zu wahren.

Um zu veranschaulichen, wie ich mir selbst geholfen habe, werde ich Ihnen mehrere Ablösungen meiner eigenen verbliebenen Themen in der Beziehung zu meiner Mutter schildern. Damit stelle ich die vielfältigen Anwendungsmöglichkeiten für das gleiche Problem vor und verdeutliche, wie tiefgehend sich ein Thema schichtweise lösen lässt, wann immer Aspekte davon ins Bewusstsein treten.

Kein Schuh passt allen und keine einzelne Vorgehensweise wirkt bei *jeder* Art und Erscheinungsform von Schmerz. Doch in den fünf Jahren, in denen ich in meinen Workshops in vielen Ländern rund um den Globus den Teilnehmern anbot, ihnen ihr Geld zurückzugeben, hat das nur eine einzige Person in Anspruch genommen, weil sie keinerlei Nutzen verspürte.

Sie können WHEE an Ihre persönlichen Bedürfnisse und Vorlieben an-passen. Es ist wie ein Gerüst, das Sie aus den Bausteinen dieses Buches aufbauen können. Suchen Sie sich die Anregungen aus, die sich gut an-fühlen und die Ihnen helfen, Ihren Schmerz zu verringern oder aufzulö-sen. Denken Sie jedoch daran: Ein für Sie heute ungeeigneter Bestandteil kann nächste Woche oder nächstes Jahr genau der richtige sein.

Eines sei an dieser Stelle noch klargestellt: Diese Methode hilft Ihnen nicht, eine negative Erfahrung zu *vergessen.* Sie unterstützt Sie dabei, die negativen *Gefühle und Überzeugungen* in Bezug auf Ihre Erfahrungen loszulassen. Die Erinnerungen bleiben, doch sie tragen nicht mehr ihre negative Ladung, wenn Sie die alten Erfahrungen wie Tonbänder wieder abspielen und in Ihr Bewusstsein rufen. Die Erinnerungen verlieren an Intensität, indem die damit einhergehenden negativen Emotionen und Glaubenssätze abgeschwächt oder aufgelöst werden.

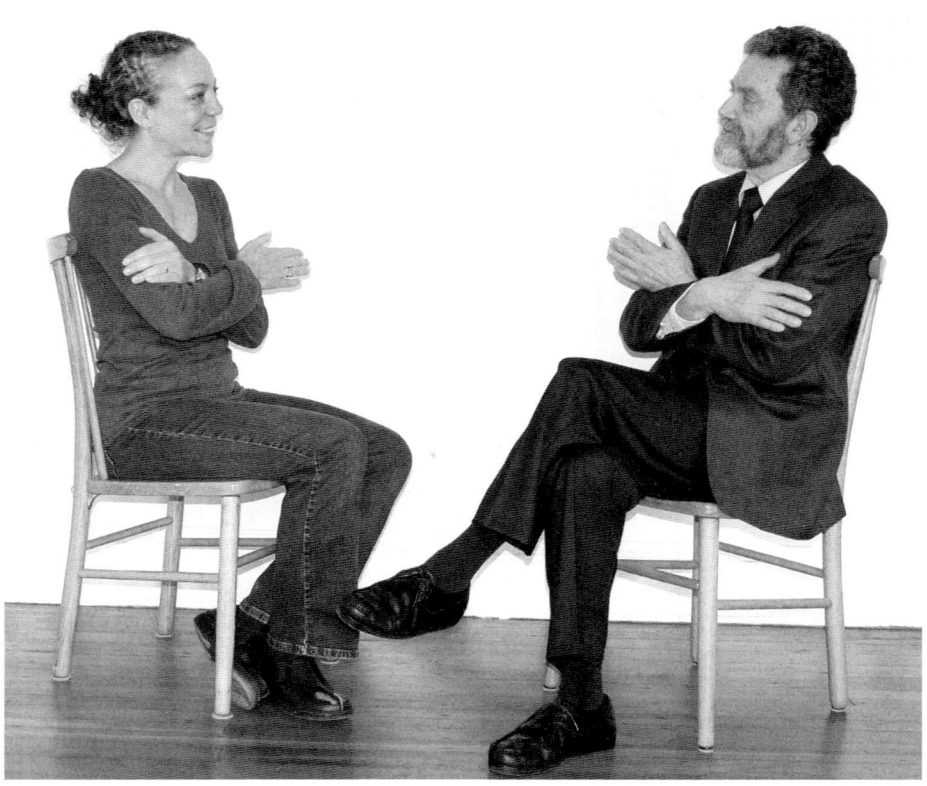

Dr. D. Benor zeigt die „Schmetterlingsumarmung"

KAPITEL 1

Unterschiedliche Betrachtungsweisen von Schmerz

Dein Schmerz ist nur das Aufbrechen der Schale, die dein Verstehen einschließt.

Khalil Gibran

Wir alle wissen, wie Schmerz sich anfühlt. Wir alle haben uns schon mit einem Küchenmesser oder an einem Blatt Papier geschnitten, uns an einem Möbelstück die Zehe oder das Schienbein angestoßen; vielleicht sind wir auch öfter hingefallen und haben uns blaue Flecken geholt oder die Knochen gebrochen. Zahlreiche Krankheiten gehen mit Schmerzen einher, manchmal halten diese monate- oder jahrelang an.

Schmerzen sind nicht „lustig". Wir tun alles in unserer Macht Stehende, um sie zu vermeiden. Wenn wir Schmerzen empfinden, haben wir oft auch Angst, besonders bei schlimmeren oder lange anhaltenden Schmerzen. Falls die Schmerzen chronisch werden, sind wir auch emotional geschwächt oder verfallen gar in Depression. Ein andermal werden wir frustriert und wütend. Bei all diesen negativen Reaktionen verkrampfen wir uns und verschlimmern dadurch unseren Schmerz.

Über den Schmerz teilt der Körper uns mit, dass etwas nicht in Ordnung ist und unsere Aufmerksamkeit braucht. Damit ist er eine Überlebenshilfe. Wenn wir ein Bein, einen Arm oder einen anderen Körperteil verletzt haben, braucht das Gewebe Zeit, sich selbst wieder in Ordnung zu bringen. Der Schmerz teilt uns die Verletzung mit und mahnt uns, mit dem verletzten Körperteil behutsam umzugehen, damit er sich besser erholen kann.

Konventionelle Erklärungen für Schmerz

Eine Theorie besagt: Falls jemals jemand genau herausfindet, wofür dieses Universum existiert und warum es da ist, dann verschwindet es sofort und wird durch etwas noch Bizarreres und Unerklärlicheres ersetzt ... Nach einer anderen Theorie ist das bereits geschehen.

Douglas Adams

In *ihrer* Betrachtungsweise des Schmerzes versucht die konventionelle westliche Medizin verschiedene *Bestandteile* unserer Schmerzerfahrung zu analysieren. Dies nennt man *Reduktionismus* – das heißt: Man untersucht immer kleinere Teile eines Problems in der Annahme, das ganze Problem leichter angehen und beheben zu können, wenn man jeden einzelnen Bestandteil genau versteht.

Nach diesem Modell gibt es vielerlei Möglichkeiten, wie etwas „schiefgehen" und Schmerzen verursachen kann:

1. Eine Reizung der Nervenenden in den verschiedenen Körperorganen löst die Schmerzwahrnehmung aus. Unter anderem folgende Faktoren können die Nervenenden reizen:

- *Mechanische Faktoren* – ein Trauma, also eine Verletzung, die von anhaltendem äußerem Druck bis zu akuten Schlägen oder Schnitten herrühren kann; innere Verletzungen von starker, chronischer oder wiederholter Überlastung des Bewegungsapparates (wie bei wiederholten Zerrungen); Schwellungen oder andere Fehlbildungen von Organen und Geweben (aufgrund von Faktoren wie übermäßige Körperflüssigkeit, Ödeme, Infektionen) oder eine direkte Nervenverletzung.

- *Faktoren der Körperchemie oder des Stoffwechsels* – ätzende Stoffe in der Umgebung oder Toxine, die die Gewebe schädigen oder Muskelkrämpfe verursachen; Ansammlung körpereigener Toxine im Körper.

- *Thermische oder elektromagnetische Reizung* – Die Reaktionen reichen von unangenehmen Empfindungen über Muskelkrämpfe bis zur Zerstörung von Geweben.

- *Infektionen* – Entzündungen der Nerven selbst oder indirekter Schmerz über das Anschwellen von Geweben und Organen.

- *Neubildungen* – Geschwülste, die in Gewebe und Nerven eindringen, oder indirekter Schmerz durch Schwellung von oder durch Infiltrationen in Gewebe und Organe, besonders in die empfindlichen Nerven und in Knochen, die nicht flexibel sind und nicht nachgeben können.

- *Degenerative Faktoren* – Abnutzung von Geweben und Gelenkoberflächen; dabei wird der Schmerz so empfunden, als „beklage" sich der Körper über eine Überbeanspruchung oder Abnutzung der Knorpel.

- *Immunreaktionen* – Schwellung oder Entzündung von Geweben aufgrund allergischer Reaktionen, die eine Entzündung hervorrufen. (Hierunter zählt man die rheumatoide Arthritis, weil sie von Autoimmunreaktionen ausgelöst werden soll.)

- *Neurophysiologische Faktoren* – Fehlfunktionen des Gehirns und der peripheren Nerven; Fehlfunktionen in schmerzenden Nerven führen entweder zu Schmerzempfindungen oder zu Spannungen in Muskeln, die irgendwann ermüden, oder zu schmerzhaften Krämpfen; so kommt ein Teufelskreis aus psychischer Gereiztheit, *mehr* Spannung und *mehr* Schmerz in Gang. (Darauf wird weiter unten in diesem Kapitel noch eingegangen.)

- *Psychische Faktoren* – Muskelkrämpfe aufgrund von Anspannung oder konditionierten Reaktionen; Metaphern für emotionale Probleme, die sich in Muskelverspannungen äußern; *Phantomschmerzen* nach Amputationen. (Sie werden in Kapitel 2 ausführlich beschrieben.)

2. Die Menschen nehmen Schmerz unterschiedlich wahr. Schmerz ist mehr als eine einfache Ursache-Wirkungs-Kette zwischen Körper und Psyche. Der eine Mensch mag auf einen gesetzten Schmerzreiz nur schwach reagieren, während sich jemand anders auf den (allem Anschein nach) gleichen Reiz hin oder bei der gleichen Erkrankung in Höllenqualen windet. Folgende psychische Faktoren können die Schmerzwahrnehmung beeinflussen:

- *Angeborene unterschiedliche Schmerzschwelle* – Manche können auf bestimmte Reize empfindlicher oder weniger empfindlich reagieren als andere.

- *Allgemeinzustand des Nervensystems* – Es macht einen Unterschied, wenn es durch Müdigkeit, Angst oder andere emotionale Faktoren in Mitleidenschaft gezogen ist. Das kann mit unterschiedlich ausgeprägter Schmerzempfindlichkeit zusammenhängen oder mit dem Energieniveau eines Menschen.

- *Bestimmte psychische Faktoren* – Beispielsweise können Menschen postoperative Schmerzen *gut* annehmen in dem Wissen, dass die Operation ihre Krankheit *geheilt* hat; oder aber sie können den gleichen Schmerz schlecht ertragen, wenn sie erfahren, dass mit der Operation eine unheilbare Krankheit diagnostiziert wurde.

- *Familiäre oder kulturelle Konditionierungen* – Diese lehren die Menschen etwa, stoisch und *still* zu leiden oder aber *lautstark* auf Schmerz zu reagieren.

- *Aufmerksamkeit* – Bei einem Notfall oder in einer aufregenden Situation empfindet jemand trotz einer schweren Verletzung vielleicht gar keinen Schmerz. Erst später, wenn sich die Aufmerksamkeit auf die Wunde richtet, wird der Schmerz wahrgenommen. Ähnlich kann auch Hypnose Schmerz verringern.

- *Stimmungen* – Sie können unsere Reaktion auf Schmerz beeinflussen. (Angst und Depressionen können Schmerz verstärken, innerer Frieden und Freude lindern ihn.)

- *„Belohnungen" für das Ausdrücken von Schmerz* – Sie können Einfluss darauf haben, wie häufig der Schmerz auftritt und wie stark er ausgedrückt wird.

- *Phantomschmerz* – Ein Körperteil (Gliedmaße oder Brust), der amputiert wurde, wird als immer noch vorhanden wahrgenommen; häufig in Verbindung mit Schmerzen, die empfunden werden, als wäre der Körperteil noch da.

- *Fantasieschmerzen* – Empfindungen, die dem Anschein nach vom Verstand erzeugt werden und für die keine objektiven Ursachen auszumachen sind. Der Körper kann so in Metaphern Ängste, Emotionen, traumatische Erfahrungen, psychotische Fehlwahrnehmungen und Fehlinterpretationen der Wirklichkeit ausdrücken. (Mehr dazu später in diesem Kapitel.)

3. Transpersonales oder spirituelles Bewusstsein kann Einfluss darauf haben, wie wir unsere Schmerzen erleben und verstehen.

• Menschen können Schmerz als *Anreiz* erleben oder interpretieren, zu beten oder zu hinterfragen, warum wir leiden. Vielleicht suchen wir tief in unserem Inneren nach Antworten oder bitten Gott um Hilfe, unsere Verletzung oder Krankheit zu verstehen und damit umzugehen. Zumindest kann unser Unbewusstes uns durch den Schmerz zwingen, mit irgendwie schädlichen Lebensgewohnheiten oder Belastungen zu pausieren.

Viele Menschen mit ernsten Krankheiten haben das Gefühl, ihre Krankheit fordere sie auf, ihr Leben zu überprüfen und sich zu ihrem eigenen Nutzen für harmonischere Beziehungen und eine emotional befriedigendere und lohnendere Berufstätigkeit zu entscheiden – von einer gesünderen Lebensweise ganz abgesehen. Dieser Prozess kann die Reaktion auf körperliche Herausforderungen sein, die Menschen zwingen, ihrer Vergänglichkeit ins Auge zu sehen und nach dem Sinn des Lebens zu fragen.

• Vielleicht bekommen wir den Eindruck, dass den größeren Herausforderungen im Leben ein spiritueller Kausalzusammenhang zugrunde liegt, und haben das Gefühl, wir würden gezielt zu solchen Erfahrungen gedrängt – von unserem höheren Selbst oder von anderen geistigen Kräften oder Instanzen – als Anstoß, unsere spirituelle Suche zu vertiefen.

Schmerz kann also mit „Lektionen" zusammenhängen, die unser höheres Selbst oder unsere Seele sich für unser spirituelles Wachstum „ausgesucht" haben. Ohne Schmerzen neigen wir dazu, selbstzufrieden dahintreibend das Leben zu genießen, lernen dabei aber nicht viel. Schmerzen jedoch fordern uns auf, neue Lösungen für unsere Probleme zu finden, die Tiefen unseres Wesens auszuloten und über die Grenzen unserer vertrauten Fähigkeiten und des normalen Bewusstseins hinauszugehen.

• Schmerz kann auch ein Überrest aus einer früheren Inkarnation sein – dann fordert er uns auf, diese Dimension unserer Existenz genauer zu erforschen und alte emotionale Narben zu heilen.

Ganzheitliche Wege im Umgang mit Schmerz

Die Teile des Ganzen können nicht gesund sein, wenn das Ganze nicht gesund ist.

Platon

Vertreter *ganzheitlichen* Heilens sehen es als hilfreich an, die einzelnen Komponenten des Schmerzes zu untersuchen, doch sie gehen noch einige Schritte weiter:

– Untersucht und behandelt wird der *Mensch*, der den Schmerz empfindet, nicht nur der Schmerz dieses Menschen.

– Schmerz wird als individueller Ausdruck dessen gesehen, wie ein Mensch sich in der Beziehung mit der Welt, mit sich selbst und anderen empfindet, mit seiner Umgebung und seiner spirituellen Verbindung.

– Bei der Schmerzanalyse spielen viele Aspekte der oben genannten Komponenten eine wichtige Rolle. Die ganzheitliche Heilweise geht auf *viele* der Faktoren ein, die zum Schmerz beitragen (nicht nur auf einen).

Jeder Mensch nimmt Schmerzen *anders* wahr. Zwar gibt es bestimmte Gemeinsamkeiten, doch jeder wird die Schmerzen durch den Filter der persönlichen Kombination aller oben erwähnten Faktoren empfinden und interpretieren. Deshalb greift eine Schmerzbehandlung am besten, wenn sie speziell auf die jeweilige Person zugeschnitten ist.

Das bedeutet nicht, dass gleiche Probleme nicht auf ähnliche Behandlungen ansprechen. Aspirin kann bei Kopfschmerzen völlig angebracht sein. Das ist die allgemeine Schmerzbehandlung der Schulmedizin und häufig greift sie auch. Wir können unsere eigenen Kopfschmerzen ähnlich behandeln.

Bei dieser Vorgehensweise gibt es allerdings mehrere Probleme. *Erstens* wird *symptomatisch* behandelt, wenn gegen einen Schmerz ein Medikament verabreicht wird. Das hilft in der Regel, wenn der Schmerz nur gelegentlich und vorübergehend erlebt wird. Treten die Schmerzen hingegen häufig auf oder sind sie dauerhaft, dann ist eine symptomatische Behandlung so, als wolle man bei einem Topf mit kochendem Wasser das

Überkochen durch einen aufgelegten Deckel verhindern, statt die Hitze unter dem Topf zu reduzieren.

Das *zweite* Problem bei diesem Ansatz besteht darin, dass alle Medikamente Nebenwirkungen hervorrufen. Schmerzmittel können zu Benommenheit, geistiger Verwirrtheit, Übelkeit, Geschwüren, Durchfall und – wie alle Arzneien – zu allergischen Reaktionen führen.

Das *dritte* Problem ist, dass Schmerzmittel mit anderen Medikamenten in Wechselwirkung treten und eine Kreuzreaktion hervorrufen können. Beispielsweise kann Aspirin mit Antikoagulantien (Blutverdünnern) interagieren, die Patienten mit übermäßiger Blutgerinnung einnehmen; bei dieser Kombination gerinnt das Blut gefährlich langsam.

Der *vierte* schwer wiegende Einwand ist, dass Schmerzmittel tödlich wirken können, indem sie tödlich verlaufende allergische Reaktionen hervorrufen oder wenn sie versehentlich überdosiert werden. Aspirin ist das bei Kleinkindern am häufigsten durch Überdosierung tödlich wirkende Medikament (obwohl in den USA eine Packung nur 36 Tabletten enthält, um dieses leidige Problem zu reduzieren). Wird es nach Windpocken oder anderen Viruserkrankungen verabreicht, so kann Aspirin in seltenen Fällen das Reye-Syndrom auslösen, das häufig mit dem Tod endet. Andere Schmerzmittel wie nichtsteroidale Entzündungshemmer können zu tödlichen Geschwüren, Herzinfarkten oder Schlaganfällen führen.

Falls Sie nun immer noch geneigt sind, Schmerzmittel einzunehmen, führen Sie sich die folgenden Statistiken vor Augen: Allein in den Vereinigten Staaten von Amerika sterben jährlich über 100.000 Menschen an Medikamenten, die vorschriftsmäßig verschrieben und eingenommen werden. Wenn man diese Fälle mit den ärztlichen Behandlungsfehlern und den *falsch* eingenommenen Medikamenten zusammennimmt, dann sterben in den USA daran zirka 250.000 Menschen pro Jahr. *Das macht die medizinische Versorgung selbst zur dritthäufigsten Todesursache –* noch vor Autounfällen, Gewaltverbrechen und den meisten Krankheiten (ausgenommen Krebs und Herzerkrankungen). Schmerzmittel tragen recht häufig zu diesen Todesfällen bei.

In diesem Buch geht es in erster Linie um meine neue Schmerzlinderungstechnik, doch möchte ich sie keineswegs als die einzige und allein selig machende Schmerztherapie hinstellen. Ich anerkenne die Methoden und Traditionen anderer ganzheitlicher Therapien, darunter die vielen

Formen von *Energy Psychology*, die Akupunktur, Homöopathie, Fantasiereisen und weitere Behandlungsmethoden, die ich in meinen früheren Büchern genauer dargestellt habe.

Schmerzursachen zu suchen ist etwa so, wie bei einem Krimi mitzuwirken. Meist sind genügend „Indizien" vorhanden, doch wir müssen sie identifizieren und das Schmerz auslösende Ursachenmuster zusammensetzen. Oft ist das schwieriger als die Schmerzbehandlung an sich. Selbst wenn der Schmerz eindeutig durch körperliche Probleme hervorgerufen wird, so ist doch fast immer eine psychische Komponente mit im Spiel, die ihn verschlimmert oder unerträglicher macht, als er sein könnte. Es liegt in der Natur des Schmerzes, uns in Anspannung zu versetzen, wodurch der Schmerz sofort schwerer auszuhalten ist. All diese Punkte werden in den nachfolgenden Kapiteln behandelt.

Psychische Probleme im Zusammenhang mit Schmerz sprechen gut auf meine Methode an. Innerhalb von Minuten kann man alte Verletzungen, Sorgen, Ängste, Wut und andere Themen loslassen, die zum Schmerz beitragen. Zwei Beispiele:

Bei einem Workshop in Mexiko bat mich eine Frau um Hilfe wegen ihrer Arthritis. Ihre Hände waren so befallen, dass sie seit vielen Monaten ihre Finger nicht mehr beugen konnte. Wir machten ein Experiment, bei dem sie sich während meiner Behandlung auf ihren rechten Zeigefinger konzentrierte. Innerhalb von Minuten konnte sie diesen Finger beugen, die anderen jedoch nicht.

*

Eine Sekretärin in meiner Praxis litt unter so schlimmer Migräne, dass ihr Hausarzt eine Gehirnszintigrafie angesetzt hatte, um einen Tumor oder eine andere körperliche Erkrankung auszuschließen. Mit meiner Hilfe konnte sie ihre akute Migräne sofort zum Verschwinden bringen und innerhalb weniger Wochen weitere Anfälle dauerhaft verhindern.

Meine Methode WHEE bietet folgende Vorteile:

- Sie ist eine Selbsthilfemethode, die Ihnen immer zur Verfügung steht.
- Sie wirkt sehr schnell und beseitigt Schmerzer. in vielen Fällen innerhalb von Minuten.
- Sie geht auf die Wurzeln des Problems ein.
- Sie ist sicher.

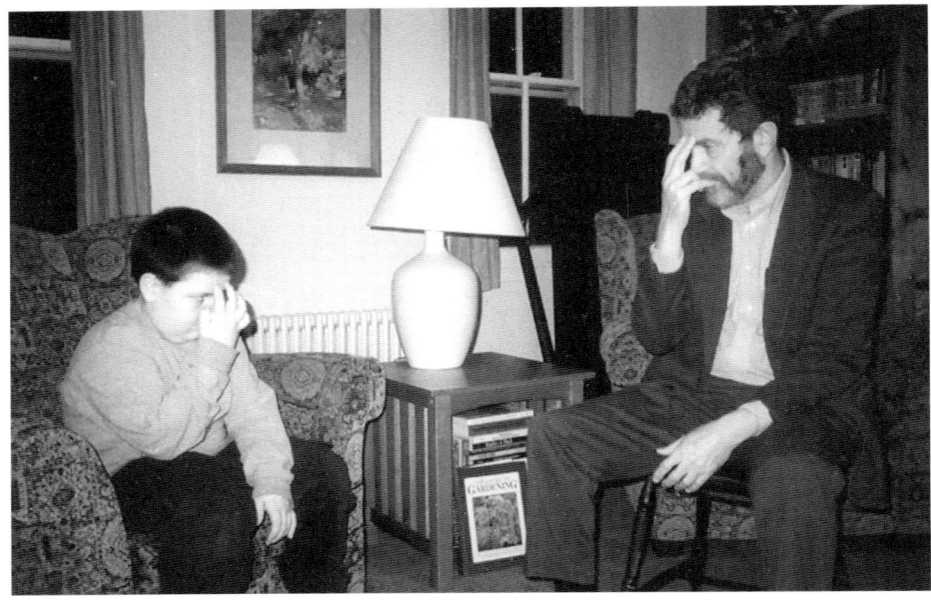

Das Klopfen der Augenbrauenpunkte

KAPITEL 2

Psychische Faktoren, die Schmerz beeinflussen

Schmerz ist ein so unangenehmes Gefühl, dass selbst ein winziges bisschen davon einem schon jede Freude verderben kann.

Will Rogers

Um Ihnen ein besseres Verständnis von der Komplexität des körperlichen Schmerzes zu vermitteln, lassen Sie mich seine verschiedenen Bestandteile zunächst ausführlicher darstellen. Danach bespreche ich psychische Schmerzen, die sich als körperliche Symptome manifestieren. Und zum Schluss betrachten wir, wie komplex Schmerzen in unser Leben verwoben sein können; dadurch fordern sie uns heraus, sie zu verstehen und uns mit ihnen zu beschäftigen.

Komponenten körperlichen Schmerzes

Schmerz ist erst dann nützlich, wenn Sie wissen, dass Sie aus ihm gelernt haben.

Mary Tyler Moore

Schmerz ist mehr als eine einfache Ursache-Wirkungs-Kette aus körperlichen Problemen und psychischen Reaktionen darauf. Wir Menschen nehmen Schmerz bekanntlich höchst unterschiedlich wahr. Der eine kann auf bestimmte Reize empfindlicher reagieren als jemand anderes.

Zu diesen Unterschieden tragen anscheinend unsere Gene bei. Eine Bestätigung dafür findet man bei den Säuglingen: Sie reagieren auf alle Reize – Berührung, Geräusche und Anblicke – verschieden schnell. Vielleicht kennen auch Sie Personen, die extrem heftig auf Schmerz und ähnliche Erlebnisse und Situationen reagieren, und andererseits Leute, die eher still vor sich hin leiden.

Auch unsere Familie und unsere Kultur haben Einfluss darauf, wie offen wir unseren Schmerz zum Ausdruck bringen. Während meiner Ausbildung ermahnten mich die Krankenschwestern auf der Entbindungsstation, Gebärenden aus Lateinamerika nicht zu viele Schmerzmittel zu verabreichen, wenn sie vor Wehenschmerzen laut schrien. In *ihrer* Kultur gehört das während der Wehen einfach dazu. Im Gegensatz dazu sind Frauen angloamerikanischer Herkunft bei Wehenschmerzen viel zurückhaltender. Ohne diese Warnung hätte ich den Frauen aus Lateinamerika hoch dosierte Medikamente gegeben, die vielleicht die Wehen verlangsamt und die Entbindung gestört hätten.

Persönliche psychische Faktoren

Oft spielen *individuelle* psychische Faktoren eine Rolle dabei, wie intensiv wir auf Schmerz reagieren. Diese hängen damit zusammen, wie wir gelernt haben, mit Stress und Spannungen in unserem Leben umzugehen. Viele Menschen spannen ihren Körper an, wenn sie sich ängstigen oder sich auch nur Sorgen machen. Sind Muskeln eine Zeitlang angespannt, dann verkrampfen sie oft schmerzhaft. Das führt häufig zu Nacken- und Rückenschmerzen.

Menschen, die an einem für sie zu niedrigen Tisch arbeiten, müssen sich vielleicht stundenlang nach vorn beugen. Ihre Muskeln beschweren sich in Form von schmerzhaften Krämpfen und bitten so um Entlastung. Ich habe schon mit vielen Schülern und Studenten gearbeitet, die unter einer schlechten Haltung litten, weil sie sich bei ihren Hausaufgaben am Schreibtisch oder am Computer stundenlang nach vorne neigten; ebenso mit Menschen, die sich bei ihrer Arbeit in Küchen oder Fabriken über einen Tisch beugen, und mit Lehrern, die lange korrigieren. Für viele kann die Lösung darin bestehen, die Höhe ihrer Arbeitsfläche an ihre Körpergröße anzupassen.

Falls wir so etwas nicht bemerken, können solche Muskelverspannungen uns später anfällig machen für Schmerzen in denselben Muskeln, wenn wir uns aus Müdigkeit, Stress oder Sorgen verspannen. Muskeln, die einmal bis an den Punkt der Verkrampfung angespannt wurden, werden empfindlicher und sind dann vielleicht der erste Körperteil, der uns in späteren Situationen vor einer Verspannung warnt.

Auch Wörter, mit denen wir unsere Spannungen und Frustrationen beschreiben, können bestimmte Körperteile zum Anspannen auffordern,
wenn wir „verklemmt" sind: Betont jemand immer wieder, wie sehr ihm
etwas auf die Nerven geht [im Englischen: *pain in the neck* – wörtlich:
Schmerz im Nacken; Anmerkung der Übers.], dann kann der Nacken mit
Verspannung bis hin zur Verkrampfung reagieren, wann immer derjenige
sich ärgert oder frustriert ist. Bei immer häufigeren oder stärkeren psychischen Spannungen kann der Nacken sich also verkrampfen.

Hier ein paar häufige Wendungen mit ähnlichen Auswirkungen:

– „Mein Kopf platzt gleich von all den Dingen, die ich mir merken muss!"

– „Ständig schlucke ich meinen Ärger hinunter!"

– „Bei diesen Sorgen dreht sich mir der Magen um."

– „Beim ‚Anpfiff' meines Chefs hätte ich mir fast ins Hemd' gemacht." [Im
Englischen ist das entgegengesetzte Bild gängig: „die Schließmuskeln
anspannen"; Anm. d. Ü.]

Solche Metaphern können die jeweiligen Körperteile für Anspannung
empfindlich machen. In späteren Stress-Situationen verspannen und verkrampfen diese sich dann oft als erste.

> *Wenn ich meine Emotionen unterdrücke, bleibt mein Magen*
> *wund.*
>
> John Enoch Powell

Allgemeine Anspannung

Das allgemeine Spannungsniveau unseres Nervensystems kann unsere
Schmerzempfindlichkeit erhöhen oder herabsetzen. Wenn wir Hunger haben, müde oder frustriert sind, uns ärgern oder sonst irgendwie nicht gut
aufgelegt oder durcheinander sind, dann lässt unsere Gereiztheit uns
Schmerzen weniger gut ertragen. Umgekehrt, wenn wir zentriert, ruhig
und mit uns selbst und der Welt in Frieden sind, dann ist unser Schmerz
in diese Gemütsruhe eingebettet und wir empfinden ihn weniger oder er
stört uns zumindest weniger.

Spezifische psychische Faktoren

Viele psychische Faktoren der jeweiligen Situation haben Einfluss darauf, ob wir den Schmerz mehr oder weniger empfinden. Stress und Angst in jeglicher Form etwa können uns stärker auf Schmerz reagieren lassen:

• Die konventionelle Medizin weiß, dass bei einer Injektion der Schmerz weniger stark empfunden wird, wenn man den Patienten beim Einstechen vom Blick auf die Injektionsnadel ablenkt.

• Es kann unser Schmerzempfinden herabsetzen oder ganz ausschalten, wenn wir uns völlig auf ein anderes Thema konzentrieren. Bei einem Notfall oder in einer aufregenden Situation (wie Unfall, Sportereignis, Kampf an der Front) empfindet jemand trotz einer schweren Verletzung vielleicht überhaupt keinen Schmerz, solange er sich ganz auf sein unmittelbares Ziel konzentriert. Erst später, wenn er die Aufmerksamkeit auf die Wunde richtet, nimmt er den Schmerz wahr. Menschen, die auf ein Ziel hinarbeiten, lenken vielleicht ihre ganze Aufmerksamkeit darauf und ignorieren den Schmerz willentlich; dabei stellen sie fest, dass sie ihn auch weniger spüren.

• Wenn wir in einer für uns ungewohnten Umgebung operiert werden und Fremde sich in einer Zeit um unsere Bedürfnisse kümmern, in der wir hilflos und verletzlich sind, dann kann das Ängste hervorrufen, die das Operationsergebnis beeinträchtigen und damit den Schmerz verschlimmern können. Besonders bei Kindern ist es mittlerweile in vielen Krankenhäusern üblich, vor dem Eingriff Ausflüge in den Operationssaal durchzuführen, damit sie mit den Räumlichkeiten vertraut werden und weniger Angst und Stress empfinden.

• Bekommen wir die Schmerzursache in Form einer Diagnose mitgeteilt, dann nimmt uns das die Angst vor dem Unbekannten und lindert Schmerzen, selbst wenn wir diese Diagnose nicht vollständig verstehen.

• Wenn wir schon im Voraus wissen und fürchten, eine Zeitlang immer wieder starke Schmerzen zu verspüren, dann verspannen wir uns und empfinden die Schmerzen deshalb stärker. Das trifft besonders auf Menschen mit Migräne oder anderen schlimmen chronischen Schmerzen zu, deren Medikamente den Schmerz zwischen den einzelnen Einnahmen nicht völlig ausschalten.

Frühere unangenehme Erfahrungen, die uns an unsere derzeitige Situation erinnern, können uns ebenfalls anfällig machen für stärkere Schmerzen. Eine schwierige Kindheit, eine besonders schmerzhafte Zahnextraktion, ein Unfall oder die lange Wartezeit in einer Notaufnahme, wo wir erst spät Schmerzmittel bekamen, oder ähnliche Traumen können Überreste negativer Gefühle und Erwartungen hinterlassen, die in einer späteren, ähnlichen Situation unseren Schmerz verstärken. Ich kenne auch Menschen, die ein Sekundärtrauma erlitten, weil sie die Erfahrungen anderer, ihnen Nahestehender miterlebten oder sehr schmerzliche oder schaurige Szenen in Filmen oder Fernsehsendungen sahen; später reagierten sie dann auf ihren eigenen Schmerz, der dem gesehenen ähnelte, stärker. Solche Resonanzen lassen sich besonders wirksam aufdecken, wenn man über den Muskeltest Kontakt zum Unbewussten aufnimmt. (In Kapitel 3 wird dies ausführlicher beschrieben.)

Stimmungen und Müdigkeit

Unser körperlicher und emotionaler Allgemeinzustand kann ebenfalls die Art beeinflussen, wie wir auf Schmerz reagieren. Innere Unruhe, Angst und Depression können Schmerz verstärken, während Gelassenheit und Freude ihn verringern können.

Vielleicht stellen Sie fest, dass sich diese Punkte stark überlappen. Das liegt daran, dass wir menschliche Erfahrungen gern unterteilen – das erleichtert uns das Forschen –, doch in Wirklichkeit hängen alle zusammen. Stimmung und Müdigkeit sind Mechanismen, die sich auf unsere psychische und körperliche Spannung und damit auf unsere Schmerzempfindlichkeit auswirken können. Allerdings können sie auch direkt auf unseren Schmerz einwirken.

Der sekundäre Krankheitsgewinn bei Schmerz

Wie häufig Schmerz auftritt und wie offen er ausgedrückt wird, das hängt auch damit zusammen, welche „Belohnungen" das Äußern des Schmerzes nach sich zieht. Wer unbewusst einen Vorteil (Sekundärgewinn) von seinem Schmerz hat – etwa unangenehme Aufgaben vermeiden zu können oder vermehrte Aufmerksamkeit von Familienangehörigen –, der wird wahrscheinlich mehr Schmerz erleben. Menschen, die nach Unfällen

Schmerzensgeld bekommen, lassen ihre Schmerzen nur langsam los, wenn überhaupt.

> *Ich genieße die Genesungszeit. Sie ist der Aspekt, der eine Krankheit der Mühe wert sein lässt.*
>
> George Bernard Shaw

Phantomschmerz

Schmerz und ähnliche Empfindungen können sich auch so äußern, dass amputierte Körperteile als weiterhin vorhanden wahrgenommen werden. Paraplegiker, also Menschen, die von der Taille abwärts gelähmt sind, können Phantomschmerzen haben, selbst wenn ihr Rückenmark vollständig durchtrennt wurde, sodass sie von der Nervendurchtrennung an abwärts nicht mehr normal empfinden. Auch Menschen, die ohne Gliedmaßen auf die Welt kamen, berichten gelegentlich von solchen Phantomempfindungen.

Schmerzen unbekannten Ursprungs

Besonders quälend sind Schmerzen unbekannten Ursprungs für die Betroffenen. Ein Beispiel dafür ist Fibromyalgie, eine chronische Erkrankung, bei der Schmerzen im ganzen Körper auftreten können, auch Kopfschmerzen. Verschlimmert werden diese Schmerzen noch durch die Qual, die darin besteht, dass Familienmitglieder, Freunde und Ärzte die objektiv nicht erklärbaren Schmerzen skeptisch betrachten.

Bei Fibromyalgie treten viele Symptome auf, die auch beim chronischen Müdigkeitssyndrom vorkommen: etwa eine massive, lähmende Müdigkeit, die es den Betroffenen unmöglich machen kann, überhaupt aus dem Bett zu steigen; ferner Depression oder geistige Benommenheit (oft als „Benebeltsein" bezeichnet); außerdem Schlaflosigkeit und vielfältige Allergien auf Nahrungsmittel und chemische Stoffe in der Umwelt. Fibromyalgie verschlimmert sich, wenn jemand seine körperlichen Grenzen überschreitet, sie bessert sich jedoch durch behutsame, nicht anstrengende, regelmäßige Bewegung. Meine Methode kann bei vielen dieser Symptome helfen, besonders bei Schmerz, Schlaflosigkeit und Allergien. Andere hilfreiche Therapien sind etwa Akupunktur, *Applied Kinesiology*,

Meditation, ganzheitliche Allergiebehandlungen und Ernährungsberatung in Bezug auf Allergien.

Fantasieschmerzen

Einige Schmerzempfindungen sind, wie es scheint, „Kopfgeburten", bei ihnen ist absolut keine objektive Ursache zu finden. Weil Fibromyalgieschmerzen beispielsweise allmählich kommen und Jahre andauern können und weil kein objektiver medizinischer Test sie bestätigen oder ausschließen kann, fragen sich manche Ärzte, ob es sich dabei nicht um Fantasieschmerzen handelt. Aber egal wie die westliche Medizin sie beschreibt –solche Schmerzen sollten nicht als Hirngespinste eines einzelnen Patienten abgetan werden. Vielmehr kann der Körper über sie metaphorisch Ängste, Emotionen, traumatische Erfahrungen, psychotische Fehlwahrnehmungen und Fehlinterpretationen der Wirklichkeit zum Ausdruck bringen. Einiges davon spricht gut auf meine Methode an, anderes erfordert eine gründlichere Langzeittherapie.

Wie wir uns mit dem Schmerz arrangieren

Man sagt, die Zeit heile alle Wunden. Dem stimme ich nicht zu. Die Wunden bleiben. Um selbst gesund zu bleiben, bedeckt der Geist sie im Laufe der Zeit mit Narbengewebe und der Schmerz lässt nach. Aber er verschwindet nie.

Rose Kennedy

Mal ehrlich: Schmerzen zu haben ist nicht gerade lustig. Sie können unser Leben verwandeln: von einem – nach unserem Empfinden – „normalen" Zustand in einen Krankheitszustand, von Sorglosigkeit und Unbeschwertheit in Vorsicht und Achtsamkeit, damit wir den Schmerz nicht noch verschlimmern.

Schmerzen können uns körperlich einschränken und unsere psychische Stresstoleranz herabsetzen. Möglicherweise stellt es für uns eine Herausforderung dar, bestimmte Aktivitäten aufgeben zu müssen. Der Kummer über den Schmerz und den Verlust unserer bisherigen Einsatzfähigkeit kann tatsächlich so traumatisch sein, dass wir alle Stadien der Trauer durchlaufen:

- *Leugnung:* „Nein, das haut mich doch nicht um! Tut doch nicht weh ... Ist doch nicht der Rede wert ... Das passiert *mir* doch nicht! "

- *Feilschen:* „Wenn ich ... (die Dinge unterlasse, die zu dem Schmerz beitrugen / die richtige Behandlung bekomme / bete), dann verschwindet der Schmerz vielleicht."

- *Den Schmerz erdulden:* mit den Schmerzen umgehen; Möglichkeiten der Schmerzlinderung suchen und ausprobieren; sich an die Behandlungen halten und die Nebenwirkungen in Kauf nehmen; sich damit arrangieren, bestimmte Bewegungen nicht ausführen zu können oder um Hilfe bitten zu müssen; sich damit arrangieren, für andere nicht mehr so dasein zu können wie bisher; und so weiter.

- *Ärger:* über den Schmerz; über den Verlust von Körperfunktionen und über eine eingeschränkte Lebensqualität; über uns selbst, dass wir (tatsächlich oder in unserer Vorstellung) zur Entwicklung / zum Auftreten des Schmerzes beigetragen haben; über andere, die uns auf eine Art verletzt oder belastet haben, die uns stresste und uns verletzlich und schmerzanfällig machte; über Autoritäten, die uns nicht schützten, oder über gleichgültige Menschen, die allgemein zu diesen Umständen beitrugen (indem sie die Umwelt verschmutzten, was bei uns zu einer Vergiftung führte, zu Krebs oder anderen schmerzhaften Krankheiten); über Gott, weil er uns nicht vor dem Schmerz bewahrte ...

- *Schuldgefühle:* weil wir Dinge getan oder nicht getan haben, die den Schmerz vielleicht verhindert oder verringert hätten; weil wir den Schmerz als Strafe des Universums oder Gottes empfinden.

- *Auflösung:* mit dem Schmerz in Frieden kommen; die Einschränkungen akzeptieren, die er uns auferlegt, und mit ihnen zu leben lernen.

Eines davon oder alle diese Gefühle können jederzeit auftauchen, wenn wir unter Schmerzen leiden. Sie können eindeutig und unangenehm sein oder subtil und das eigene Leben untergraben. Wie bei jedem anderen Aspekt des Schmerzes können sie körperlich oder psychisch sein. Je direkter wir uns mit unseren Gefühlen konfrontieren und sie zulassen, desto leichter können wir in den meisten Fällen in unserem Leben weitergehen. Falls wir unsere Reaktionen auf den Schmerz verdrängen und davor weglaufen, nagen sie weiter und untergraben oder vergiften gar unser Leben.

Hillary, eine 36-jährige geschiedene Fabrikarbeiterin und alleinerzie-
hende Mutter von zwei jugendlichen Kindern, war ein fröhlicher und
umgänglicher Mensch gewesen – bis sie Arthritis bekam. Ihre
Schmerzen traten hauptsächlich in den Füßen und Knien auf; mithilfe verschiedener Medikamente konnte sie ihre sitzende Tätigkeit
weiterhin ausführen. Die Hausarbeit jedoch fiel ihr sehr schwer,
denn dabei musste sie viel stehen.

Ihr Sohn und ihre Tochter packten zwar beide ohne großes Mur-
ren mit an, doch Hillary wurde reizbar und leicht ärgerlich und das
bis zu dem Punkt, dass ihre Beziehung zu ihren Kindern darunter litt.
Ihr Arzt verschrieb ihr Antidepressiva, danach Beruhigungsmittel,
doch das blieb erfolglos. Sie hatte nur die unangenehmen Nebenwirkungen.

Als sie zu einer Beratung kam, vermutete ich, dass ihr Ärger überwiegend von ihrer nicht ausgedrückten Enttäuschung und ihrer
Trauer über die Einschränkungen herrührte, die die Arthritis ihr auf-
zwang. Früher hatte Hillary gern getanzt und war wandern gegangen
oder hatte mit ihren Freundinnen Schaufensterbummel gemacht –
jetzt aber war sie frustriert und wütend, diese kleinen Freuden nicht
mehr genießen zu können. Wütend war sie aber auch auf sich selbst,
weil sie so unfreundlich zu ihren Kindern und anderen war; aber sie
hatte ihre Gefühle nicht unter Kontrolle.

Allein schon die hinter ihrem Ärger stehenden Themen aufzuspüren war eine Hilfe. Mithilfe meiner Behandlung konnte Hillary sie
loslassen und dazu noch zahlreiche andere Gefühle. Zu ihrer Überraschung nahmen auch die Schmerzen in ihren Füßen und Knien ab
und sie brauchte weniger Medikamente.

Lassen Sie mich eines ganz deutlich sagen: Ich behaupte nicht, dass ich
alle Schmerzen vollständig heilen und jede einzelne Notlage beseitigen
kann. Doch meiner Erfahrung nach kann meine Methode bei fast jedem
Schmerz und bei jedem unangenehmem Gefühl enorm helfen. Noch
wichtiger: Sie kann unsere Stressreaktionen auf den Schmerz lindern und
baut dadurch Spannungen ab, die sonst den Schmerz verstärken würden.

Belohnungen und Strafen

Gebranntes Kind scheut das Feuer.
Geliebtes Kind – du bist ihm lieb und teuer.

Autor unbekannt

Eine *angenehme* Erfahrung wiederholen wir gern; aus einer *schmerzlichen* Erfahrung lernen wir, ähnliche Situationen zu meiden, in denen wir erneut verletzt werden könnten. In der Psychologie bezeichnet man das als *positive und negative Verstärkung.* Diese unser Leben prägenden Erfahrungen, die uns lehren, wonach wir streben und was wir meiden sollten, können entweder ganz offensichtlich oder so subtil sein, dass wir sie überhaupt nicht bewusst wahrnehmen.

Mit Vergnügen erinnere ich mich an die Geschichte, die ich einmal in meinem Grundstudium Psychologie hörte, und zwar über die Zuhörer einer Vorlesung, die die positive und negative Konditionierung an ihrem Professor erforschten. Die Studenten *rechts* im Hörsaal nickten und lächelten mehrmals während der Vorlesung zustimmend, die auf der *linken* Seite schüttelten ablehnend den Kopf und runzelten ebenfalls mehrmals in der Stunde die Stirn. Am Ende der Vorlesung stand der Professor *rechts* vor dem Hörsaal und sprach zu *den* Studenten, die ihn positiv verstärkten! Das tat er, ohne es zu bemerken.

Psychische Schmerzen hängen oft mit Belohnungen und Strafen zusammen. Menschen, die psychisch unter negativen Erfahrungen gelitten haben, werden ähnliche Situationen wie die sie verletzenden meiden. Ein Kind, das sich in der Küche seine Hand verbrannt hat, wird vom Herd gebührenden Abstand halten. Wer einen schmerzhaften oder erschreckenden Autounfall erlebt hat, kann Angst bekommen, wenn er ins Auto einsteigt oder an der Unfallstelle vorbeikommt. Der alte Rat, sofort wieder auf's Pferd zu steigen, nachdem man heruntergefallen ist, ist sehr klug. So wirken Sie der natürlichen Neigung entgegen, die schmerzhafte Erfahrung ein zweites Mal zu *vermeiden.*

Vermeidungsreaktionen auf schmerzliche Situationen können ganz subtil sein, wie die des Professors im Hörsaal. Auch können sie schon früh in unserem Leben auftreten, tief verdrängt und völlig vergessen sein – doch uns immer noch ganz rege motivieren, alles zu vermeiden, was

der schmerzlichen Erfahrung gleicht, die wir lieber nicht mehr wieder
wiederholen wollen.

Pat war eine kontaktfreudige 32-jährige Sekretärin, die jede Gesellschaft mit ihrer Anwesenheit aufheiterte. Sie war beliebt in ihrer
Firma und in ihrer Kirchengemeinde; ihre Familie liebte sie, doch sie
konnte keine Beziehung zu einem Mann länger als einige Wochen
aufrechterhalten. Oft fand sie Gründe für eine Trennung und hatte
an ihren Freunden dies oder jenes auszusetzen. Bei anderen Liebha-
bern war sie am Boden zerstört, wenn diese sie nach einer kurzen
Romanze oder wegen aus ihrer Sicht unbedeutenden Streitereien
verließen.

Allmählich dämmerte ihr, dass es recht unwahrscheinlich war, dass
so viele Männer nichts „taugten". Trotz aller Bemühungen konnte Pat
das Muster nicht durchbrechen, ihre Beziehungen zu Männern zu
ruinieren, bis die Männer sich von ihr trennten.

In der ersten Psychotherapiesitzung berichtete sie, dass es in der
Familiengeschichte starke Hinweise darauf gebe, wo das Problem seinen Ursprung haben könnte. Ihr Vater war Alkoholiker gewesen, ein
„Komatrinker", der ihre Mutter wiederholt betrogen hatte. Ihre Eltern
hatten sich scheiden lassen, als sie zwölf Jahre alt war. Ihre Mutter
hatte nie mehr geheiratet, blieb verbittert und vertraute nach der unglücklichen Erfahrung in ihrer Ehe Männern generell nicht mehr.

Das war ein recht offensichtlicher Fall und Pat konnte mithilfe von
WHEE ihren unterdrückten Ärger und ihre Verletzungen loslassen,
die sie davongetragen hatte, als sie die vielen Streitereien mitbe-
kam.

Häufig sehen wir das Offensichtliche nicht, weil wir in schwierigen Situationen aufwuchsen und lebten, die unser Leben geprägt haben und uns
völlig normal erscheinen. Mithilfe von Therapeuten (oder Familienmitgliedern oder Freunden) könnten wir ohne Weiteres solche Themen auf-
spüren, denn sie blicken von außen auf die Situation, die uns negativ reagieren und unangenehme Gefühle verdrängen ließ.

Pat war darauf konditioniert worden, Männern zu misstrauen – durch ihre persönliche Erfahrung mit ihrem Vater sowie durch den Ärger und die Verletzungen ihrer Mutter, die Pat als ihre eigene Sichtweise übernahm. Das war alles unbewusst abgelaufen und es dauerte lange, bis sie erkannte, dass diese verdrängten inneren Themen ihre Gefühle und Verhaltensweisen Männern gegenüber stark beeinflussten. Ihr Unterbewusstsein vermittelte ihr ständig, sie könne keinem Mann trauen, weil er sie doch nur verlassen werde. Aufgrund dieses Misstrauens kreierte Pat Situationen, in denen sie die Männer wegstieß, aus Angst, diese würden sie verlassen – eine sich selbst erfüllende Prophezeiung.

Wenn man Schmerz vermeidet, indem man ihn verdrängt oder vor ihm davonläuft, und spätere ähnliche Schmerzen genauso handhabt, dann entsteht oft ein Teufelskreis, der sich selbst in Gang hält. Das Unbewusste, das in der Kindheit darauf programmiert wurde, Schmerzempfindungen zu vermeiden, findet auch bei neuen Verletzungen und neuem Schmerz weiterhin Erleichterung, sooft es diese Vermeidungstaktiken wiederholt. Die Tatsache, dass wir weniger Schmerz empfinden, wirkt wie eine Verstärkung – ähnlich dem zustimmenden Lächeln der Studenten. Es ermuntert das Unbewusste, mit diesem Verhalten fortzufahren.

Schmerzlicher Verlust ist ein besonders häufig übersehener oder gemiedener Schmerz. Sobald wir Schmerz, Traurigkeit, Ärger und Schuldgefühle spüren – lauter Aspekte der Trauer –, kommen alle oben beschriebenen Vermeidungsmechanismen mit ins Spiel. Außerdem ermuntert die westliche Gesellschaft die Menschen, in Zeiten der Trauer „stark" zu sein und intensive Gefühle nicht in der Öffentlichkeit zu zeigen; im Mittelmeerraum, in Afrika und in anderen Kulturen ist es normal, seine Trauer in der Öffentlichkeit klar auszudrücken, ja, es wird sogar gefördert.

Die Trauer über den Verlust von Fähigkeiten und Körperfunktionen aufgrund von Schmerz kann den Schmerz verstärken oder an unserer Kraft zehren, sodass unsere Schmerztoleranz sinkt. Emotionaler Schmerz über solche Verluste kann sich als chronische Depression äußern.

Verdrängte Trauer ist besonders schädlich, denn sie setzt gern einen Teufelskreis aus emotionalem Schmerz, Traurigkeit, Ärger und Schuldgefühlen in Gang. Sind im Unbewussten eines Menschen „Landminen" aus versteckter Trauer vorhanden, dann schleicht er auf Zehenspitzen um potenzielle neue Beziehungen herum, meidet Feiern zu Jahrestagen und

Urlaub und fühlt sich abgestoßen, wenn andere Menschen diese Gefühle zeigen – denn das könnte die gefürchteten eigenen Gefühle ins Bewusstsein explodieren lassen.

Bruce' Vater war gestorben, als er zehn Jahre alt war. Bruce war ihm sehr nahe gestanden und durch seinen Tod am Boden zerstört. Viele Verwandte und einige Lehrer meinten, ihm zu helfen mit ihrer Ermunterung: „Sei stark, junger Mann! Du musst deinen jüngeren Geschwistern ein gutes Vorbild sein und jetzt deiner Mutter helfen." Bruce hielt seine Tränen tapfer zurück und ging seiner Mutter im Haushalt zur Hand. Er übernahm als Kind eine Elternrolle, weit vor dem Alter, in dem er reif oder fähig genug für eine solche Verantwortung war. Er kaufte meistens ein, passte auf seine jüngeren Geschwister auf und führte den Haushalt.

Bruce war gut in der Schule und schloss sein Ingenieursstudium mit Auszeichnung ab. Er hatte eine Stelle, die ihm gefiel und in der er gut bezahlt wurde. Sein Chef war mit seiner Arbeit sehr zufrieden, denn er war äußerst umsichtig und machte nie Fehler.

Was bei der Arbeit auf den ersten Blick als Vorteil erschien, stellte sich in den restlichen Lebensbereichen als grausame Last heraus. Wegen seines Perfektionismus ging Bruce mit sich selbst äußerst streng um. Bei all seinem Handeln kontrollierte er seine Leistungen, kritisierte jeden kleinsten Fehler oder jeden Irrtum, der ihm auffiel, über Gebühr. Er dachte zwanghaft über mögliche Fehler nach, auch darüber, was die Menschen über ihn denken würden, falls sie seine Fehler bemerkten, und über Entschuldigungen, mit denen er seine Fehler „wegerklären" könnte.

Überflüssig zu erwähnen, dass sein Perfektionismus ihm auch in persönlichen Beziehung in die Quere gekommen war. Er hatte mehrere Beziehungen zu Frauen gehabt, doch entweder konnten diese seinen Perfektionismus nicht ertragen oder er ihre „Unordnung" nicht.

Im Alter von 32 Jahren kam er wegen Schlafstörungen zur Therapie. Wenn er abends ins Bett ging, ließ er seinen Tag noch einmal ganz minutiös Revue passieren, kritisierte dabei jeden Handlungs- oder Unterlassungsfehler und grübelte zwanghaft, was er anders und besser hätte machen können. Gewöhnlich schlief er erst nachts um ein oder zwei Uhr ein. Dann war er morgens erschöpft, konnte sich tagsüber immer schlechter konzentrieren und fürchtete sich immer mehr davor, einen schlimmen Fehler zu machen.

Bruce wollte zwar nur ein einfaches Mittel gegen seine Schlaflosigkeit, doch er ließ sich (zu meiner Überraschung) leicht davon überzeugen, dass sozusagen einiges an Detektivarbeit geleistet werden sollte: Herauszufinden, was ihm seinen Schlaf raubte, wäre der sinnvollere Ansatz, der ihm dauerhaft zu mehr Sicherheit verhelfen würde.

Bruce hatte keinen Zugang zu seinen Gefühlen und war überhaupt nicht vertraut mit ihnen. Er entschied sich dazu, meine Selbsthilfemethode zu erlernen, mit dem Fokus auf seinen Ängsten um seine Arbeitsleistung. Die SUD-Skala (subjektive emotionale Belastung) war für Bruce eine ausgezeichnete Möglichkeit, ein Gespür für die Intensität und Beschaffenheit seiner Gefühle zu entwickeln. Anfangs musste er häufig ermuntert werden, erst einmal zu *raten*, wie hoch seine Stressbelastung sein könnte. Auch der Muskeltest war hilfreich, weil er ihm persönliches Feedback gab und seine Gefühle bestätigte. Dadurch kam er in Kontakt mit seiner intuitiven Wahrnehmung und lernte nach und nach, auch ihr zu vertrauen.

Dann unterstützte ihn der Muskeltest darin, meiner Vermutung zu vertrauen, es habe in der Vergangenheit Ereignisse gegeben, die ihn für das Fehlermachen sensibilisiert hätten. Wieder war ich angenehm überrascht von seiner Bereitschaft, sich auf eine für ihn völlig neue und unbekannte Art selbst kennenzulernen. Mit seiner hervorragenden logischen Auffassungsgabe war er relativ leicht zu der Detektivarbeit zu überreden, seine Lebensgeschichte daraufhin zu durchforsten, was zu seinen Ängsten beigetragen haben könnte.

Meiner Einschätzung nach war es die Last der Verantwortung als Herr des Hauses in seiner Jugend, doch das führte Bruce nicht als erste Ursache für seinen Perfektionismus an. Er erinnerte sich an einen Lehrer in der zehnten Klasse, der in puncto Grammatik und

Zeichensetzung äußerst pingelig gewesen war. Bruce hatte frei von der Leber weg einen Aufsatz geschrieben (was ihm nicht leicht fiel), und zwar zum Thema „Die Verantwortung für das eigene Handeln übernehmen". Sein Lehrer hatte den Inhalt weitgehend ignoriert und seinen Text mit Rotstiftstrichen übersät: wegen Grammatikfehlern, Bandwurmsätzen, fehlender Kommas und Ähnlichem. Als Bruce dieses Thema, das er selbst gefunden hatte, bearbeitete, spürte er zu seiner Freude sofort, wie der Stress nachließ. Das ermunterte ihn, auch schwierigere Probleme anzugehen – einige davon hatte ich vorgeschlagen –, die mit der Abwesenheit seines Vaters zu tun hatten und deretwegen er als Kind sehr viel Verantwortung übernehmen musste. Einfache Arbeit mit dem „inneren Kind" unterstützte diesen Prozess zusätzlich.

Zu seiner Überraschung und Erleichterung konnte Bruce nun wieder früher einschlafen. Meine Intuition riet mir, weiterhin *indirekt* an den Schlafstörungen zu arbeiten.

Obgleich es nicht sein Hauptaugenmerk in der Therapie war, befasste Bruce sich dann mit seinen Schwierigkeiten, eine Beziehung zu Frauen einzugehen und aufrechtzuerhalten. Hier trat seine unerlöste Trauer zutage. Er hatte eine „Meta-Angst", enge Bezugspersonen zu verlieren, denn aus seiner kindlichen Sicht hatte sein Vater ihn durch seinen Tod verlassen. Diese Ängste wurden immer wieder aktiviert, wenn er Frauen näher kam. Er ließ die Verletzung, den Ärger und die Schuldgefühle los sowie das Gefühl, zum Tod seines Vaters beigetragen zu haben, weil er ihm eine Last gewesen sei, und konnte so an seinem Meta-Thema arbeiten, nämlich darauf zu vertrauen, dass er nicht verlassen werden würde, wenn er einer Frau nahe käme.

Dass er diese verschiedenen Themen in Ordnung brachte, das heilte auch seine Schlaflosigkeit. Bruce stellte fest, dass er sich bei Stress immer noch so viele Sorgen machte, dass er nicht schlafen konnte. Dann wandte er meine Methode erfolgreich direkt zum Einschlafen an.

Unzählige Male habe ich schon miterlebt, dass unerlöste Trauer jahrelang nagte, bis das Unbewusste eine Gelegenheit fand, diese verdrängten Gefühle loszulassen. Persönliche Erlebnisse, die Medien, bestimmte Jahrestage und Ähnliches können solch einen „Sprengsatz" von vergrabenem und nicht ausgedrücktem schwerem Verlust „zünden"; möglicherweise geht er auch einmal spontan hoch, nach und nach oder plötzlich, ohne ersichtlichen Grund. Nicht ausgedrückte Trauer wirkt also oft nur subtil, aber schädlich, wie bei Bruce.

Fehlgeburten und Abtreibungen werden häufig nicht als Erlebnisse eines schweren Verlustes wahrgenommen. Von Frauen mit solchen Erfahrungen wird oft erwartet, dass sie sich „zusammenreißen" und im Leben weitergehen – ohne dass sie Gelegenheit bekommen, ihre Gefühle zu verarbeiten.

Ein anderer häufiger Verlust ist der eines Haustieres. Hunde, Katzen und andere Tiere werden oft wie Familienmitglieder empfunden. Sie werden geliebt und lieben ihrerseits bedingungslos, doch ihr Verlust wird oft heruntergespielt, weil sie keine Menschen seien. Solch ein Verlust kann jedoch noch weit schwerer sein, weil die Tierhalter vielfach entscheiden müssen, das Leiden des Tieres zu beenden oder aber es in Schmerz und Unbehagen weiterleben zu lassen. Diese Wahl kann zum Verlustgefühl noch Schuld und Verletztheit hinzufügen.

Schwerer Verlust wird auch in der Therapie manchmal übersehen, vor allem dann, wenn Therapeuten ihre eigene verborgene Trauer nicht geklärt haben. Übergangen wird er auch dann leicht, wenn Therapeuten sich in erster Linie auf die aktuellen Symptome konzentrieren und keinen gründlichen, ganzheitlichen „Hausputz" vornehmen.

Wer selbst den Schmerz eines schweren Verlustes erlebt hat, der hat eine stärkere Resonanz zum Leiden anderer und empfindet leichter Mitgefühl:

> *Bevor du die Güte als das Tiefste in dir erkennst,*
> *musst du die Sorge kennenlernen*
> *als das andere Tiefste.*
> *Du musst mit der Sorge aufwachen.*
> *Du musst mit ihr sprechen, bis deine Stimme*
> *den roten Faden, den Grundton all deiner Sorgen trifft*
> *und du die gesamte Größe des Tuches erkennst.*

Dann ergibt nur noch die Güte Sinn,
nur die Güte, die deine Schuhe bindet
und dich in den Tag hinausschickt,
damit du Briefe aufgibst und Brot kaufst,
nur die Güte, die ihren Kopf erhebt
über die Menge der Welt, um zu sagen·
Genau dich suche ich,
und die dich überallhin begleitet
wie ein Schatten oder ein Freund.

Naomi Shihab Nye

Körperliche Schmerzen sind oft geprägt von erlernten Reaktionen. Diese Reaktionen werden mit der Spannung der auslösenden Situation eines emotionalen Traumas assoziiert; danach verspannen wir uns in *ähnlichen* Stress-Situationen wieder genauso. So erging es einer jungen Frau, die mich wegen eines persönlichen Problems um Hilfe bat:

Kate war eine aufgeweckte junge Collegestudentin, die häufig unter fürchterlichen Kopfschmerzen litt. Aus ihrer Sicht „musste" sie diese einfach ertragen, da ihre Mutter und ihre Schwester ebenfalls solche schlimmen Kopfschmerzen hatten und sie sie einfach als familiäre genetische Disposition betrachtete.

Kate kam zur Therapie, als ihr auffiel, dass ihre Kopfschmerzen *einsetzten*, wenn sie mit Männern zu tun hatte, besonders mit gut aussehenden Männern. Das Kopfweh trat nicht nur dann auf, wenn sie mit Männern *verabredet* war, sondern auch bei Männern in ihren Kursen und in dem Büro, in dem sie stundenweise arbeitete.

Als Kate in ihrer ersten Psychotherapiesitzung die Geschichte ihrer Kopfschmerzen Revue passieren ließ, erinnerte sie sich deutlich, dass diese erstmals aufgetreten waren, als sie in der Highschool mit einem Jungen verabredet war, den sie sehr attraktiv fand. Er gab ihr eindeutig zu verstehen, dass er Sex mit ihr haben wolle was Kates streng religiöser Erziehung jedoch zuwiderlief. Ihre Kopfschmerzen wurden so schlimm, dass sie ihr Treffen beendeten.

Seit dieser Zeit litt Kate unter Kopfschmerzen, wann immer ein Mann in der Nähe war, der ihr nahe zu kommen schien. Auf meinen dezenten Hinweis hin erkannte sie, dass der Kopfschmerz in diesen Situationen sozusagen eine „schlechte Angewohnheit" war, die sie sich angeeignet hatte.

Wenn wir etwas tun, was belohnt wird, neigen wir dazu, es zu wiederholen; wenn etwas bestraft wird, neigen wir dazu, es seltener zu tun. Die Belohnungen, die gelernten Lektionen und das Wiederholen sind meist völlig unbewusst. Kates Unbewusstes befreite sie mit den Kopfschmerzen aus dem Konflikt zwischen ihrer sexuellen Ansprechbarkeit und ihrer strengen Erziehung, indem es ihr einen „Ausweg" aus diesen Konfliktsituationen bot, die sie nicht lösen konnte.

Mithilfe meiner Klopfmethode konnte Kate innerhalb von 45 Minuten ihre Ängste lösen, Männern sexuell näher zu kommen. Ein Teil der Arbeit bestand darin, ihre Angst loszulassen, sie verhalte sich *ungebührlich*, wenn sie sich ihre sexuellen Gefühle gestattete. Sie erkannte rasch, dass sie sich auf ihren gesunden Menschenverstand verlassen konnte, statt an den Überzeugungen von Bestrafung in der Hölle und anderen massiven religiösen Ängsten festzuhalten, die ihr zugesetzt hatten.

In zwei kurzen telefonischen Folgesitzungen ging Kate weitere Themen an, die sich an ihre Kopfschmerzneigung angehängt hatten. Bei vielfältigen Themen können wir uns psychisch verkrampfen, wodurch sich auch unser Körper verspannt und mit verschiedenen Schmerzen reagiert.

Am Beginn einer Therapiesitzung sollte deshalb ein Art Detektivarbeit stehen, um zu klären, wer in der Vergangenheit was und mit welchen Belohnungen oder Konsequenzen getan hat – was dann zu dem Teufelskreis von Angst, Sorge, Anspannung, Schmerz und noch mehr Angst geführt hat. Oftmals sind wir so an unsere Reaktionen gewöhnt, dass wir die Muster oder Verbindungen hinter unseren Schmerzen nicht sehen. Ein Therapeut kann uns helfen herauszufinden, wie wir in unserer

Schmerzreaktion bestärkt wurden, und nützliche Wege empfehlen, diese Muster anzugehen. Das heißt nicht, dass wir das nicht auch selbst könnten, sondern nur, dass der Therapeut uns viel Zeit ersparen und auf Probleme und Lösungsmöglichkeiten hinweisen kann, an die wir nicht so bald gedacht hätten.

Wie Kate können wir uns zwischen unserem Gewissen und unseren Wünschen in vielen Punkten hin- und hergerissen fühlen. Schmerz kann uns dann von unseren Spannungen ablenken, etwa bei folgenden Themen:

- Wir sind unglücklich an unserem Arbeitsplatz, haben aber das Gefühl, durchhalten zu müssen und kein „Drückeberger" sein zu dürfen.

- Uns mangelt es an Vertrauen in unsere Fähigkeiten, doch wir haben das Gefühl, wir müssten uns trotzdem selbst dazu antreiben, eine bestimmte, sehr schwierige Aufgabe anzugehen.

- Wir haben vielleicht eine schlechte Gewohnheit (wie Überessen, Rauchen, Trinken oder Drogenkonsum) und sehen uns nicht in der Lage, unseren Gelüsten Einhalt zu gebieten oder sie anders zu befriedigen.

Auch durch Belohnungen, zu denen uns der Schmerz verhilft, kann dieser in unserem Leben zunehmen und chronisch werden. Schmerz wird wirksam verstärkt, wenn andere Menschen uns dann mehr Aufmerksamkeit schenken oder wenn der Schmerz uns eine Ausrede dafür bietet, Dinge nicht zu tun, die wir lieber vermeiden würden. Wie bei dem Professor in unserem Beispiel weiter vorn kann auch das wieder ganz unbewusst ablaufen.

So verfangen wir uns häufig in verstärkten Schmerzreaktionen:

- Eine zufällige Verletzung oder Krankheit schmerzt uns – wohlmeinende Familienmitglieder und Freunde sind besorgter und hilfsbereiter als sonst.

- Jemand in unserer Familie, oft ein Elternteil oder älteres Geschwister, hat Schmerzen und wir erleben: Er bekommt besondere Zuwendung wegen seiner Beschwerden.

- Wir sehen in einem Film oder im Fernsehen ein Beispiel dafür, wie Schmerz belohnt wird.

In solchen Situationen sagt unser Unbewusstes vielleicht: „Das ist ein Weg, mehr Fürsorge, Hilfe oder Aufmerksamkeit zu bekommen!" Und dann hilft uns unser Körper, den Schmerz *erneut* hervorzurufen, wenn wir uns gestresst oder bedürftig fühlen.

Bisweilen erfüllt der Schmerz vielfältige Funktionen. Kates Schmerzmuster bestand teilweise darin, dass sie sich wegen ihrer sexuellen Gefühle so schlecht fühlte, dass ein Aspekt ihres Unbewussten glaubte, sie müsse dafür *bestraft* werden. Somit befreite der Schmerz sie nicht nur aus der Situation der verbotenen Verlockung, er bestrafte sie auch für ihren vermeintlichen Tabubruch. (Schmerzen anzugehen, mit denen man sich selbst belohnt, kann eine große Herausforderung darstellen. Dieser Punkt wird ausführlicher in Kapitel 4 besprochen.)

Tauchen in unserem Leben neue körperliche oder emotionale Schmerzen auf, so rühren sie vielleicht in unseren alten Erinnerungen und helfen uns (wie bei Pat), alte, verdrängte und völlig vergessene Themen loszulassen. Jede neue Schmerzerfahrung fordert uns daher auf und bietet uns eine Gelegenheit, mit den neuen und alten Schmerzen besser umzugehen. Letztlich können wir sogar an den Punkt kommen, die kindliche Gewohnheit, Schmerz zu verdrängen, ganz loszulassen.

Rückblickend mag es sogar so scheinen, als habe uns unser Unbewusstes den Schmerz als Gelegenheit „geliefert", die verdrängten Verletzungen loszulassen, die es so lange mit sich herumträgt. Ich habe mit Menschen gearbeitet, die Migräne, Reizdarmsyndrom, Rückenschmerzen, Fibromyalgie und andere Erkrankungen entwickelt hatten, die ihnen langfristig enorm halfen, etwas für sich zu klären. (Mehr über solche Mechanismen des Unbewussten finden Sie in Kapitel 5. Zu Rechtsstreitigkeiten als Schmerzfaktor siehe Kapitel 8.)

Wie wir auf Schwierigkeiten programmiert werden

Den Menschen wird beigebracht, Schmerz sei schlecht und ge-
fährlich. Wie können sie liebevoll umgehen mit etwas, was zu
spüren sie fürchten? Der Schmerz soll und will uns aufwe-
cken. Die Menschen versuchen, ihren Schmerz zu verstecken.
Doch da liegen sie falsch. Schmerz ist etwas, was es zu (er)tra-
gen gilt. Im Erleben des Schmerzes erfahren Sie Ihre Kraft. Es
kommt ganz darauf an, wie Sie ihn tragen. Das ist entschei-
dend. Schmerz ist ein Gefühl. Ihre Gefühle sind Teile von Ih-
nen. Ihre eigene Wirklichkeit. Wenn Sie sich ihrer schämen
und sie verbergen, dann lassen Sie zu, dass die Gesellschaft
Ihre Wirklichkeit zerstört. Sie sollten eintreten für Ihr Recht,
Schmerz zu empfinden.

Jim Morrison

Eine Frage, die sich jetzt natürlich stellt, ist die: „Warum bringen wir uns
selbst in Schwierigkeiten und manövrieren uns in Teufelskreise?"

Unsere Probleme beginnen dann, wenn wir alle den dummen Fehler
machen, ein Kleinkind (uns selbst) unseren Lebenscomputer programmieren zu lassen. Als Kinder verstehen wir die Ursachen schmerzlicher
oder beängstigender Situationen oft nicht. Kinder können unangenehme
Umstände nicht verändern, sie nicht verlassen und auch ihre Eltern nicht
austauschen. Dann stecken wir im Unglücklichsein fest und haben noch
nicht einmal eine Zeitvorstellung, wissen also nicht, dass eine schmerzliche Erfahrung irgendwann auch vorüber ist. Ein Säugling, der in seiner
Wiege vor Hunger schreit, kann nicht wissen, dass die Hungeranfälle
auch wieder nachlassen oder dass er sich wieder getröstet fühlen wird.

In solchen Situationen hilft es uns sehr, von der Verletzung wegzulaufen oder sie zu vergessen, indem wir die Gefühle außerhalb unseres bewussten Gewahrseins „vergraben". Für uns als Kinder ist das eine gute
Möglichkeit, mit Schmerz und Leid umzugehen, denn wir können sie
nicht vermeiden. Unser Unbewusstes gewöhnt sich dann an, uns vor dem
Unbehagen dieser Verletzungen zu schützen, indem es sie „wegsperrt",
damit wir sie nicht mehr empfinden und nicht mehr darunter leiden.

Unsere vergrabenen, verdrängten Gefühlserinnerungen sind in unbewussten Bereichen unserer rechten Gehirnhälfte gespeichert. Die rechte Gehirnhälfte stellt sozusagen ein Schild vor einen verschlossenen Schrank mit dem Hinweis: „Öffnen verboten!" Dann wendet sie sich an die linke Gehirnhälfte, in der unser Bewusstsein angesiedelt ist, und sagt: „Davon wollen wir nichts wissen, oder?" Und die linke Hälfte antwortet: „Nein, von diesen schmerzlichen Erinnerungen und Gefühlen wollen wir uns fernhalten." Deshalb machen wir uns selbst vor, es gäbe sie nicht.

Dieses Verfahren hält uns zwar in unserer Kindheit erfolgreich von Ängsten und Schmerzen fern, doch in den Computerprogrammen, die unser Leben steuern, wird es rasch zum Fehler. Wenn wir älter werden, veralten diese Programme. Wir lernen, das Leben besser zu bewältigen und mit Problemen souveräner umzugehen. Doch das Unbewusste fürchtet sich weiterhin vor den in den Schränken weggesperrten Gefühlen. Seiner Ansicht nach könnten uns die ursprünglichen, verdrängten Ängste und Verletzungen immer noch mit der ganzen Wucht überwältigen, die wir damals in unserer ersten Reaktion spürten, als wir sie verdrängten. Das Unbewusste, das immer noch nach den kindlichen Programmen funktioniert, weiß nicht, dass wir als Erwachsene mit diesen Gefühlen besser umgehen können.

Ein Beispiel: Die rechte Gehirnhälfte klebt eine kleingedruckte Notiz unter das Schild „Öffnen verboten!" an den Schrank, in dem wir die Ängste vor elterlichen Streitereien abgelegt haben. Die Notiz lautet: „Halte dich von allem fern, was einem lauten Streit oder verärgerten Leuten ähnelt!" Damit schneiden wir uns vielleicht von Erfahrungen und Beziehungen ab, mit denen wir als Erwachsene viel besser hätten umgehen können.

Den Schmerz eine Zeitlang zu betäuben verschlimmert ihn nur, wenn man ihn letztlich doch wieder spürt.

J. K. Rowling

Wenn wir heute etwas erleben, was das Skelett in einem Schrank unseres Unbewussten zum Klappern bringt, könnte die Tür zu den beängstigenden Erinnerungen einen Spalt aufgehen und wir könnten einige der einst verdrängten Gefühle empfinden. Deshalb zeigen wir bisweilen eine Überreaktion, wenn uns heute jemand an einen Menschen erinnert, der uns früher erschreckte oder verletzte.

Ich selbst war beispielsweise als Kind häufig wütend auf meine Mutter, aber ich verdrängte diesen Ärger, denn sie war alleinerziehend und ich fühlte mich nicht sicher, wenn ich meine Wut ausdrückte, fand aber auch kein anderes Ventil. Jahrelang ärgerte ich mich immer schnell über Autoritätspersonen, besonders über aggressive Frauen.

Ein anderes Beispiel: Wir haben vielleicht unsere Sorgen und Ängste verdrängt, als wir einmal auf einen Bruder oder eine Schwester eifersüchtig waren. Als Erwachsene fühlen wir uns unwohl, wenn wir jemanden treffen, der unserem Geschwister gleicht – das hat mit der aktuellen Situation nichts zu tun, doch wir reagieren grundlos verletzt oder ärgern uns wegen der Erinnerungen und Gefühle in unseren „Erinnerungsschränken".

Selbst wenn wir bereits erwachsen sind, weigert sich das Unbewusste noch, diese verdrängten Emotionen loszulassen – auch wenn wir uns nicht mehr in den auslösenden Situationen befinden und heute eindeutig besser mit ihnen umgehen können. Unsere Kindheitsprogramme wirken noch: „Lass diese Gefühle nicht heraus! Sie sind gefährlich und tun weh und du weißt nicht, wie du mit ihnen umgehen sollst."

Auch als Erwachsene stecken wir noch unangenehme Gefühle weg und schließen die Tür hinter ihnen. Statt in aktuellen Situationen, die mit der Vergangenheit in Resonanz stehen, verdrängten Ärger herauszulassen, stopfen wir noch mehr unangenehme Gefühle in unsere Archivschränke.

Zwar können wir mit Selbsthilfetechniken und verschiedenen Therapien einige dieser gut verborgenen Traumen loslassen, doch unsere inneren Programme widersetzen sich solchen Bemühungen. Erst wenn der emotionale „Eiter" früherer Verletzungen massiven körperlichen oder emotionalen Schmerz hervorruft, wird uns oft allmählich bewusst, dass uns da im Inneren etwas quält.

Viele von uns laufen ihr ganzes Leben lang vor dem Fühlen davon in der irrigen Meinung, man könne den Schmerz nicht ertragen. Aber du hast ihn schon ertragen. Was noch aussteht, ist alles zu fühlen, was du jenseits des Schmerzes bist.

Bartholomew zugeschrieben

Mit körperlichen Schmerzen könnte uns unser Unbewusstes also signalisieren, dass unsere Schränke so voll sind, dass es eine Last ist, das Bewusstsein daran zu hindern, diese verdrängten Verletzungen und den
Ärger zu empfinden.

> *Vieles von eurem Schmerz ist selbst gewählt.*
> *Er ist der bittere Trank, mit dem der Arzt in euch das kranke*
> *Ich heilt.*
> *Daher traut dem Arzt und trinkt seine Arznei schweigend*
> *und still;*
> *Denn seine Hand, obwohl schwer und hart, wird von der*
> *zarten Hand des Unsichtbaren gelenkt,*
> *Und der Becher, den er bringt, ist, obwohl er eure Lippen*
> *verbrennt, geformt aus dem Ton, den der Töpfer mit seinen*
> *heiligen Tränen benetzt hat.*

Khalil Gibran

Eine sehr anschauliche Art, wie Verstand und Körper uns in Schwierigkeiten bringen können, sind Essstörungen. Diese sind komplex und, wie
jeder bestätigen kann, der schon mit seinem Gewicht gekämpft hat, sehr
schwierig in den Griff zu bekommen. Ich bespreche dieses Thema hier,
weil Übergewicht häufig eine Kombination psychischer Faktoren darstellt
und zu Schmerzen unterschiedlichen Ursprungs beitragen kann.

Alex war ein 35-jähriger Angestellter, der schon seit mehreren Jahren
unter massiven Rückenschmerzen litt. Bei einer Größe von 1,68 Me-
ter schleppte er 145 Kilo mit sich herum – eindeutig mehr, als gesund
ist.

Alex räumte bereitwillig ein, dass es ihm schwerfalle, sein Essverhalten zu kontrollieren. Er aß gerne und nahm sich bei Speisen, die
ihm besonders schmeckten, eine zweite und dritte Portion. Auch
tröstete er sich vor allem bei Stress mit Essen. Urlaub, Feierlichkeiten
und die Monate, bevor die Steuern fällig waren, das waren Zeiten, in
denen er wegen seines Überessens besonders unglücklich über sich
war.

Seine sich verschlimmernden Rückenschmerzen hatten Alex zu mir geführt. Wegen der vielfachen Nebenwirkungen hatte Alex keine Schmerzmittel gefunden, die er gut vertrug. Er hoffte, dass er dank meiner Methode zumindest weniger leiden würde, falls sie ihn nicht ganz von seinem Elend befreien konnte, das er erlitt, wenn er von einem Stuhl aufstehen wollte oder wenn er in der Bank oder im Supermarkt in einer Schlange stand ... und bei den meisten anderen Tätigkeiten.

Während wir seine ganze Lebensgeschichte betrachteten, sprachen wir auch sein Essproblem an. Er hatte keine Diäten, Selbsthilfegruppen oder andere Therapien gefunden, die länger als für kurze Zeit geholfen hatten; danach hatte er wieder begonnen, sich zu überessen, und die Behandlungen frustriert aufgegeben.

Alex überraschte mein Vorschlag, so normal zu essen wie immer, doch er verstand, als ich ihm auftrug, in einem Tagebuch *aufzuschreiben*, was vor sich ging und was er fühlte, wann immer er mehr aß, als ihm seinem Gefühl nach gut tat.

Eine Woche später kam er mit einer nach Prioritäten geordneten Liste wieder. (Die Situation, die ihn am stärksten zum Essen reizte, stand ganz oben und die Situation mit dem schwächsten Auslöser ganz unten.) Der Punkt ganz oben auf der Liste war Stress. Dabei wirkte meine Klopfmethode zu seiner großen Freude ungefähr zwei Wochen lang Wunder. Immer wenn er gestresst war und Hunger empfand, verringerte er mit Klopfen die SUD und der Hunger verschwand. Bei seinem Besuch in der darauffolgenden Woche war Alex enttäuscht und hatte das Gefühl, WEEE sei nur eine weitere Methode, bei der er versagt habe: Er hatte nämlich verschiedene große Probleme am Arbeitsplatz, sein Stresspegel reagierte nicht mehr auf das Klopfen und sein Appetit geriet wieder völlig außer Kontrolle.

Ich hatte Alex darauf hingewiesen, dass genau das passieren und dass die Behandlung seiner Essgewohnheiten eine Achterbahnfahrt werden könne. Dadurch kam er besser mit seiner Enttäuschung und Entmutigung zurecht, als die anfängliche Besserung seine Essstörung nicht dauerhaft beseitigte.

Wir suchten nach Meta-Gefühlen und nach Meta-Überzeugungen, die sein Loslassen beeinträchtigen könnten. Im Gespräch mit seinem inneren kritischen Elternteil stellte er fest, dass er fürchtete, seine „äußerste Wachheit" zu verlieren, wenn er seine Ängste vollständig losließ. Er konnte sich mit seinem Inneren Elternteil darauf verständigen, immer wieder ein wenig von der Angst loszulassen und dabei sorgfältig darauf zu achten, ob er dadurch in seiner Buchhaltungstätigkeit eventuell nachlässiger wurde.

Außerdem suchte Alex in den „Aktenschränken" seiner Kindheitserinnerungen nach allem, was mit dieser Meta-Angst zu tun haben könnte. Er erinnerte sich, dass seine Mutter seinem Vater und ihm selbst gegenüber immer äußerst kritisch war, wenn sie Fehler machten oder Dinge vergaßen. Diesen Punkt stufte er auf der SUD-Skala bei 8 ein und dabei schnürten sich ihm Hals und Magen zu, wie er es empfand. Als Alex Kontakt mit seinem inneren Kind aufnahm, konnte er das rasch loslassen und durch die Affirmation ersetzen: „Ich kann liebevoll zu mir sein, wenn ich Fehler mache, die nichts mit meiner Arbeit zu tun haben."

In der darauffolgenden Woche freute sich Alex sehr darüber, dass er sein Essverhalten sogar noch besser im Griff hatte als in den ersten beiden Wochen. Bei der nächsten Sitzung erklärte er, er sei in Bezug auf sein Übereessen wesentlich optimistischer, als er es lange Zeit gewesen sei.

Dieser Fall ist ein gutes Beispiel dafür, wie man Schmerz mit ganzheitlichen Ansätzen behandeln kann. In die Therapie kam Alex wegen Rückenschmerzen und er hätte sich nie vorstellen können, dass wir darauf eingehen würde, dass seine Mutter seinen Vater kritisiert hatte. Und doch war das eine der Ursachen hinter seinem internalisierten kritischen Elternteil, die viel mit seinem „Essen als Trostquelle" zu tun hatte.

Vielleicht ist Ihnen aufgefallen, dass ich in dieser frühen Behandlungsphase Alex nicht dazu aufforderte, meine Methode gegen seine Rückenschmerzen einzusetzen. Zwar gab es allen Grund anzunehmen, dass sie gut gewirkt hätte, doch es wäre nicht zu seinem Besten gewesen, seinem Unbewussten diese Motivation und Erinnerung wegzunehmen, dass er sich um sein Gewicht kümmern solle, das seinen Rücken stets belastete. Falls Alex die Ursachen seines Überessens nicht herausgefunden hätte und sie nicht angegangen wäre, wäre WHEE nur eine weitere vergebliche Therapie auf seiner langen Liste geworden. Indem er Stück für Stück an den Themen arbeitete, die ihn überessen ließen, konnte er erstmals seit vielen Jahren abnehmen. Das war in mehrerlei Hinsicht eine ausgezeichnete Vorbereitung darauf, meine Selbsthilfemethode direkt gegen seine Schmerzen anzuwenden.

Wie das Unbewusste zu uns spricht

> *Wenn Schmerz dich heimsucht, prüfe dein Verhalten.*
>
> Aus dem Talmud

Unser Unbewusstes denkt, fühlt und handelt auch im Erwachsenenalter immer noch wie ein Kind, da es ja von einem Kind programmiert wurde. Wenn es Unwohlsein, Spannungen, Sorgen, Ängste oder Ärger gelindert haben will, dann will es das *jetzt sofort.* Meistens sind wir uns dieses inneren Unbehagens nicht bewusst. In manchen Fällen jedoch wird das Unbehagen – eine Art von Stress – massiv, das Unbewusste gerät immer stärker aus dem Gleichgewicht und sucht nach Wegen, uns darauf aufmerksam zu machen, dass es Linderung braucht.

Unbewusstes Unbehagen kann auf zweierlei Arten zunehmen. Zum einen können im Laufe der Zeit wiederholt Traumen auftreten, die die inneren Aktenschränke, Mülleimer und Hohlräume anfüllen und überquellen lassen. Zum anderen erkennt unser Unbewusstes durch unsere Entwicklung, dass es neue und bessere Möglichkeiten zur Problemlösung erkunden könnte. In beiden Fällen will sich das Unbewusste dann der Aufgabe entledigen, den Deckel unseres Bewusstseins auf diesen verdrängten Gefühlen fest verschlossen zu halten.

Wenn unser Unbewusstes die alten Verletzungen immer bereitwilliger loslassen will, versteht der bewusste Verstand vielleicht nicht, dass es jetzt in Ordnung ist, sich an die verdrängten Verletzungen zu erinnern und sie zu fühlen. In solchen Fällen beginnt das Unbewusste nach Loslassen zu „schreien". In Situationen, in denen wir *neue* negative Gefühlen erleben, die unser Unbewusstes dann wegsperrt, werden wir vielleicht unruhig oder ängstlich, was den Druck loszulassen nur erhöht. Falls wir auf diese

sanfteren Weck- und Hilferufe der Ängste nicht reagieren, meldet sich unser Unbewusstes lauter – nun könnten Träume oder Albträume unsere
Aufmerksamkeit auf diese Themen lenken. Reagieren wir dann immer
noch nicht, so verlangt unser Unbewusstes unsere Aufmerksamkeit vielleicht durch Körpersymptome – das häufigste davon ist Schmerz.

Während ich einmal telefonierte, bekam ich einen mittelstarken
Druckschmerz im Brustkorb. Am anderen Ende der Leitung war
„Joan", eine Frau, mit der ich eine intensive Beziehung gehabt hatte,
die uns jedoch nicht stark genug verband, um die stürmischen Ge-
wässer und Riffe unterschiedlicher Überzeugungen, Vorlieben und
Lebensstile zu bewältigen. Wir bereinigten die Atmosphäre von übrig gebliebenen Gefühlen und klärten einige Missverständnisse, damit wir wieder Freunde und Kollegen sein konnten.

Der Schmerz war intensiv genug, um mir Sorge zu bereiten – fast
erschwerte er mir das Atmen. Ich hatte bisher keine Herzprobleme
gehabt, doch das garantierte nicht, dass ich keinen Herzinfarkt bekommen konnte. Die Symptome passten zu diesem Muster.

Doch der Schmerz trat punktgenau mit dem emotionalen Herzschmerz auf, den ich aufgrund meiner tiefen Enttäuschung über unsere Trennung empfand. Da ich es für unangemessen hielt, ihn während unseres Gesprächs über verletzte Gefühle, über Ärger, über
Missverständnisse, Abschied und Rückkehr zu unserer früheren Art
des Kontaktes zu bearbeiten, machte ich ein paar tiefe Atemübun-
gen, während wir das Gespräch beendeten und uns verabschiedeten.

Danach begab ich mich an einen stillen, meditativen inneren Ort
des Friedens, an dem ich meinen Schmerz einladen konnte, mit mir
zu reden. Da ich das schon häufig gemacht hatte, bekam ich rasch
zahlreiche tief empfundene Reaktionen.

Zuerst war da mein Herzschmerz – die tiefe Traurigkeit sowie Verletzung und Enttäuschung über das Ende meiner Beziehung mit
Joan. Dann tauchte Ärger über sie und mich selbst auf wegen aus-
gesprochener und unausgesprochener Dinge. Dann noch mehr
Traurigkeit. Nachdem ich mir wegen der Trennung von Joan die

Seele aus dem Leib geweint hatte, ging der Schmerz um zwei Drittel zurück.

Aus Erfahrung weiß ich, dass solch tiefer Schmerz sich meist im selben Aktenschrank befindet wie frühere ähnliche Schmerzen. Ich forderte mein inneres Kind auf, alle ähnlichen Schmerzen loszulassen, mit all den damit verbundenen Erinnerungen. Wieder empfand ich eine Woge der Verletztheit und des Ärgers, weil ich das Gefühl hatte, von beiden Eltern verlassen worden zu sein. Meine Mutter konnte nicht so für mich dasein, wie ich es als Kind gern gehabt und gebraucht hätte, und mein Vater war körperlich gar nicht anwesend.

Mithilfe meiner Klopfmethode bereinigte ich Schichten von Kindheitsgefühlen und -themen, danach weitere Schichten der aktuellen Gefühle und Themen mit Joan. Als ich fertig war, waren meine Schmerzen komplett weg.

Ich hätte mit meiner Methode gut meine Gefühle zu der aktuellen Situation der beendeten Beziehung mit Joan klären können, doch ich hätte nicht nach früheren Gefühlen von Zurückgewiesenwerden und Verletztsein geschaut, wenn mein Unbewusstes nicht die Schmerzen in der Brust auf den Plan gerufen hätte. Dieser Schmerz hatte mich darauf gestoßen, dass es noch tiefere Enttäuschungen und Verletzungen geben könnte (als die gegenwärtigen), die da im Inneren in einem Aktenschrank hockten, bereit, losgelassen zu werden und mit der Bitte an mich, sie zu bereinigen.

In diesem Fall verriet der Schmerz in der Herzgegend eindeutig seine Herkunft: Herzschmerz von dem derzeitigen und früheren Gefühl, unerwünscht zu sein. Ich habe auch schon Schmerzen in Hals oder Magen erlebt, weil Gefühle „heruntergeschluckt" wurden; oder Schmerzen in Nacken oder Kopf, ausgelöst von Menschen, die „Nervensägen" waren (*pain in the neck*) oder mir „Kopfzerbrechen" bereiteten; und so gibt es noch viele andere Schmerzen, die als Metaphern verstanden werden können.

In anderen Fällen ist vielleicht nicht offensichtlich, warum das Unbewusste bestimmte Symptome wählt, um unsere Aufmerksamkeit auf bestimmte Themen zu lenken, die wir uns anschauen sollen. Gewöhnlich ist das eher wie bei einem undichten Rohr, das zerstörerische, negative Gefühle auslaufen lässt, als wie bei einem Vulkan, der Feuer und Schwefel spuckt – wenngleich auch heftigere Ausbrüche unbewussten Stresses vorkommen.

Eine andere Lektion, die wir aus dieser Erfahrung lernen können, ist die, dass unsere Beziehungen häufig verdrängte Gefühle an die Oberfläche bringen, die wir selbst noch nicht ausgemacht haben. Unser Unbewusstes ist verblüffend geschickt darin, genau den richtigen Partner oder die richtige Partnerin herauszupicken, die diese verdrängten Verletzungen bei uns „triggern", die wir am dringendsten loslassen müssen, die wir selbst jedoch nur höchst widerwillig oder gar nicht wahrhaben wollen.

Das innere Kind

> *Eine zerrissene Jacke ist schnell geflickt,*
> *doch barsche Worte verletzen das Herz eines Kindes.*
>
> Henry Wadsworth Longfellow

Jede und jeder von uns trägt einen Persönlichkeitsanteil in sich, der unser ganzes Leben hindurch Kind bleibt. Dieser Anteil will voll und ganz akzeptiert, geliebt und genährt werden; er will von kompetenten Erwachsenen angeleitet werden und akzeptable Verhaltensweisen lernen; und er möchte frei davon sein, dass Wünsche, Wille und Handeln anderer seine Freiheit ungebührlich (nach *seinem* Empfinden) einschränken. Sigmund Freud nannte diesen Anteil das *Es*, Eric Berne benannte ihn um in das *Kind*.

Bei verschiedenen Gelegenheiten im Verlauf eines Tages mag unser inneres Kind als Reaktion auf das, was in unserem Leben geschieht, lebenslustig und verspielt sein und bereit, die Freuden des Lebens zu genießen. Es kann aber auch sensibel und gereizt sein, verletzt durch tatsächliche oder als solche wahrgenommene Zurückweisungen oder Beleidigungen. Vielleicht ist unser inneres Kind auch einmal aufsässig und besteht ärgerlich darauf, seinen Kopf durchzusetzen.

Selbst wenn unsere Kindheit lange zurückliegt, spüren wir unser inneres Kind weiterhin als starke Präsenz – obgleich meist außerhalb unseres bewussten Gewahrseins. Neben Glaubens- und Verhaltensmustern hält unser inneres Kind an tatsächlichen und gefühlten Erinnerungen unserer Kindheit fest. Was immer wir erlebt haben und was immer einen bleibenden Eindruck hinterlassen hat, bleibt als Teil unseres inneren Kindes bestehen.

Wie bereits besprochen vermeiden und verdrängen wir in der Kindheit schmerzliche Gefühle und Erinnerungen und unser inneres Kind hält sich auch weiterhin an die Regeln, die es damals entwickelt hat. Doch als Erwachsene können wir mit unserem inneren Kind verhandeln und ihm helfen, alte, verdrängte Verletzungen, Ärger und Ängste loszulassen sowie seine Regeln darüber zu ändern, wie es mit neuen und verdrängten Gefühlen und Erinnerungen umgehen kann. Ein solches Loslassen habe ich in meiner eigenen Erfahrung und am Beispiel von Alex gezeigt.

Das innere Kind lässt Schmerz und andere Probleme viel bereitwilliger und leichter los als der Erwachsene. Es scheint, als denke, erinnere und reagiere das innere Kind, das immer noch in uns lebt, wirklich wie ein Kind. Wenn sich also auf der SUD-Skala nichts bewegt, können wir uns – als weitere Möglichkeit, mit Widerständen umzugehen – an unser inneres Kind wenden.

Mit unserem inneren Kind ins Gespräch kommen

Keine Lippe verzieht sich in Schmerzen,
die nach einem Kuss nicht wieder kann scherzen.

Bret Harte

Es ist erstaunlich, wie leicht wir mit unserem inneren Kind in Kontakt kommen können. Oft reagiert oder redet es auf eine einfache Aufforderung hin umfassend und offen und teilt bisweilen mehr mit als erwartet. Meine oben beschriebene Verarbeitung meiner Gefühle nach einer Trennung zeigt, wie es gehen kann. Hier ein weiteres Beispiel:

Bei einem meiner Workshops mit 400 Teilnehmern meldete sich Michelle freiwillig für eine Demonstration vor dem Publikum, weil sie sich eine Linderung ihrer Schulterschmerzen wünschte. Vorher berichtete diese Frau – eine Endfünfzigerin, wie es schien –, sie könne seit mehreren Jahren ihre Arme nicht mehr über Schulterhöhe heben. Außerdem leide sie nachts so unter Schmerzen, dass ihr Schlaf beeinträchtigt sei.

Als sie zur Demonstration vor das Publikum trat, ergänzte sie, dass auch ihr Rücken und ihre Hüften schmerzten; das hatte sie mir vorher nicht mitgeteilt. Die Arbeit an den akuten Schmerzen brachte an keinem Körperteil irgendeine Linderung, die länger als zehn Minuten anhielt. Das war ungewöhnlich, das kannte ich nur, wenn andere Themen mit in den Schmerz hineinspielten.

Ich forderte sie auf, sich nur auf ihre zuerst genannten Beschwerden, die Schulterschmerzen, zu konzentrieren und sich mit ihrem inneren Kind zu verbinden, um den Ursprung des Schmerzes zu suchen. Sie erinnerte sich leicht daran, dass die Schmerzen begonnen hatten, als sie in der Kindheit von ihrem Vater emotional missbraucht worden war. Als sie diese Erinnerungen mit einbezog, ließen die Schulterschmerzen deutlich nach.

Nach meiner persönlichen Erfahrung und derjenigen unzähliger Menschen, mit denen ich gearbeitet habe, lassen wir, wenn wir mit unserem inneren Kind in Verbindung treten, unsere Gefühle und Themen genauso los, wie es ein Kind tun würde. Im Beispiel oben verdrängte Michelle in ihrer Kindheit immer wieder Angst, Verletztsein und Ärger. Die Wiederholungen verriegelten die Türen ihres inneren Aktenschranks zusätzlich. Doch ihr Unbewusstes spannte ihre Rückenmuskeln an, bis diese wehtaten. Michelle lernte mit diesen Schmerzen zu leben, wusste aber nicht, woher sie kamen und was sie dagegen tun konnte.

Als Michelle heranwuchs und ihr Vater starb, wusste ihr Unbewusstes, dass keine Gefahr mehr drohte und es keinen triftigen Grund gab, all diese verdrängten Gefühle weiterhin herumzuschleppen. Gleichzeitig war es ihr zur festen Gewohnheit geworden, die Gefühle entschlossen aus ihrem Bewusstsein wegzusperren. Es schien, als hätte ihr Unbewusstes die

Schulterschmerzen hervorgerufen, um Michelle aufzufordern, ihre Themen zu klären.

Zu meiner Freude stelle ich fest, dass viele Menschen, die vorher nie mit ihrem inneren Kind in Kontakt getreten sind, dies nach meiner Methode rasch, leicht, tiefgehend und mit ausgezeichneten Ergebnissen tun können.

Alice, eine Frau Mitte 50, sprach mit mir am Telefon über eine geschäftliche Angelegenheit. Sie erwähnte dabei, dass ihr linker Knöchel verrückt spiele und sich angespannt und weniger belastbar als der andere anfühle. Ich bot ihr an, sie in meine Selbsthilfemethode einzuführen, und sie nahm das bereitwillig an.

Als sie sich mit ihrem Knöchel unterhielt, bemerkte sie sofort einen aktuellen inneren Konflikt in ihrem Leben, bei dem sie sich verkrampfte und der wahrscheinlich die Überreste einer Verletzung aktivierte, die sie schon mit zehn Jahren erlitten hatte, sowie mehrerer weiterer Verletzungen in Folge. Alice lachte, als sie erkannte, dass sie bei Stress oft sagte: „Ich stecke bis zu den Knöcheln in einer Schlangengrube!"

Sie begann mit meiner Klopftechnik und beklopfte mit folgender Aussage ihre Augenbrauen: „Obwohl ich mich verzweifelt, besorgt, ängstlich, abwehrend und verwirrt fühle, wenn ich an diese unangenehme Situation denke, liebe und akzeptiere ich mich aus ganzem Herzen." Dann fügte sie hinzu, sie empfinde auch Liebe, wenn sie sich auf die Situation konzentriere.

In der ersten Runde reduzierte sich ihre Anspannung von 10 auf 4. Dann ergänzte sie zu ihrer anfänglichen die neutralisierende Affirmation: „... und die ‚Unendliche Quelle' liebt und akzeptiert mich ganz, vollständig und bedingungslos." Beim zweiten Klopfdurchgang ging ihr SUD-Wert auf 0 zurück; sie empfand die Aussage als *wirksamer*, wenn sie die „Unendliche Quelle" in die neutralisierende Affirmation mit aufnahm.

Als ich erfuhr, dass Alice sich mit zehn Jahren den Knöchel verletzt hatte, fragte ich, welche Erinnerungen und Gefühle sie an diese

Erfahrung habe. Dazu fiel ihr nichts ein. Doch als sie in ihrer Erinnerung zum Alter von zehn zurückging, tauchte sofort auf, dass einige Raufbolde sie beim Rodeln geschubst hatten, woraufhin sie vom Schlitten fiel und sich den Knöchel brach. Das einzige intensive Gefühl bei dieser lange verdrängten Erinnerung war Verrat (– dafür gab sie den Wert von 15 an, obwohl unsere Skala eigentlich nur bis 10 reicht!). In mehreren Klopfrunden konnte Alice dieses Gefühl klären.

Und sofort erkannte sie, dass Verrat auch in der aktuellen Situation eine Rolle spielte. Nachdem die Erinnerungen und Gefühle im Alter von zehn Jahren bereinigt waren, hatte sie nicht das Bedürfnis, zur aktuellen oder einer früheren Lebenssituation noch irgendetwas aufzulösen. Als positive Aussage wollte Alice installieren: „Der Verrat ist nur momentan. Er hat nichts mit mir als Person zu tun und ich kann in der Liebe bleiben." Dieser Satz war schon stark positiv (bei 10) und brauchte mit Klopfen nicht weiter verstärkt zu werden.

In anderen Fällen stellen Menschen aber vielleicht fest, dass ihr inneres Kind ihnen misstraut und das Gespräch mit ihm eher schwierig ist. Sie müssen versprechen, sich weiterhin um die Bedürfnisse ihres inneren Kindes zu kümmern – und sich daran halten –, bevor sie es zur Zusammenarbeit bewegen können. Das kann eine ziemliche Herausforderung darstellen und der Anleitung durch einen erfahrenen Therapeuten bedürfen. Sobald aber das innere Kind mit im Boot sitzt, macht man meist rasche Fortschritte.

Eine weitere Möglichkeit, uns selbst zu helfen, besteht darin, zu lernen, unserem inneren Kind Liebe zu schenken, wenn wir in der Kindheit vernachlässigt oder missbraucht wurden. Umgekehrt braucht das innere Kind vielleicht eine gewisse Zeit, um die Liebe, die wir ihm entgegenbringen, annehmen zu lernen. Das kann für beide Seiten herausfordernd sein, weil es der oder dem Erwachsenen vielleicht schwerfällt, das innere Kind zu lieben, während das innere Kind gleichzeitig Liebe nur schwer annehmen kann. In meiner persönlichen Arbeit mit meinem eigenen inneren Kind hat es mir sehr geholfen, einen Teddybär im Arm zu halten, während ich mich gleichzeitig um mein inneres Kind kümmerte. Ausdauer zahlt sich auf jeden Fall aus! Wenn unser inneres Kind unsere Liebe annehmen kann, können wir als Erwachsene Liebe von anderen Menschen viel leichter annehmen und empfangen.

Teufelskreise, die uns im Schmerz gefangen halten

Es ist keine Kunst, viel Schmerz zu empfinden, sondern die Kunst besteht darin, möglichst viel Freude zu empfinden. Jeder Idiot kann Schmerz empfinden. Das Leben bietet massenweise Ausreden, um Schmerz zu empfinden, oder Ausreden, nicht zu leben, Ausreden über Ausreden.

Erica Jong

Empfinden wir erst einmal Schmerz, so geraten wir leicht in verschiedene Teufelskreise, die uns im Schmerz festhalten. *Ein* häufiger Weg in einen solchen Teufelskreis führt über Anspannung. Angespannte Muskeln beschweren sich irgendwann, indem sie wehtun. Rücken- und Kopfschmerzen resultieren oft aus Stress, doch auch andere Muskeln können sich verkrampfen und schmerzen. Sobald wir den Schmerz spüren, kommt folgender Teufelskreis in Gang: Schmerz – emotionale Anspannung – Angst – noch mehr Muskelanspannung – Muskelkrampf – vermehrter Schmerz – weitere Anspannung und Angst und so weiter.

Bei anderen Muskelkrämpfen aufgrund von Stress und Spannungen verengen sich die Bronchiolen, das sind die kleineren Atemwege in unseren Lungen, und lösen Asthmaanfälle aus. Spannung in den Arterien im ganzen Körper verursacht erhöhten Blutdruck, Krämpfe in den Herzarterien verursachen Angina pectoris (Herzschmerzen aufgrund mangelnder Blutversorgung) und Spannungen in den Muskeln am Schädel führen zu Migräne. Krämpfe in der Darmmuskulatur tragen zum Reizdarmsyndrom und zu Kolitis bei. Übermäßige Absonderung von Magensäure löst Sodbrennen aus und verschlimmert Magengeschwüre … Die Liste solcher Erkrankungen ließe sich fortführen.

Subtilere und schleichende Veränderungen im Immunsystem können auch auf chronische Spannungen zurückgehen. Die weißen Blutkörperchen und die Antikörper tun sich schwerer, gestresste Menschen gesund zu erhalten. Das kann zu Infektionen beitragen und unsere Anfälligkeit für ernste Erkrankungen wie AIDS und Krebs erhöhen.

Psychische Teufelskreise halten uns ebenfalls in unserem Schmerz ge-fangen. In der Kindheit beginnen wir damit, unsere Verletzungen zu ver-drängen und laufen dann einen Großteil unseres Lebens vor ihnen da-von. Da sich das bewährt hat, weil wir so den ursprünglichen Schmerz oder die Erinnerungen an den Schmerz nicht zu fühlen brauchten, behal-ten wir dieses Verhalten bei – wie der Betrunkene, der mit seinen Fingern immer den rosafarbenen Elefanten wegschnippt. Auf den Hinweis, es seien doch gar keine rosafarbenen Elefanten in der Nähe, antwortet er: „Also, da siehst du's! Es funktioniert!"

Leicht fallen wir in das gewohnte Muster zurück, unsere heutigen Ver-letzungen weiterhin zu verdrängen, statt uns ihnen zu stellen. Es macht uns besorgt und angespannt – was wiederum zu allen möglichen körper-lichen Schmerzen beitragen kann. Unsere Sorgen und Ängste aus der Kindheit sind die Schlösser an den Aktenschränken, in denen unsere ver-drängten Schmerzen aufbewahrt sind. Bevor wir uns nicht diese Ängste anschauen, können wir die Verletzungen nicht loslassen. (Wie das geht, wird in Kapitel 3 besprochen, im Abschnitt über Meta-Ängste.)

Sekundärgewinn

Auch Sekundärgewinn kann Teufelskreise in Gang setzen, die Schmerz und andere Symptome aufrechterhalten. In manchen Situationen können Schmerzen nützlich sein – trotz der Tatsache, dass sie uns Unwohlsein be-reiten und wir uns bewusst wünschen, wir wären sie los. Schmerz kann uns beispielsweise eine akzeptable Ausrede dafür bieten, nicht an einem vielleicht stressigen gesellschaftlichen Ereignis teilzunehmen, uner-wünschte sexuelle Beziehungen zu vermeiden, nicht zur Arbeit gehen zu müssen oder anderen unangenehmen Verpflichtungen und Anforderun-gen aus dem Weg zu gehen. Umgekehrt reagieren Familienmitglieder und Freunde vielleicht fürsorglich auf uns und unser Symptom, was zu mehr Nähe führt – in Beziehungen, in denen wir nur zögerlich um eine solche Aufmerksamkeit bitten oder andere sie nur zögernd anbieten.

Auf seiner Suche nach dem kürzesten Weg, unsere Sorgen zu lindern, hilft uns unser Unbewusstes, Stress-Situationen zu vermeiden, indem es aktuelle Schmerzen jeglicher Ursache aufrechterhält oder sogar ver-schlimmert. Chronische Kopfschmerzen können recht gelegen kommen und genau dann wieder auftreten (wenn auch unbewusst), wenn meine

Schwiegermutter mich telefonisch zum Abendessen einlädt. Der Sekundärgewinn kann dann den Kreislauf aus Schmerz, Anspannung und Krampf verstärken, wenn dieses Muster auch in anderen Situationen auftritt. Sherwood Anderson bemerkt: „Der kranke Mensch ist zu mehr als fünfzig Prozent ein Schlingel. Vielleicht wird er nur deshalb krank, weil er keine Lust hat, sein Haus aufzuräumen."

Transaktionsanalyse

> *Weisheit bedeutet zu wissen, was als Nächstes zu tun ist;*
> *Tugend besteht darin, es auch zu tun.*
>
> David Starr Jordan

Die von Eric Berne vereinfachte Sprache der Transaktionsanalyse (TA) dafür, wie Menschen nach psychoanalytischem Verständnis „ticken", kann in Kombination mit meiner Methode WHEE sehr nützlich sein. Berne erkannte, dass jeder Mensch unabhängig von seinem Alter drei grundlegende *Ich-Zustände* hat: das innere *Eltern-Ich*, das innere *Erwachsenen-Ich* und das innere *Kind*.

Unser inneres Eltern-Ich sagt uns, was wir tun und was wir lassen sollten. Dieser Teil wurde von unseren eigenen Eltern programmiert, von Lehrern in der Schule, von der Kirche und anderen Autoritäten unserer Gesellschaft. Dieses Eltern-Ich kann unterstützend oder kritisch mit uns reden. Diesen Persönlichkeitsanteil empfinden wir oft als problematisch, wenn wir uns selbst Vorschriften machen und zu Dingen antreiben.

Das Erwachsenen-Ich kalkuliert die logische Wahrscheinlichkeit, wie gut es uns gelingt, zu bekommen, was wir uns im Leben wünschen, und zwar auf der Grundlage unseres Wissens um unser Inneres und das Außen.

Das innere Kind möchte seine Gefühle ausdrücken können und seine Wünsche sofort erfüllt bekommen. Unser inneres Kind kann sich einfach, *natürlich* und frei ausdrücken; es kann aber auch seinen Gefühlsausdruck *anpassen*, um akzeptiert oder zumindest nicht abgelehnt zu werden; oder es kann *rebellieren*, um angesichts von Widerspruch oder Kritik seinen Willen durchzusetzen.

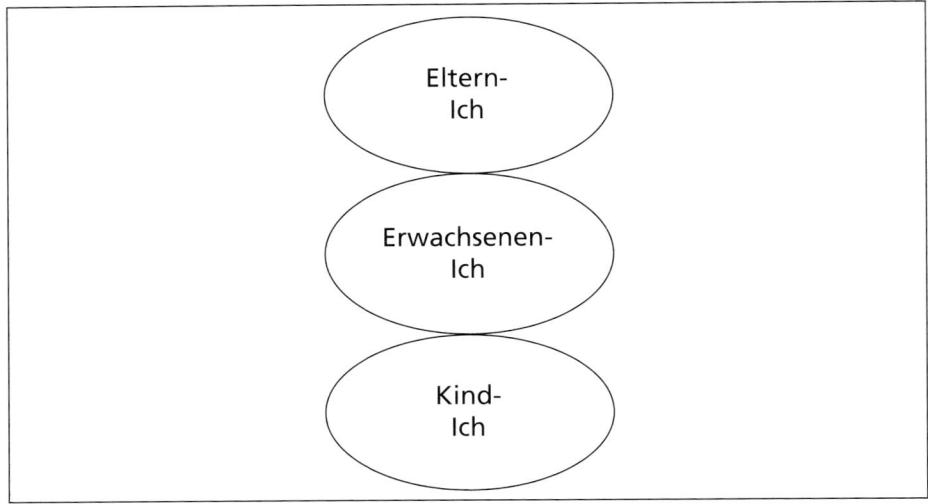

Die Ich-Zustände der Transaktionsanalyse

Ich stelle fest, dass es beim inneren Kind noch einen weiteren Aspekt gibt, den *Schmerzkörper*, wie ihn Eckhart Tolle beschreibt. (Der Schmerzkörper wird in Kapitel 6 ausführlicher besprochen.) Das ist das verletzte Kind, das mit Schmerz, Angst und Wut reagiert, wenn es sich ungerecht behandelt fühlt, und es kann wütend um sich schlagen, wenn wir als Erwachsene verzweifelt sind, oder sogar Ärger und Schmerz hervorrufen.

Die TA ist eine äußerst hilfreiche „Straßenkarte" für die Selbstheilung. Wenn Sie sich in einem Konflikt mit anderen Menschen wiederfinden und dann bewusst auf deren Sprache achten und auf Ihr eigenes Denken, Fühlen und Sprechen, dann stellen Sie rasch fest, warum zwischen Ihnen Spannungen bestehen.

Louise fragte ihre jugendliche Tochter: „Wann räumst du dein Zimmer auf?" Louises bewusste Absicht war, sich einfach zu erkundigen, wann der Boden so sauber sein würde, dass sie ihn saugen könne. Tammy reagierte wütend: „Warum nörgelst du immer an mir herum und kritisierst mich?" Louise war erstaunt, sie so aufgebracht zu erleben, da sie doch auf eine einfache Frage eine sachliche Antwort wollte.

Als wir die Begegnung in einer Familienberatungssitzung noch einmal nachstellten, wurde deutlich, dass Louises Worte zwar von ihrem Erwachsenen-Ich kamen, ihr Tonfall jedoch die eindeutige Schärfe des *kritischen* Elternteils trug (weil sie Tammy das schon öfters gefragt hatte). Tammy reagierte auf den kritischen Elternteil ihrer Mutter statt auf die sachliche Botschaft des Erwachsenen-Ich.

Ausgesprochen oft werden Sie feststellen, dass Sie, wie andere auch, eher auf den Tonfall als auf den Inhalt einer Botschaft reagieren. Angesichts einer unerwarteten Reaktion Ihres Gegenübers könnten Sie sich deshalb fragen, welche Gefühle Ihr Tonfall „rüberbringt". Dann verstehen Sie in Konflikten sofort, von welchem Ich-Zustand Sie herkommen, vor allem wenn der Konflikt im Verhältnis zum *Inhalt* Ihrer Äußerung unlogisch erscheint.

Der zweite hilfreiche Aspekt dieser Straßenkarte (TA) ist, dass sie sofort Alternativen zum konfliktgeladenen Austausch bietet. Sie können Ihren Tonfall ändern und sich gefühlsmäßig auf Ihren *unterstützenden* Elternteil konzentrieren. Das dürfte die Reaktion verbessern: „Ich weiß, dass das am Samstagmorgen nicht deine Lieblingsbeschäftigung ist, aber ich muss staubsaugen und mir wäre an deiner Hilfe beim Saubermachen sehr gelegen." Oder Sie könnten zum Erwachsenen (mit neutralem Tonfall) überwechseln: „Wenn du dein Zimmer aufgeräumt hast, können wir deine Schulkleidung kaufen gehen." Oder Sie sprechen von der Warte Ihres eigenen Kind-Ich-Zustandes: „Ich putze genauso ungern wie du, aber wir müssen es rasch und ohne viel Tamtam erledigen, dann können wir uns beide einen schönen Tag machen."

All das können wir aus einem *gelassenen* inneren Zustand heraus leicht sagen, wenn wir nicht mitten in einer Stress-Situation stecken. Unsere Probleme können wir schlechter lösen, wenn wir uns im Außen in Konfrontationen befinden und wenn in unserem Inneren unsere Ich-Zustände vermischt reagieren. Blicken wir auf eine Begebenheit zurück und sind unzufrieden mit unserer Reaktion, so können wir unsere *negativen* Gedanken und Gefühle bestimmen und mit meiner neuen Klopfmethode klären; danach können wir die negativen, losgelassenen durch positive ersetzen. Sobald wir diesen Prozess beherrschen, können wir ihn direkt in der Situation anwenden.

Simon kam müde von seiner Arbeit bei einer Baufirma nach Hause; auch war er frustriert wegen Problemen mit seinem Chef und verschiedenen Kollegen, weil eine hastig durchgeführte Reparatur nicht gut gelaufen war. Seine Frau Molly hatte den ganzen Nachmittag auf seine Rückkehr gewartet, denn er sollte ihr bei der Vorbereitung für die abendliche Essenseinladung helfen. Neben anderen Tätigkeiten, bei denen er sie unterstützen sollte, konnte sie wegen chronischer Rückenschmerzen das Geschirr nicht selbst von ganz oben aus dem Küchenschrank holen.

Simon hatte sich auf eine erfrischende Dusche vor der Einladung und auf eine kurze Entspannung vor dem Fernseher gefreut. Er ertappte sich dabei, dass sein inneres Kind aus einer Position der Müdigkeit und des Ärgers heraus reagieren wollte. Da er aber wegen seines hitzigen Temperaments bereits Beratungsstunden gehabt hatte, entschuldigte er sich und nahm eine kurze Auszeit, um sich wieder zu beruhigen, bevor er Molly antwortete. Mit WHEE konnte er seine Frustration und den Ärger von der Arbeit großenteils loslassen. Dann konnte er auf Molly von der Position des unterstützenden Elternteils und des natürlichen Kindes reagieren.

Das Beispiel von Simon zeigt Möglichkeiten auf, wie meine Methode Menschen unterstützen kann, die Angehörige mit Schmerzen betreuen: Wir wollen da sein und helfen, doch haben wir manchmal das Gefühl, dass unsere eigenen Bedürfnisse auf der Strecke bleiben könnten, weil der Schmerzpatient leidet. Indem wir die Frustration loslassen, durch die sich negative Gefühle in unser Handeln einschleichen können, sind wir wieder frei und können von einer heilsameren Warte aus reagieren.

Psychischer Schmerz

*Schmerz (jeder Schmerz – emotional, körperlich, mental) hat
eine Botschaft ... Sobald wir die Botschaft des Schmerzes verstehen und seinen Rat befolgen, verschwindet der Schmerz.*

Peter McWilliams

Stress und Leid tun oft weh. Das gilt besonders für sehr traumatische Erfahrungen wie sexuellen Missbrauch oder Vergewaltigung oder für das
persönliche Erleben oder das Mitansehen einer schweren Verletzung.
Diese Traumen können so heftige Reaktionen auslösen, dass die Betroffenen nur mit Mühe wieder normal „funktionieren" können. Sie reagieren
vielleicht bei minimalem Stress übermäßig emotional, ärgern sich leicht
oder reagieren phobisch auf Situationen und Beziehungen, die dem
auslösenden Trauma ähneln. Sie können sich aber auch das Trauma auf
verschiedene Art immer wieder herholen, ein niedriges Selbstwertgefühl
entwickeln oder Konzentrationsschwierigkeiten, Schlafstörungen, Albträume, Kopf- und Rückenschmerzen sowie andere Symptome. Das bezeichnet man als posttraumatische Belastungsstörung; sie kann Menschen
sogar „außer Gefecht setzen". Besonders heikel ist dieses Problem bei
Kriegsveteranen, da die Krankenhäuser für Veteranen in den USA auf solche Probleme nicht sonderlich eingehen.

Ich schweife hier ein wenig ab, um ein anderes Problem mit der posttraumatischen Belastungsstörung anzusprechen. Meiner Erfahrung nach
überessen sich viele der Betroffenen und nutzen dies unbewusst als Möglichkeit, mit massiven Stressreaktionen umzugehen, besonders bei sexuellen Traumen. Solch ein Essverhalten dient verschiedenen Abwehrfunk-
tionen: Das Essen als Trost kann eine Ersatzbefriedigung werden für
gemiedene soziale Beziehungen, für Schuldgefühle und Selbstvorwürfe
(häufig bei Missbrauchsopfern), für Frustration mit emotionaler Anfälligkeit und Wutausbrüchen sowie für niedriges Selbstwertgefühl. Durch die
Gewichtszunahme können sich Menschen mit posttraumatischer Belastungsstörung auch ihrem Gefühl nach „wappnen" gegen körperliche Auf-
dringlichkeit und so weniger wahrscheinlich sexuelle Aufmerksamkeit erregen.

Das Überessen kann zu einem großen Problem werden, wenn die Muskeln, Knochen und Gelenke beginnen, sich über die Last, die sie herumtragen müssen, zu „beklagen" – in Form von Rückenschmerzen oder Schmerzen in Knie und Hüften, erhöhtem Blutdruck, Herzbelastung, Diabetes oder anderen Stoffwechselproblemen aufgrund des Übergewichts. Meine Methode kann bei all diesen Sekundärproblemen helfen, indem sie Stress und Schmerz reduziert, doch am wichtigsten ist, sie gegen das Überessen einzusetzen, das den anderen Problemen zugrunde liegt.

Bei Überessen geht es in Wirklichkeit um ein (heftiges) Verlangen, das sich bis zur Sucht steigern kann. Essen ist eine der am schwierigsten in den Griff zu bekommenden Süchte, weil man nicht vollständig damit aufhören kann und ständig Versuchungen ausgesetzt ist. Wie schon erwähnt, wirkt WHEE gut und schnell, um das Verlangen selbst zu verringern und auszuschalten. Für die Themen *hinter* dem Essdrang braucht es eine Langzeittherapie. Auch dabei hilft die Methode sehr, denn sie geht auf die darunterliegenden Traumen ein, auf Selbstbild, Selbstvertrauen, soziale Probleme und mehr.

Nun komme ich zu weiteren Themen rund um die posttraumatische Belastungsstörung zurück. Lebensumstände, die mit der ursprünglichen Notsituation in Resonanz stehen, können völlig unerwartet Traumen in Erinnerung rufen. Ein häufiger Auslöser dafür ist, wenn man aus der „Tiefkühltruhe" eines Traumas herauskommt und sich für eine intime Beziehung erwärmt. Häufig werden traumatische Erinnerungen auch geweckt bei Verletzungen oder medizinischen Untersuchungen oder Behandlungen, bei denen traumatisierte Körperteile berührt werden.

Bisweilen können auch vermeintlich *kleinere* Stressoren im Leben wie ein größeres Trauma wirken. Die daraus resultierende posttraumatische Belastungsstörung fällt vielleicht viel weniger auf, wegen der versteckten und verzögerten Reaktionen. Kinder verhalten sich nach einem Trauma oft auffällig anders. Sie werden dann untypisch ruhig oder überemotional, lassen in ihren Schulleistungen massiv nach und ziehen sich aus sozialen Kontakten und Beziehungen zurück. Gar nicht so selten werden Erinnerungen an körperliche, emotionale oder sexuelle Misshandlung in der Kindheit jahrelang verdrängt und vergessen. Hier zwei Beispiele:

Christie wurde in der vierten Klasse vor den Mitschülern von ihrem Lehrer scharf kritisiert, weil sie beim Vortragen eines als Hausaufgabe aufgegebenen Gedichts mehrere Fehler machte. Christie war beim Vorsprechen immer schon etwas schüchtern gewesen. Dieses Erlebnis war für sie sehr traumatisch und hinterließ bei ihr die Überzeugung, sie könne öffentlich überhaupt nichts vortragen – ein Glaubenssatz, der bestehen blieb und sich im Laufe ihres Lebens verstärkte. Im engen Familienkreis fühlte sie sich sehr wohl dabei, zu sprechen, und ebenso bei zwei oder drei engen Freunden, doch vor jeder größeren Gruppe erlebte sie einen Blackout.

*

Norman war entsetzt, als er an der Universität in die Cafeteria ging und dort seine Freundin mit seinem besten Freund Händchen halten sah. Ganz verzweifelt beendete er die Beziehung. Nach dieser Begebenheit begann er Frauen zu misstrauen und zweifelte stark daran, für sie attraktiv zu sein. Er blieb viele Jahre Single, obwohl er ein sympathischer und attraktiver junger Mann war.

Solch relativ unbedeutende Erfahrungen können jahrelang, manchmal sogar das ganze Leben lang Narben hinterlassen. Die kindliche Angewohnheit, diese Erinnerungen verdrängt zu halten und dann vor ihnen davonzulaufen, mag wirksam sein, soweit sie hilft, nicht die Qualen verdrängter Schmerzen aus der Vergangenheit zu erleiden; doch sie erzeugt häufig nur neues Leid und neuen Schmerz in der Gegenwart.

Pflegepersonal und Menschen, die in Notdiensten arbeiten, bekommen oft eine sekundäre posttraumatische Belastungsstörung, während sie andere Menschen sehen oder behandeln, die an einer solchen Störung leiden. In einigen Fällen entdecken Pflegekräfte in ihrem eigenen Leben vielleicht vorher unerkannte traumatische Ereignisse, ausgelöst dadurch, dass sie traumatisierte Menschen behandeln.

Oft hängen diese psychischen Schmerzen mit Spannungen im Körper zusammen. Über eine „gefrorene", also in ihrer Beweglichkeit stark eingeschränkte Schulter und andere Gelenkschmerzen will unser Unbewusstes unsere Aufmerksamkeit auf diese verdrängten Verletzungen lenken.

Psychische Probleme können ebenfalls ursächlich beitragen zu Kopf-schmerzen, Rückenschmerzen, Reizdarmsyndrom, Asthma und anderen Schmerzen oder Allergien oder sie können sie verschlimmern. Das Los-lassen der damit zusammenhängenden emotionalen Schmerzen lindert oder heilt oft die körperlichen Schmerzen und Krankheiten.

Wird eine posttraumatische Belastungsstörung nach meiner Methode behandelt, so lindert das die Symptome rasch, tiefgreifend und dauerhaft. Vorteilhaft ist, dass man sie immer dann anwenden kann, wenn die Symp-tome auftreten. Eine vollständige Genesung vom posttraumatischen Be-lastungssyndrom kann recht schnell erfolgen, wenn das ursprüngliche Trauma eine einzelne Begebenheit war, etwa ein Unfall oder eine einma-lige Misshandlung, insbesondere wenn das Trauma noch nicht lange zu-rückliegt. In der Fachsprache bezeichnet man das als „einfaches Trauma". Bei einem lange bestehenden oder „komplexen Trauma", bei dem der Missbrauch wiederholt über einen langen Zeitraum stattfand, kann die Behandlung Monate oder Jahre dauern, wobei wir auf vielfältige Pro-bleme eingehen, die im Therapieverlauf bewusst werden:

– Unruhe, Ängste und Schrecken, wenn Erinnerungen an das Ursprungs-trauma aktiviert werden

– Wut auf den Täter, die Täterin

– Wut auf Eltern oder andere Bezugspersonen, die keinen ausreichenden Schutz vor dem Missbrauch boten

– eine tiefe Verletztheit darüber, missbraucht worden zu sein, vor allem, wenn der Täter oder die Täterin, zur Familie gehörte

– Schuldgefühle, weil die oder der Missbrauchte eine imaginäre Verant-wortung dafür übernimmt, zum Missbrauch beigetragen zu haben

– Schuld- und Schamgefühle, weil während des Missbrauchs sexuelle Er-regung oder andere Gefühle hervorgerufen wurden

– Gefühle des Verrats und Misstrauens, wenn der oder die Missbrau-chende ein Elternteil, ein Verwandter, eine Pflegeperson, ein Lehrer, Pfarrer oder eine andere Vertrauensperson war

– Gefühle von Verrat, Frustration, Ärger und Verletztsein, wenn Bezugs-personen die Missbrauchsschilderungen nicht glauben

– Infragestellen der eigenen Erinnerung, wenn Bezugspersonen Missbrauchsschilderungen nicht glauben wollen

– Scham, einen sexuellen Missbrauch oder andere heikle Themen ans Tageslicht zu bringen

– Wunsch, den Täter oder die Täterin zumindest zu konfrontieren, damit er oder sie das Fehlverhalten zugeben und sich entschuldigen kann

– Wunsch nach gerichtlichen Schritten, wenn es für eine Entschädigung gut aussieht und wenn der Täter noch andere missbrauchen könnte

– Weitere Traumatisierung durch mangelnde Sensibilität vonseiten der Justiz

Diese Schritte sind hier in einer logischen Abfolge aufgeführt, doch Gefühle und verdrängte Erinnerungen haben ein Eigenleben und tauchen in ihrer eigenen Abfolge auf. Jede Therapie verläuft anders, weil sie auf die individuelle Kombination von Ursprungstraumen, Folgeproblemen, Widerständen, Persönlichkeit, Beziehungen und Lebensumständen eingeht.

Depression

Depression gehört zu den hinterhältigsten und langwierigsten Erkrankungen, die psychischen Schmerz auslösen und häufig auch zu körperlichen Schmerzen beitragen oder sie verursachen. Es gibt zwei Grundtypen von Depression: die ererbte und die reaktive; oft überlappen sie einander.

Liegt eine *ererbte* Depression vor, dann waren oder sind gewöhnlich andere Familienmitglieder schwer depressiv, suizidgefährdet und / oder nehmen regelmäßig Alkohol oder andere Drogen (nachdem sie ihre Schmerzen mit diesen Substanzen selbst „behandelt" haben). Diese Form der Depression kann konstant über einen langen Zeitraum bestehen oder zyklisch sein, sich verstärkend und abnehmend, wobei die Abstände Stunden (nicht sehr häufig), Tage, Wochen, Monate und Jahre dauern können. Oft treten auch Energiemangel und Müdigkeit auf, Appetitverlust und die Unfähigkeit, etwas anderes als die Depression zu fühlen.

Manche ererbte Depressionen wechseln sich mit Phasen ausgelassener Hochstimmung, Manie genannt, ab, in denen die Menschen sich „grandios" fühlen, hyperaktiv sind, wenig Schlaf brauchen und glauben, sie könnten weit mehr bewerkstelligen, als das tatsächlich der Fall ist. In diesen Zeiten haben sie auch ein sehr schlechtes Urteilsvermögen, sie treffen dumme Entscheidungen (etwa über Geldanlagen) oder machen in neuen Beziehungen unvernünftige Versprechungen. Das bezeichnet man als bipolare Störung oder manisch-depressive Erkrankung. Manche Menschen mit ererbter bipolarer Störung haben allerdings nur wiederkehrende Depressionen *ohne* manische Phasen.

Reaktive Depressionen treten in Folge von schwierigen Situationen auf, etwa nach dem Tod eines Nahestehenden oder nach dem Ende einer Beziehung, nach dem Verlust des Arbeitsplatzes, von Besitztümern oder der Fähigkeit, im Leben zurechtzukommen (wie bei Verletzungen und bei Schmerzen, aufgrund derer jemand behindert ist) oder wenn sich Erwartungen zerschlagen. Verdrängter Ärger auf andere oder auf die eigene Person kann im Unbewussten nagen und eine reaktive Depression hervorrufen.

Beide Formen der Depression führen oft zum Teufelskreis aus Gefühlen von Deprimiertheit – weniger Aktivität – weniger positive Erfahrungen – weniger Lebensfreude – Hoffnungslosigkeit – mehr Deprimiertheit ... Im schlimmsten Fall kann dieser Teufelskreis zur Selbsttötung führen.

Ich schweife etwas ab, um zu diesem sehr ernsten Thema noch ein paar Worte zu sagen. Falls Sie als Therapeut oder Familienmitglied, Freund oder Kollege den Verdacht hegen, dass jemand mit dem Gedanken spielt, seinem Leben ein Ende zu setzen, dann ist es sehr wichtig, eine Möglichkeit zu finden, dieses Thema offen anzusprechen. Menschen, die keine Erfahrung mit schweren Depressionen haben, fürchten vielleicht, dass das Gespräch darüber die Person nur dazu anregt, den Suizid auch zu begehen. Das Gegenteil trifft zu. Menschen, die mit jemandem darüber reden können, nehmen sich mit geringerer Wahrscheinlichkeit das Leben. Eine Depression dieses Schweregrades behandelt am besten ein professioneller Berater oder Psychotherapeut. Es gibt auch Telefonnotrufe und es ist sehr sinnvoll, sicherzustellen, dass ein schwer depressiver Mensch eine dieser Telefonnummern kennt. (In Kapitel 6 wird das Thema Suizid eingehender besprochen.)

Ted war verständlicherweise unangenehm überrascht, als er seinen Arbeitsplatz in der Elektronikindustrie (auf der mittleren Führungsebene) verlor, weil das Unternehmen nach einer Fusion verkleinert wurde. Er hatte mehr als zwanzig Jahre in dieser Firma gearbeitet und bekam ausgezeichnete Beurteilungen und Referenzen; da deprimierte es ihn um so heftiger, als er nach sechs Monate der Suche nach einem neuen Arbeitsplatz seine achtzigste Ablehnung erhielt. Es fiel ihm immer schwerer, morgens aufzustehen und weiter nach einer neuen Stelle zu suchen.

Zu Hause wurde er immer gereizter, mürrischer und verschlossener. Auch seine Frau wurde allmählich gereizter ihm gegenüber und erstmals in ihrer Ehe hatten sie eine ernste Auseinandersetzung, die fast dazu geführt hätte, dass sie sich trennten.

Doch erst als Ted sich dabei ertappte, dass er sich jeden Abend mit zunehmend mehr alkoholischen Getränken selbst „therapierte" und in eine Abwärtsspirale geriet, suchte er Hilfe.

Ererbte wie reaktive Depressionen können Menschen dazu bringen, sich selbst mit Alkohol, Drogen oder Essen zu „behandeln". Oft erleben sie dabei eine vorübergehende Erleichterung durch die Sedierung oder ein kurzes Stimmungshoch, doch fast immer verschlimmert sich die Depression danach. Wenn Betroffene keine andere Abhilfe kennen oder zur Verfügung haben, können sie in einen zweiten Teufelskreis der Depression geraten: Einnahme von Substanzen, an die sie sich gewöhnen und die süchtig machen – die Depression verschlimmert sich noch mehr Selbstmedikation ...

> *Ich trank, um meinen Schmerz zu ertränken, doch der verdammte Schmerz lernte schwimmen und jetzt hat mich dieses salonfähige und zuverlässige Verhaltensmuster im Griff.*
>
> Frida Kahlo

Menschen mit bipolarer Störung und schon lange bestehender mittelschwerer oder schwerer reaktiver Depression kommen ohne Antidepressiva nicht weit. Man muss sich zwar der Risiken und unerwünschten Nebenwirkungen dieser Medikamente bewusst sein, doch mitunter kann alles für diese Mittel sprechen. Viele Menschen reagieren auch auf eine Ernährungsumstellung, auf Vitamine, Nahrungsergänzungen und/oder Lichttherapie (bei jahreszeitlich bedingten Depressionen).

Auch Veränderungen im Hormonhaushalt und Stoffwechsel können Depressionen auslösen. Frauen können diese Anfälligkeit in den Tagen vor ihrer Periode und während der Menopause bestätigen. Schilddrüsenunterfunktion und Diabetes können mit Depressionen zusammenhängen. Häufig verschwinden diese Depressionen, wenn der Stoffwechsel wieder ins Gleichgewicht kommt.

Menschen mit Depressionen kann meine neue Methode enorm helfen – um einschränkende Überzeugungen anzugehen, ein negatives Selbstbild und andere Bestandteile eines Teufelskreises, Verlangen (falls sie im Essen Trost suchen oder sich selbst mit Drogen oder Alkohol „behandeln") und besonders bei traumatischen Erinnerungen, die die Depression auslösten.

Die psychischen Schmerzen einer Depression sind häufig mit körperlichen Schmerzen verknüpft. Ich habe bei der Arbeit an körperlichen Schmerzen schon oft erlebt, dass sich unter Kopf- und Rückenschmerzen Depressionen verbargen. In einigen Fällen war das die Art und Weise, wie das Unbewusste um mehr Aufmerksamkeit und Berührung bat und mangelnde Nähe in unbefriedigenden Beziehungen ausgleichen wollte. Bei manchen Menschen waren die Schmerzen Ausdruck ihrer Wut dem Partner, der Partnerin oder Familienmitgliedern gegenüber, die ihre Bedürfnisse nicht befriedigten; bei wieder anderen drückte der Schmerz die Wut auf sich selbst aus, etwas getan oder unterlassen zu haben, Enttäuschung oder Schuld- oder Unzulänglichkeitsgefühle. Sobald die Psychodynamik klar wird, bietet WHEE bei diesen Schmerzen rasche Hilfe.

In der Mehrzahl der Fälle wurzelt eine Depression in frühen Lebensjahren und aktuellen Umständen. Zwei sehr häufige Faktoren sind: nicht aufgearbeitete Trauer und in der Kindheit mit Depressiven zusammengelebt zu haben. Wird Stress nicht gesund abgebaut, entstehen daraus oft Schmerzen, die zu Depressionen führen. Wenn man solche früheren Themen mit aktuellen bündelt, kann man psychische und alle damit verbundenen körperlichen Schmerzen besser lindern.

Schmerz zufügen

Mit einer posttraumatischen Belastungsstörung geht oft die Neigung einher, anderen Schmerz zuzufügen. Menschen mit PTBS regen sich leicht auf und können ihr Temperament nur schwer zügeln. Sexuell Missbrauchte missbrauchen mit höherer Wahrscheinlichkeit auch andere sexuell.

> *Von allen Lebewesen ist nur der Mensch grausam. Er allein*
> *fügt anderen aus reiner Freude daran Schmerz zu.*
>
> Mark Twain

Menschen, die sich der Ursache ihrer PTBS nicht bewusst sind, verspüren den inneren Drang, ihre verdrängten Verletzungen loszulassen; deshalb leben sie sie erneut aus. Gleichzeitig entsetzt sie dieser Drang, weil ihre Metaprogramme dieses Wissen blockieren. Die Blockaden entstanden zurzeit des Traumas, als sie die Schmerzen und Ängste als überwältigend erlebten. Damals war es eine gute Wahl, Gefühle und Erinnerungen zu verdrängen, denn das verhinderte weiteres Leiden. Später jedoch verhindern die blockierenden Überzeugungen, dass sie die Verletzungen erkennen und loslassen. Unter diesen Umständen finden einige der verdrängten Schmerzen und Ängste ein Ventil, indem sie das Opfer zum Täter werden lassen.

Eine enge Beziehung mit einer anderen Person kann diesen Prozess, eine verdrängte PTBS loszulassen, in Gang setzen. Schon die Tatsache, dass ein anderer Mensch zeigt, dass er sich um den PTBS-Betroffenen kümmert, kann Erinnerungen daran wecken, dass sich *damals* niemand kümmerte – was dann die alten Verletzungen hervorholt: verdrängte Wut aus den frühen Jahren des Mangels oder Missbrauchs und die Angst davor, die heutige Fürsorge zu verlieren. Menschen mit PTBS, die *gesündere* Verhaltens- und Beziehungsmuster entwickeln wollen, kann WHEE eine große Hilfe sein. (Mehr dazu, auch klinische Beispiele, finden Sie in Kapitel 3.)

Hilfe beim Umgang mit Schmerz

Ob freudig oder sorgenvoll – das Herz braucht ein Du, denn geteilte Freude ist doppelte Freude und geteiltes Leid ist halbes Leid.

Ruckett

Zwar muss letztlich jede und jeder von uns mit dem eigenen Schmerz fertig werden, doch die Hilfe anderer ist dabei ausgesprochen nützlich. Wir stecken vielleicht in Gewohnheiten fest – in Bezug darauf, wie wir unsere Schmerzen wahrnehmen, erleben und auf sie reagieren –, sodass wir uns keinen besseren Umgang mit ihnen vorstellen können. Vielleicht sind wir auch erschöpft von Stress und quälendem Schmerz. Vielleicht fühlen wir uns von Sorgen, Ängsten, Verletzungen, Wut, Depression und anderen Gefühlen überwältigt und ausgelaugt ... Die Gegenwart eines zuverlässigen Angehörigen, Freundes oder Beraters und die gemeinsame Reflexion können dann enorm hilfreich sein.

Allein schon die Anwesenheit eines fürsorglichen Menschen kann eines der besten Heilmittel sein. Sind Sie selbst diese fürsorgliche Person, dann achten Sie darauf, die Hilfe als Geschenk anzubieten, nicht als Vorschrift, die Sie anordnen. Ihr Verständnis und Ihr Umgang mit dem Schmerz können dem im Schmerz Feststeckenden wunderbare neue Erkenntnisse liefern; allerdings kann der Leidende sie auch als *mangelndes* Verständnis des Schmerzes oder als Kritik auffassen. Mit diesem heiklen Thema kann mitunter ein professioneller Schmerztherapeut am besten umgehen.

Bei der Behandlung von Krankheiten und im Umgang mit Schmerzen ist die konventionelle Medizin nicht außer Acht zu lassen. Werden Schmerzmittel gut vertragen, so sind sie ein Segen. Entscheidend sind die optimale Auswahl der Medikamente und die Dosierung. Ein Spezialist für Schmerzmedikation kann bei auftretenden Problemen Hilfe bieten. Und *meine* Methode kann helfen, die *Nebenwirkungen* von Medikamenten zu verringern mit Affirmationen wie:

„Obwohl ich ... [Übelkeit / Kopfschmerzen / andere Nebenwirkungen] von meinen Medikamenten habe, liebe ich ..."

„Ich nehme meine Medikamente und genieße ihre Wirkung und ich liebe …"

Es ist wichtig, um Hilfe und Unterstützung zu *bitten*. Vielleicht haben Sie spezielle Bedürfnisse, die Sie wegen Ihrer Schmerzen nicht befriedigen können. Bei chronischen Schmerzen kann es schwierig sein, zu bitten, weil Sie Ihrer Familie und Ihren Freunden nur ungern zur Last fallen. Für diese Situation ist meine Selbsthilfemethode prädestiniert, weil sie eine Sorge (mit den emotionalen Überlagerungen) in ein Anliegen verwandelt (ein angemessenes Bedürfnis, das man ohne emotionale Anhaftungen zum Ausdruck bringt).

Es ist genauso wichtig, Hilfe und Unterstützung *anzunehmen*. Es kann eine Herausforderung darstellen, zu erkennen und zu akzeptieren, dass man sich arrangieren muss und nicht mehr alles tun kann wie früher, bevor die Schmerzen intensiver wurden. Ein wesentlicher Aspekt des Schmerzes ist häufig, dass er uns daran erinnert, einen verletzten oder kranken Körperteil zu *schonen*. Auf die Botschaften unseres Körpers zu hören und sie zu respektieren ist ein wesentliches Element meiner Methode.

Auch kann es wichtig sein, *Angebote und Ratschläge abzulehnen, die sich nicht hilfreich anfühlen*. Es gibt wohlmeinende Menschen, die Schmerz ganz allgemein oder Ihre Schmerzen im Besonderen nicht verstehen. Sie behaupten vielleicht, Sie *täten* nicht genug gegen Ihre Probleme, Sie seien selbst schuld an Ihren Schmerzen oder Gott strafe Sie wegen Ihrer Sünden mit Ihrem Leiden.

Wie viel Sie auf solche Bemerkungen geben, hängt davon ab, wie sehr Sie solchen „Ratgebern" vertrauen. Wir haben in diesem Kapitel bereits gesehen, dass wir durch unsere Stressbewältigung Schmerzen hervorrufen oder lindern können. An einigen dieser Bemerkungen mag etwas Wahres dran sein. Allerdings können sie auch von einem Missverständnis des Schmerzes im Allgemeinen und Ihrer Schmerzen im Besonderen zeugen. Sie sollten Ihr Urteilsvermögen und Ihre Intuition befragen, inwieweit Sie solche Aussagen annehmen oder sie ignorieren sollten.

Nach meiner persönlichen Ansicht bestraft uns Gott nie mit Schmerzen. Das tun wir selbst, falls wir uns aus bestimmten Gründen verunsichert oder schuldig fühlen für Handlungen oder Unterlassungen, bei denen wir uns nach unserem Gefühl hätten besser verhalten können. Wir können die Verantwortung dafür übernehmen, unsere Probleme genau anzuschauen, zu verstehen und mit ihnen umzugehen. Wir brauchen uns nicht getadelt zu fühlen, wenn uns jemand vorschlägt, darüber nachzudenken, wie wir uns selbst stressen und so unsere Schmerzen verschlimmern.

KAPITEL 3

Die Anwendung der WHEE-Methode

Schmerz ist unvermeidlich; ob wir darunter leiden, das bleibt uns überlassen.

Autor unbekannt

Die Methode WHEE ist so konzipiert, dass Anwender und Behandler sie möglichst flexibel an ihren Bedürfnissen ausrichten können. Alles in diesem Buch ist als Vorschlag gedacht, nicht als feste Regel. Diese Anregungen sind vor allem für meine persönliche Arbeitsweise maßgebend, doch basieren sie immerhin auf 45 Jahren praktizierter Psychotherapie sowie sieben Jahren der Erforschung der optimalen Wirkungsweise von WHEE. Ich ermuntere Sie, die Methode an Ihren eigenen Arbeitsstil anzupassen und, falls Sie therapeutisch arbeiten, Ihre Klienten ebenfalls aufzufordern, selbst herauszufinden, wie sie für sie am besten funktioniert.

Die WHEE-Methode besteht aus folgenden elementaren Komponenten:

- Man beschreibt die Merkmale des aktuellen Schmerzes,

- stuft ihre Intensität ein,

- findet die psychischen Themen heraus, die mit dem Entstehen des Schmerzes zusammenhängen und ihn verschlimmern,

- beklopft abwechselnd Punkte auf der rechten und linken Körperseite, während man Körper und Geist mit Affirmationen „neu programmiert",

- stuft dann erneut den Schmerz ein und

- wiederholt diese Schritte, falls nötig, bis die Intensität des Schmerzes bei 0 liegt.

Nachdem Sie die nötige Übung erworben haben und dieses Vorgehen beherrschen und wenn Sie dann an einem einfachen Problem arbeiten, können Sie den beschriebenen Ablauf in rund 7 Minuten mit Erfolg durchführen.

Die Ausführung ist spielend leicht zu erlernen. Um optimale Ergebnisse zu erzielen, ist es jedoch wichtig, die Methode und ihre Mechanismen besser zu verstehen – ebenso wie die Wurzeln des momentanen Schmerzes.

Die Lebensgeschichte gründlich betrachten

Das Großartige an dieser Welt ist nicht so sehr, wo wir uns befinden, sondern in welche Richtung wir uns bewegen.

Oliver Wendell Holmes jr.

Als Therapeutin oder Therapeut brennen Sie wahrscheinlich darauf, sich mit den „technischen" Einzelheiten von WHEE vertraut zu machen. Doch es kann gar nicht genug betont werden, wie wichtig es ist, im ersten Schritt die Lebensgeschichte Ihrer Klienten gründlich zu erkunden. Sie liefert sehr oft wesentliche Hinweise darauf, wie sich WHEE mit dem *größten* Nutzen einsetzen lässt.

Die Themen und Lebensprobleme, die zu Schmerz führen können, sind häufig komplexer, als sie oberflächlich erscheinen. Durch Schmerzen macht der Körper Menschen in vielen Fällen auf übersehene, aufreibende psychische Herausforderungen im Leben aufmerksam; und meist hängen Schmerzen mit unbewussten Gefühlen und Überzeugungen oder Zweifeln zusammen. Weil wir alle einzigartig und individuell sind und unsere eigenen Erfahrungen und Neigungen haben, manifestieren sich diese Probleme und in vielen verschiedenen Formen von Schmerz.

Der eine ist vielleicht von *körperlich* bedingten Schmerzen geplagt oder sogar gelähmt; jemand anders mag sich Sorgen machen wegen eines Funktionsverlustes, der mit den Schmerzen verbunden ist; ein dritter ist vielleicht schrecklich schüchtern und kann keine intimen Beziehungen eingehen; und wieder jemand anders lässt sich vielleicht von einschränkenden Überzeugungen abhalten, sein gesamtes Potenzial zu verwirklichen – all das kann Spannungen erzeugen, die sich als Schmerzen manifestieren oder Schmerzen verschlimmern können.

Die Gründe für den jeweiligen Schwachpunkt sind fast immer in der Lebensgeschichte zu finden. Ein aufmerksamer, neutraler Zuhörer kann solche Themen aus der Vergangenheit, die in die aktuellen Probleme mit hineinspielen, viel leichter feststellen als die Betroffenen selbst. Das verdeutlichen die im Folgenden geschilderten Beispiele und Fallgeschichten (– hier unterstützte ein Therapeut die Anwendung von WHEE).

Sicherheitshinweise

> *Nur ein Narr prüft die Tiefe des Wassers mit beiden Füßen.*
>
> Afrikanisches Sprichwort

Sicherheit steht ganz oben. Ich empfehle Ihnen dringend, nur das zu tun, was sich für Sie richtig und stimmig anfühlt. Befolgen Sie keinen Vorschlag aus diesem Buch (oder aus einer anderen Quelle oder von einer Autoritätsperson), falls er sich für Sie nicht richtig anfühlt. Es gibt nicht das eine allein selig machende Verfahren, das allen hilft und alle heilt. Falls eine Methode bei Ihnen nicht funktioniert, gibt es andere wirksame.

Bitten Sie Ihr Unbewusstes oder Ihr höheres Selbst, Sie zu schützen, wenn Sie auf eine solche „Erkundungstour" gehen. Durch eine einfache Affirmation können Sie sich auf einen *sicheren* Heilungsweg ausrichten. Hier sind mehrere Beispiele für Affirmationen zum Selbstschutz:

„Ich akzeptiere nur, was meinem höchsten Wohl dient."

„Ich bitte ... [Gott / Christus / Mutter Maria / Buddha / Allah / mein höheres Selbst / meinen Schutzengel], mich bei dieser Arbeit zu schützen."

„Möge ... [Gott / die Unendliche Quelle / mein Schöpfer] mich so gesund machen, wie ich sein soll."

Respektieren Sie Ihre eigenen inneren Abwehrhaltungen. Sie haben sie in Stresszeiten aufgebaut, als sie Sie vor Ihren Sorgen, Ängsten, Schmerzen und Ihrer Verzweiflung schützen sollten. Aus Gewohnheit hält Ihr Unbewusstes diese Abwehrhaltungen immer noch für notwendig. Nützlich ist, wenn Sie sich mit Ihren Schmerzen und anderen Problemen verbinden und mit ihnen in Dialog treten, um sicherzugehen, dass Ihr inneres Selbst bereit ist, sie loszulassen. (Möglichkeiten dafür finden Sie weiter hinten in diesem Buch.)

Sich regelmäßig erden

Intuition aus der rechten Gehirnhälfte, die nicht in den Worten der linken Hemisphäre verankert ist, gleicht jemandem, der ein Symphonieorchester dirigieren will, ohne Noten lesen oder komponieren zu können. Intuition ohne Erdung in der Welt hilft niemandem.

Mona Lisa Schulz

Wenn wir transpersonale, spirituelle Dimensionen erforschen, können wir leicht den Kontakt zur physischen Realität verlieren. Vielleicht kennen Sie ungeerdete Leute als flatterhaft, sprunghaft in ihren Alltagsaktivitäten und Beziehungen; manchmal werden sie auch als „versponnen" beschrieben. Uns selbst zu erden, indem wir uns mit der Erde und unserem physischen Körper verbinden, hilft uns, ein gesundes Gleichgewicht zwischen der physischen und der energetischen oder spirituellen Welt aufrechtzuerhalten; es unterstützt uns auch darin, uns nicht in diesen anderen Dimensionen zu verlieren – dann können wir uns von ihnen nähren, um auf der materiellen Ebene ausgeglichener und heiler zu leben. Bewusstes Atmen und bioenergetische Übungen, Yoga, Tai-Chi, Qi-Gong, Laufen und Fantasiereisen, bei denen wir uns mit „Gaia" verbinden, sind nur einige von vielen Möglichkeiten, uns zu erden. Es empfiehlt sich sehr, einige Übungen davon regelmäßig zu praktizieren. Außerdem können sie uns – falls wir „die Bodenhaftung verlieren", leicht weggetreten oder nicht mehr zentriert sind – wieder in unsere Mitte bringen: indem wir innehalten, um sie anzuwenden.

Die einfachsten Erdungsübungen verbinden uns über unser Atmen mit unserem Körper. Unseren Atem haben wir als Metronom immer bei uns und auf ihn können wir uns immer konzentrieren.

Erdungsübung 1

Setzen Sie sich an einen ruhigen Ort, an dem Sie nicht gestört werden. Beobachten Sie, wie Ihr Atem ein- und ausströmt. Wann immer ein Gedanke, eine Emotion oder eine Körperempfindung in Ihr Bewusstsein tritt, lassen Sie sie einfach los und konzentrieren Sie sich weiterhin auf Ihr Atmen. Mit etwas Übung wird Ihnen das helfen, im gegenwärtigen Moment zu bleiben, ganz konzentriert und in Ihrem Körper, Ihren Emotionen und Ihrem Denken zentriert.

Ganzheitliche Heilungsmethoden laden uns dazu ein, uns jeder Ebene unseres Seins zu öffnen. Unser Atem kann ein Weg zu dieser Verbindung sein, sobald wir gründlich geerdet sind. Bewusstes Atmen lässt sich in verschiedene Richtungen erweitern und bringt Sie so in Harmonie mit Ihrer Seele und mit Ihrem Körper, Ihrem Denken und Ihren Emotionen.

Erdungsübung 2

Jedes Molekül und jedes Atom der Luft, die wir atmen, existiert schon seit Milliarden von Jahren auf unserem Planeten. Es ist durch alle lebenden Menschen, Tiere, Pflanzen und andere Organismen auf der Erde zirkuliert. Wir atmen Moleküle ein, die auch im Atem Christi, Buddhas, Mohammeds und in jedem anderen Wesen auf unserem Planeten waren. Richten Sie beim Atmen Ihr Bewusstsein darauf, dass Sie eins sind mit allem, was auf unserem Planeten lebt.

Erdungsübung 3

Werden Sie sich bewusst, dass Sie neben dem Sauerstoff auch kosmische Lebensenergie einatmen, die Sie nährt und jeden Aspekt Ihres Wesens heilt. Verbinden Sie sich mit Ihrem Energiefeld, das Ihren Körper umgibt und durchdringt, und gestatten Sie Ihrem Atem, auch dieses zu energetisieren.

Erdungsübung 4

Verbinden Sie sich über Ihren Atem mit der Unendlichen Quelle und laden Sie Ihr höheres Selbst / Ihre Seele ein, Ihre Verbindung mit dem Ganzen zu spüren.

Mit dem Wissen, dass wir eins sind mit einem größeren Ganzen, können wir unsere Schmerzen leichter in einen heilenden Rahmen stellen.

Das Problem ganz genau in den Blick nehmen

> *Wenn man nicht weiß, welchen Hafen man ansteuert, ist kein Wind günstig.*
>
> Seneca

Die Zielaussage zu Beginn der Arbeit ist äußerst wichtig. Sie muss alle relevanten psychischen und physischen Empfindungen beinhalten, ebenso wie die damit verbundenen Gedanken und Erinnerungen. Lassen Sie sich Zeit und formulieren Sie die bestmögliche und präziseste Aussage. Denken Sie immer daran: Das Unbewusste nimmt alles sehr wörtlich. Es wird auf den genauen Wortlaut hören und nur darauf reagieren. Falls Sie nicht genau angeben, was Sie meinen, dann gehen Sie besser nicht davon aus, es wisse ja schon, wie es sich Ihrem Wunsch nach auf das Problem konzentrieren solle, nur weil es Ihr eigenes Unbewusstes ist.

Bill arbeitete an seinem Lampenfieber, das er immer bekam, wenn er vor Menschen sprechen sollte. Mit der Aussage „Obwohl ich Angst davor habe, vor Menschen zu sprechen, …" änderte sich sein SUD-Wert nicht. Er dachte noch einmal über die Formulierung nach und wandelte sie dann ab in: „Obwohl ich Angst davor habe, wie Menschen auf meine Äußerungen reagieren …" – Daraufhin nahm die Intensität der Angst sofort ab.

Bills Unbewusstes wusste, dass er sich nicht wirklich vor dem *Sprechen* vor Publikum fürchtete. Er war ein sehr gewandter Redner und als Lehrer sowie in seinem Zweitberuf als Stegreifkomiker sehr erfolgreich. Seine Erfolge wurden jedoch von einer massiven Angst getrübt, die zu überwinden ihn viel Kraft kostete: Er befürchtete, kritisiert und abgelehnt zu werden.

Dieses genaue Formulieren gehört zu den entscheidenden Komponenten des Prozesses. Die Herausforderung besteht darin, das Kernthema oder die Kernthemen des Problems zu identifizieren, mit dem Sie sich beschäftigen wollen. Je genauer Sie es treffen, desto besser wirkt der Prozess. Machen Sie sich jedoch keine Gedanken, wenn Sie anfangs nur teilweise „treffen". Während der einzelnen Schritte bekommen Sie das nötige Feedback von innen, um Ihren Fokus zu schärfen.

Wichtig ist auch, den genauen Wortlaut zu notieren, mit dem Sie Ihr Problem beschreiben. Wenn Sie genau treffen, werden Sie feststellen, dass die negative Emotion nachlässt, und Sie werden dann weitermachen wollen, bis sie sich ganz aufgelöst hat. Hat eine Formulierung Ihr Thema getroffen, so ist es sehr nützlich, sie genau so zu wiederholen, damit die negative „Ladung" weiter zurückgeht. Liegen Sie mit Ihrer Aussage daneben, so kann die Intensität nicht nachlassen. Auch in solchen Fällen hilft das Nachlesen des benutzten Wortlauts, damit Sie das Problem *besser* beschreiben und sich genau darauf einstellen können.

Hier einige Beispiele, die danebenliegen, und solche, die das Thema schärfer eingrenzen:

„Ich bin sauer auf meinen Sohn, weil er sein Zimmer nie aufräumt."

Schärfere Eingrenzung: „Ich könnte mir die Haare raufen: Immer muss ich meinen Sohn anschreien, dass er sein Zimmer aufräumt, wenn er weiß, dass ich Migräne habe. Ich kann nicht immer so mit ihm umgehen, wie ich es sollte; und sein Vater lehnt sich einfach zurück, tut gar nichts und überlässt alles mir."

*

„Es ist mir peinlich, meinen Arzt wieder um andere Tabletten zu bitten."

Schärfere Eingrenzung: „Ich schrecke vor dem Gedanken zurück, mich zu beschweren, dass diese Tabletten auch nicht helfen, nachdem ich schon mit zwei anderen Probleme hatte. Mein Arzt wird mich für eine Nervensäge halten und mich nicht mehr behandeln wollen."

*

„Meine Rückenschmerzen bereiten mir Sorgen, weil sie sich verschlimmern."

Schärfere Eingrenzung: „Ich habe schreckliche Angst, weil mein Arzt eine Computertomographie angesetzt hat, da sich meine Rückenschmerzen verschlimmern. Er sagte, er wolle einfach eine Geschwulst jeglicher Art ausschließen, und ich hoffe sehr, dass es nicht Krebs ist."

Je anschaulicher Sie Ihre Probleme beschreiben können, desto besser kann WHEE Sie dabei unterstützen, ihre Intensität und Negativität abzubauen. Bei jeder neuen Runde können Sie mit neuen Wörtern noch detaillierter die Themen beschreiben, die mit Ihrer ursprünglichen Problemformulierung zusammenhängen. Ergänzen Sie diese zu Ihrer ersten Aussage und wenden Sie meine Methode auf die ganze Liste der Beschreibungen an.

Sobald Ihr Problem an Intensität nachlässt, werden sich manche Themen nicht mehr bedeutsam anfühlen. Es ist in Ordnung, diese zu streichen und sich dann nur noch auf die verbleibenden „reizvollen" zu konzentrieren.

Die Stress- und die Erfolgs-Skala

Von einem Leid werden wir nur dann geheilt, wenn wir es ganz zum Ausdruck bringen.

Marcel Proust

Vor jeder Klopfrunde werden Sie es hilfreich finden, zu prüfen, wie intensiv Sie die negative Aussage (oder die positive Ersatzaussage) glauben und empfinden.

Ich empfehle die Skala zur subjektiven Einstufung der Belastung (engl.: *SUDS, Subjective Units of Distress Scale*), anhand derer Sie den Grad Ihres negativen Fokus auf einer Skala bewerten, die von 0 bis 10 reicht (das heißt von „stört mich überhaupt nicht" bis „könnte nicht schlimmer sein").

Klopfen Sie einige Minuten und prüfen Sie dann erneut. Meist geht die Belastung zurück. Stufen Sie sie so lange ein und klopfen Sie, bis sie bei 0 ist. Jeder Wert über 0 ist ein Schutzwall gegen wirkliches und vollständiges Loslassen eines Themas. Ich empfehle in diesen Fällen dringend, den Fokus in der Formulierung schärfer einzugrenzen, nach verwandten Themen zu suchen, nach Metathemen, Kernüberzeugungen oder anderen Widerständen, aufgrund derer Sie Ihr Problem nicht völlig loslassen.

Im Allgemeinen streben wir als Ziel an: SUD = 0. Ist unser negativer Fokus noch einen Bruchteil über 0, zeigt das oft an, dass wir nicht uneingeschränkt bereit sind, das Thema loszulassen. Dann empfiehlt es sich, weiter nach den Gründen zu forschen und sie mit WHEE zu bearbeiten.

Sobald der Wert 0 ist, rate ich dazu, eine *positive* Aussage zu installieren, die die losgelassene negative ersetzt. *Bevor* Sie die positive Ersatzaussage installieren und *nach* jeder Runde, mit der Sie sie stärken, wird Ihnen eine Prüfung helfen, für wie wahr Sie die positive Ersatzaussage halten; bei dieser Einstufung bedeutet 0: „überhaupt nicht", und 10: „könnte nicht stärker zutreffen." Dies bezeichne ich als Skala zur subjektiven Einstufung des Erfolgs oder kurz Erfolgs-Skala (engl.: *SUSS* für *Subjective Units of Success Scale*).

Allerdings gilt auch hier: Keine Regel ohne Ausnahme. Es gibt einige Situationen, in denen das Installieren einer positiven Ersatzaussage sinnvoll ist, *bevor* die SUD auf 0 gesenkt sind:

– Bei schwerer posttraumatischer Belastungsstörung kann es nützen, das angesprochene Thema zu „parken" und einen positiven Ersatz zu installieren, sobald man auf starken Widerstand stößt.

– Bei einer schweren chronischen Depression kann es sehr förderlich sein, als einen der ersten Schritte positive Aussagen zu formulieren. So können diese Menschen ihre Antriebslosigkeit und ihren Motivationsmangel leichter überwinden und ihre Depression bearbeiten.

– Sind Klienten frustriert, weil Gelüste und Verlangen nur schwer zu
   überwinden sind, oder grübeln sie zwanghaft über negative Selbstge-
   spräche nach, dann kann man hoffnungsfroh und beharrlich an den
   Themen weiterarbeiten, wenn man das eigentliche Problem zunächst
   auf Eis legt und positive Aussagen formuliert.

Sind die Betroffenen nach dem Installieren positiver Aussagen in einem
besseren Zustand, so kann man meist auch auf die „geparkten" Themen
zurückkommen und damit fortfahren, deren SUD auf 0 zu bringen.

Mit den Skalen für Stress und Erfolg lässt sich die Intensität von Gefühlen und Problemen messen, an denen Sie arbeiten. Damit können Sie
spüren, wie schnell Sie umschalten, die negativen Sätze und Gefühle loslassen und die positiven übernehmen. Sie machen Sie darauf aufmerksam, wenn ein Teil von Ihnen sich der Veränderung widersetzt, damit Sie
Wege finden, die Widerstände loszulassen oder zu umgehen.

Bei manchen Menschen verändern sich die Werte langsam und
schrittweise, vielleicht jeweils um einen halben oder ganzen Punkt. Bei
anderen ändern sich die Zahlen sprunghaft, sie beginnen etwa bei 8
und kommen nach *einer* Klopfrunde auf 4 oder sogar auf 1 oder 0.
Selbst bei ein und derselben Person kann das von Thema zu Thema
oder von einer Problemformulierung zur nächsten variieren. Unser Unbewusstes lässt in seinem eigenen Tempo los, seien Sie also geduldig
und betrachten Sie die Werte Ihrer Veränderung als Hinweis darauf, wie
stark die Gefühle sind und wie bereit- oder widerwillig Ihr Unbewusstes die spezifischen negativen Themen loslässt, um die gewählten positiven anzunehmen.

Gelegentlich können die Werte auch ansteigen – besonders wenn Sie
an einem Problem erst zu arbeiten beginnen. Das ist ein gutes Zeichen.
Es weist darauf hin, dass Sie sich tiefer auf ein Thema einlassen und dass
Ihr Unbewusstes erlaubt, dass mehr negative Gefühle in Ihr Bewusstsein
treten. Sobald Sie weiterklopfen, werden die SUD zurückgehen.

> Eine Klopf*runde* bedeutet: zu einem Thema klopfen, nachdem man die Werte auf der negativen und/oder der positiven Skala ermittelt hat; *nach* dem Klopfen prüft man erneut, um festzustellen, wie viel Negatives losgelassen und wie sehr der positive Ersatz gestärkt wurde.
>
> Eine Klopf*reihe* umfasst so viele Runden, wie nötig sind, um vom negativen Ausgangspunkt zum positiven Endpunkt zu gelangen.

Kinder lassen ihren Schmerz und andere Themen viel schneller los als Erwachsene, weil sie noch nicht so viel Zeit hatten, ihre Widerstände anwachsen zu lassen. Allerdings sind Kinder noch nicht alt genug, um ihren inneren Zustand adäquat einstufen zu können, oder vielleicht kennen sie sogar die Zahlen noch gar nicht. Und doch können sie die Werte ungefähr messen, indem sie folgende Frage beantworten: „Wie groß ist dein Schmerz / dein Ärger?", und dann einen kleinen, mittleren oder großen Abstand zwischen ihren Händen zeigen.

Mithilfe der beiden Skalen können Menschen, die keinen Kontakt zu ihren Gefühlen haben, sich leichter mit diesen verbinden und sie identifizieren. Mit ein wenig Geduld und Ausdauer lernen sie diese Verbindung herzustellen, indem sie ihre negativen und positiven Werte einstufen. Ebenfalls hilfreich ist dafür der Muskeltest; er wird am Ende dieses Kapitels erklärt.

Körperempfindungen als alternatives Maß für Stress und Erfolg

Unser physischer Körper besitzt eine Weisheit, die uns, die wir diesen Körper bewohnen, fehlt.

Henry Miller

Wenn wir uns auf ein Problem konzentrieren, verspüren wir oft (aber nicht immer) Spannungen, Zwicken und Zwacken, Schmerzen oder andere Empfindungen in verschiedenen Körperteilen. Falls wir uns direkt mit körperlichem Schmerz beschäftigen, kann dieser Schmerz wegen unserer Fokussierung auf ihn in der Tat zunehmen, vor allem in den ersten Klopfrunden. Dann hilft es, diese Empfindungen einzustufen, entweder einzeln oder alle zusammen.

Die Körperempfindungen kennzeichnen die Intensität Ihres Themas und Ihres Fortschritts beim Loslassen der negativen Ladung. Meist lösen sie sich schneller auf als Ihre Gefühle zum Thema. Falls die Körperempfindungen noch anhalten, die emotionalen Werte jedoch schon bei 0 sind, fahren Sie am besten mit Klopfen fort, bis die Empfindungen ebenfalls bei 0 sind. Können Sie die Körperempfindungen nicht loslassen, dann gehen Sie am besten so vor, wie weiter unten bei Widerständen beschrieben, oder Sie ermitteln in einem Dialog mit Ihren Empfindungen, was Ihr Unbewusstes Ihnen mitteilen will.

Wie Sie klopfen können

Wenn Sie von harten Schlägen lernen können, dann können Sie auch von sanften Berührungen lernen.

Carolyn Gilmore

Abwechselnd die linke und die rechte Körperseite zu stimulieren befreit an sich schon von Ängsten, Stress, Schmerzen, negativen Überzeugungen und allem, was Sie sonst noch gern loslassen würden. Das wurde in der klinischen Erprobung von EMDR umfassend demonstriert und von der EMDR-Forschung bestätigt.

Der Körper kann auf verschiedene Arten abwechselnd links und rechts stimuliert werden:

- Sie können die Enden der Augenbrauen nahe der Nasenwurzel beklopfen. Diese Punkte lassen sich bequem mit Zeige- und Mittelfinger *einer* Hand beklopfen oder mit dem linken und dem rechten Zeigefinger. Die Augenbrauenpunkte sind besonders hilfreich, da sie auch in der Akupressur als Punkte zum Loslassen dienen (verwendet in EFT).

- Sie können die Arme überkreuzen und jeden Arm mit der anderen Hand klopfen. Das nennt man *Schmetterlingsumarmung (butterfly hug)*.

- Sie können auch mit Ihren auf dem Schoß liegenden Händen (oder nur mit einem Finger jeder Hand) Ihre Oberschenkel beklopfen.

- Sie können mit Ihren Füßen abwechselnd auf den Boden klopfen.

- Sie können abwechselnd die Zehen Ihres rechten und dann des linken Fußes anspannen. Manche finden dies im *Stehen* noch wirksamer.

- Sie können mit Ihrer Zunge abwechselnd rechts und links Ihre Zähne berühren.

Die vier zuletzt genannten Klopftechniken bieten mehr Diskretion; das kann sehr nützlich sein in Situationen, in denen Sie WHEE unbemerkt anwenden wollen. In diesen Fällen wiederholen Sie die jeweiligen Affirmationen still für sich.

Ein besonders wirkungsvolles Vorgehen ist es, abwechselnd mit dem linken und dem rechten Fuß zu klopfen, während man gleichzeitig mit den Händen den rechten und den linken Arm beklopft – aber gegengleich zu den Füßen. (Das ähnelt der Überkreuzbewegung aus dem Brain-Gym® zur Harmonisierung der rechten und linken Gehirnhälfte, wie es Dennison und Dennison beschreiben.)

EMDR begann mit abwechselnden Augenbewegungen nach links und rechts. Das wirkt zwar gut, doch manche Menschen werden davon benommen, ihnen wird vielleicht sogar schwindlig oder übel, wenn sie das länger machen. Für EMDR gibt es auch Stereokassetten, die die Ohren abwechselnd stimulieren, doch dazu brauchen die Anwender einen Kassettenrekorder und die Methode lässt sich daher weniger flexibel anwenden.

Wie Sie die passende Affirmation finden

Um Herz und Denken eines Menschen zu verstehen, betrachte nicht seine bisherigen Leistungen, sondern seine Visionen.

Khalil Gibran

Mit jedem *positiven* geistigen Vorgang (Gedanke, Überzeugung, Vorstellungsbild, Gefühlserinnerung und so weiter) kann man der Negativität eines *unangenehmen* entgegenwirken und sie neutralisieren. Nach meiner

Erfahrung fühlen sich neun von zehn Menschen wohl mit der Formulie-rung: „Ich liebe und akzeptiere mich von ganzem Herzen." Falls sich diese Aussage nicht richtig anfühlt oder nicht in ihr Glaubenssystem passt, dann fordere ich die Menschen immer auf, sie durch eine passende zu ersetzen. Hier einige neutralisierende Affirmationen, die sich bei Kindern bewährt haben und mit denen manche Klienten besser zurechtkamen:

„Ich liebe mich sehr."

„Ich erinnere mich, dass meine Mutter mit mir liebevoll kuschelte, als ich ... [klein / jünger] war."

„Ich weiß, dass meine Familie mich liebt und akzeptiert."

„Ich erinnere mich an... [Zeit / Gefühle ...], wie das war, damals, als ... [eine positive Erfahrung]."

„Ich fühle mich jetzt sicher." (Das nützt besonders Kindern, die aus einem Umfeld weggeholt wurden, in dem sie misshandelt worden sind.)

Am Festhalten und Loslassen von Erinnerungen ist der Körper *beteiligt*, denn man kann beobachten, wie Schmerzen bei einem Dialog rasch nachlassen. Wir können die Verbindungen zwischen Verstand, Emotionen und Körper nutzen, indem wir alle Affirmationen folgendermaßen ergän-zen:

„Hiermit lasse ich ... [Schmerz / Verzweiflung / Trauma / Erinnerung] vollständig aus jeder Zelle, jedem Teilchen und jeder Faser meines Wesens los und ich liebe und akzeptiere mich voll und ganz."

Wir können Schmerzen und andere körperliche und psychische Pro-bleme auch so loslassen (und uns gleichzeitig stärker mit den eigenen spirituellen Aspekten verbinden), indem wir uns angewöhnen, uns selbst nicht mehr als getrennt von der größeren Welt um uns herum wahrzu-nehmen. Dafür hier eine weitere Affirmation, mit der wir unser Bewusst-sein ausdehnen können; sie fördert gleichzeitig auch das Loslassen von Schmerz und anderen Problemen:

„Hiermit lasse ich jegliche Spuren dieses Themas aus jedem energe-tischen Teil und Aspekt meines Wesens los ..."

In der ganzheitlichen Sichtweise erkennen wir immer mehr an, …

– dass wir neben dem physischen Körper auch einen Energiekörper haben;

– dass wir mit anderen Menschen und anderen Aspekten der Welt über das allumfassende, universale Bewusstsein verbunden sind; und

– dass unsere spirituellen Aspekte uns mit den spirituellen Dimensionen der Realität außerhalb von uns selbst verbinden.

Verstehen wir unsere Beziehung zur Welt auf diese Weise, dann können wir WHEE signifikant wirksamer einsetzen.

Neutralisierende spirituelle Affirmationen können die anderen Affirmationen deutlich verstärken. Zu allen bisher genannten könnten Sie beispielsweise hinzufügen:

„ … und … [Gott / Christus / Mutter Maria / Buddha / Allah / die Unendliche Quelle / das Göttliche] liebt und akzeptiert mich bedingungslos, vollständig und zutiefst." Oder:

„Ich nehme mich selbst als eins mit … [der ganzen Natur / dem Kosmos] wahr …"

Wie verdrängte Gefühle und Erinnerungen aus diesem Leben Schmerzen und andere Probleme in unserem Wohlbefinden verursachen können, so können das auch unerledigte Themen aus früheren Leben, die eine andere Facette unseres spirituellen Selbst darstellen. Eine allgemeine Affirmation, um diese loszulassen, wäre etwa:

„Hiermit lasse ich alle Spuren dieses Themas los, die von Resten aus allen früheren Leben herrühren, und ich liebe …"

Noch ein anderer Teil unseres spirituellen Selbst kann Erinnerungen an Traumen unserer Eltern, Großeltern und anderer Familienmitglieder tragen, mit denen wir uns unbewusst verbinden. Wir übernehmen sie etwa durch Familienmythen, gewohnte Überzeugungen und Handlungsweisen oder durch energetische Muster, an denen unsere Familie kollektiv Anteil hat. Eine allgemeine Affirmation, um diese loszulassen, könnte lauten:

„Hiermit lasse ich absolut alle negativen Erinnerungen und Überreste los (die zu meinen Schmerzen beitragen), die in meinem
genetischen Erbe, im Zellgedächtnis, im Körperenergiefeld, in Fa-
milienerinnerungen zu finden oder karmisch bedingt sind, und ich
liebe …"

Wie Sie diese ganzheitlichen Ansätze in den Gesamtprozess meiner Methode einfügen können, wird in späteren Kapiteln dieses Buches anschaulicher erklärt.

Viele andere Methoden der *Energy Psychology* empfehlen bei den Affirmationen Kurzformen; dabei beklopft man beispielsweise einen oder
mehrere Punkte, während man einfach sagt: „Dieses ganze Problem", und
man verlässt sich darauf, dass sich durch das Klopfen der negative Problemfokus auflöst. Ich empfehle aber ausdrücklich, jedes Mal die ganze
Affirmation und keine Abkürzung zu sagen. Indem wir den vollständigen
Problemfokus wiederholen, kann sich der Prozess weiter entfalten und
können unsere Aussagen präziser werden.

Die vollständige Affirmation ist besonders dann hilfreich, wenn eine
spirituelle Komponente mit im Spiel ist, denn sie bittet Energien aus höheren Ebenen, die Wirkung der Affirmation zu erhöhen. Gleichzeitig
stärkt sie unsere Verbindung mit unserem spirituellen Bewusstsein. Deshalb sind Kurzaffirmationen nicht zu empfehlen. (Mehr über die spirituellen Aspekte finden Sie in den Kapiteln 6 und 7.)

Die positive Ersatzaussage

*Wenn du etwas nicht magst, dann ändere es. Wenn du etwas
nicht ändern kannst, dann verändere deine Einstellung.*

Maya Angelou

Sobald Sie auf der SUD-Skala den Wert 0 erreicht haben, lohnt es sich,
eine *positive Aussage als Ersatz* zu installieren, die an die Stelle der negativen, losgelassenen tritt. Dann kann sich die negative viel schwerer wieder einschleichen.

Angenommen, Sie haben eine negative Erinnerung an einen eigenen
Unfall losgelassen (seit dem Sie Schmerzen haben), so könnten Sie
etwa mit folgenden Worten zu klopfen beginnen: „Ich kann mich an

den Unfall erinnern und mich bei der Erinnerung wohlfühlen ..." Und Sie fahren fort: „... und ich liebe und akzeptiere mich von ganzem Herzen."

Hier noch weitere Beispiele für positive Ersatzaussagen:

„Ich blicke zurück auf ... [meine Schmerzerfahrung / erfolglose Schmerzbehandlungen / meine Ängste vor wiederkehrendem Schmerz] und fühle mich wohl mit meinen Fortschritten ..."

„Ich erinnere mich, dass mein/e ... [Mutter / Vater / andere Bezugsperson] Schmerzen hatte und fühle mich in Frieden mit der Erinnerung und mit mir selbst heute ..."

„Ich vergebe mir mein/e ... [mangelnde Selbstfürsorge / mangelnde Ausdauer / Aufschieben] im Umgang mit meinem Schmerz ..."

Die positive Ersatzaussage ist sehr persönlich und muss individuell an Ihre Situation und Ihre Gefühle dazu angepasst werden. Eventuell müssen Sie sich etwas Zeit nehmen und verschiedene Varianten ausprobieren, bis Sie eine für Ihre Situation treffende finden. Ich kenne mehrere Leute, die länger als eine Woche ihre positive Ersatzaussage suchten, nachdem sie Gefühle aus einer schweren posttraumatischen Belastungsstörung losgelassen hatten. Hier einige Beispiele für solche Affirmationen:

„Ich weiß, mein Vater wurde als Kind von seinem Vater missbraucht und ihm half niemand, mit seinen Gefühlen aus der PTBS umzugehen ..."

„Ich hätte mir zwar niemals eine Vergewaltigung ausgesucht, um diese Lektionen zu lernen, doch meine Therapie der Gefühle im Zusammenhang mit der Vergewaltigung hat mich viel bewusster und mitfühlender gemacht ..."

„Weil ich ... [diesen scheußlichen Unfall hatte / Krebs bekommen habe / diese fürchterlichen Schmerzen erlitten habe], bin ich einigen wunderbaren Menschen begegnet, die mir halfen, mein Leben zu transformieren – und das ging weit hinaus über das Bemühen, mit ... [meinen Verletzungen / meiner Krankheit / meinen Schmerzen] fertigzuwerden ..."

Sie müssen die Ersatzaussage unbedingt *eindeutig positiv* formulieren. Das Unbewusste nimmt das Wort „nicht" nicht an. Eine Wendung wie „Ich blicke auf meine Schmerzerfahrung zurück und bin nicht wütend" ist daher zum Scheitern verurteilt, denn Ihr Unbewusstes hört „Ich blicke auf meine Schmerzerfahrung zurück und bin wütend." Faktisch installieren Sie damit eine neue Schmerzreaktion.

Die positive Ersatzaussage muss auch *präzise* formuliert werden. Folgende Wendungen unterscheiden sich beträchtlich:
„Ich *kann* zurückblicken auf …" oder „Ich *kann* vergeben …" gegenüber: „Ich blicke zurück …" oder „Ich vergebe …"

Bei der zweiten Variante treten Sie für das Positive ein. Mit „kann" lassen Sie sich ein Hintertürchen offen, das Ihr Unbewusstes als mangelnde Bereitschaft Ihrerseits auffassen kann, sich wirklich zu verändern, alte Muster loszulassen und durch neue zu ersetzen.

Den genauen Wortlaut aufzuschreiben hilft enorm. So können Sie auf „Fehlersuche" gehen, wenn Ihre Einstufungen auf der bekannten Skala sich nicht verändern. (Mehr dazu später unter *Tagebuch schreiben*.)

Die positive Ersatzaussage ersetzt nicht nur eine alte, losgelassene, sondern dient noch einem weiteren Zweck: Mit ihr können Sie sich neu programmieren und trainieren – Sie können Ihre Programmierungen aus der Kindheit ersetzen, die Sie in vielen Fällen zum Kämpfen oder Fliehen oder Verdrängen veranlassten. Haben Sie sich je gefragt, was das Gegenteil des damit eingeleiteten Teufelskreises ist? Der Begriff, mit dem ich Sie nun dazu animieren möchte, Positives in Ihre Gefühle, Überzeugungen und Gewohnheiten aufzunehmen, ist die Spirale der Verbesserung oder *Verbesserungsspirale*. Ein Beispiel: Sie gehen Ihre Stressreaktion mit meiner Klopfmethode an – empfinden weniger … [Stress / Schmerz / Meta-Ängste in Bezug auf den Stress] – erleben mehr Selbstvertrauen im Umgang mit Stress – erleben weniger Ängste beim nächsten Stressauslöser – gewinnen noch mehr Vertrauen – und so weiter …

Mit etwas Übung werden Sie darin immer erfahrener und sicherer. Dann gelingt es Ihnen auch besser, aufgrund Ihrer Erfahrungen, Ihrer Erfolge und Ihres Vertrauens Positives in Ihr Leben zu ziehen und darin zu verankern.

Kein Pessimist hat je die Geheimnisse der Sterne entdeckt
oder ist in ein unbekanntes Land gesegelt
oder hat den Menschen einen neuen Himmel eröffnet.

Helen Keller

Womöglich glauben Sie mir kaum, wenn ich sage, dass Sie einen Punkt erreichen können, an dem Sie Erfahrungen in Ihrem Leben willkommen heißen, die Sie durcheinanderbringen. Doch ich habe persönlich und bei vielen Menschen, denen ich geholfen habe, Folgendes erlebt: Wenn Sie meine Methode intensiv genug praktizieren, dann werden Sie schwierige Erfahrungen als Gelegenheiten sehen, mehr alte Verletzungen, Ängste und Ärger zu bereinigen, die in den Aktenfächern und Winkeln Ihres Unbewussten verborgen sind. Sie werden solche Erfahrungen nicht mehr als negativ, beängstigend, deprimierend, entmutigend oder enttäuschend empfinden, sondern als aufregende und befriedigende Herausforderungen. Vielleicht meinte die französische Schriftstellerin Anaïs Nin genau das, als sie schrieb: „Den Schmerz zu meistern ist das Geheimnis der Freude."

Wie schnell, wie lange und wie stark klopfen?

Die Dinge entwickeln sich am besten für die Menschen, die
das Beste aus dem machen, wie sich die Dinge entwickeln.

John Wooden

An dieser Stelle möchte ich noch einmal ganz deutlich formulieren, wie das Klopfen nach meiner Methode aussehen soll:

- Wechseln Sie zwischen den Körperseiten ab: Klopfen Sie erst auf der einen und dann auf der anderen Körperseite und wiederholen Sie das – immer so weiter.

- Sie können Ihr *Klopftempo* und Ihre *Klopfdauer* so wählen, wie es sich für Sie am angenehmsten anfühlt und am besten funktioniert. Ich habe erlebt, dass Leute erfolgreich waren, die so schnell klopften, wie sie nur konnten, und gleichermaßen andere, die nur einmal in zehn Sekunden klopften.

Ähnlich lässt sich auch die Klopfdauer variieren. Für die meisten Menschen reichen einige Sekunden nach dem Aussprechen der Affirmation und nach einem tiefen Atemzug. Anderen entspricht es eher, ein oder zwei Minuten länger zu klopfen.

- *Wie schnell und wie lange* Sie klopfen, das können Sie innerhalb einer Sitzung, während der Arbeit an einem Thema variieren oder aber Sie können es nach und nach steigern oder vermindern. Lassen Sie sich auch hier wieder von Ihrer Intuition leiten und von der Geschwindigkeit, mit der sich Ihre Skalenwerte verändern.

- *Wie intensiv oder fest* Sie klopfen, das entscheiden Sie ganz nach Ihrer Vorliebe. Manche klopfen gern fest, andere klopfen nur leicht oder berühren die beiden Körperseiten nur sanft.

Schrittweise vorangehen

Widmet man sich dem Lernen, erwirbt man täglich etwas hinzu. Widmet man sich dem Tao, lässt man täglich etwas los.

Laotse

Damit Sie ein Grundgefühl dafür bekommen, wie schnell Ihre Affirmation mit der von Ihnen gewählten Klopftechnik wirkt, beginnen Sie doch mit einigen Klopfrunden zu einem schwierigen Problem, das nur langsam abnimmt. Variieren Sie dann jeweils einen Faktor (Klopftempo, -dauer oder -stärke) und wiederholen Sie den Prozess; achten Sie dabei darauf, ob Sie dadurch Ihre Stressbelastung schneller loslassen. Fällt Ihnen ein qualitativer Unterschied auf? Ihr Körper, Ihre Emotionen und Ihr Verstand geben Ihnen Rückmeldung, wie gut das neue Element bei diesem Problem funktioniert.

Das ist mit das Nützlichste an dieser Methode: Weil sie so rasch wirkt, bekommen Sie leicht Feedback zur Wirksamkeit aller Faktoren, die Sie ausprobieren.

Durch dieses Lernen Schritt für Schritt können Sie den Beitrag spiritueller Elemente bei dieser Methode und in Ihrem Leben besser wertschätzen. Ein Beispiel: Wenn Sie mit der Grundaussage beginnen: „Ich liebe und akzeptiere mich …", und Ihren Fortschritt bemerken, dann ergänzen Sie: „und die Unendliche Quelle liebt und akzeptiert mich …"; dadurch dürfte sich Ihr Weiterkommen quantitativ und qualitativ verändern.

Tagebuch schreiben

Ich frage mich, ob ich dieses Blatt Papier verbrennen soll wie die meisten anderen, die ich ebenso begann … Wie könnte ich Tagebuch schreiben, ohne meine Gedanken zu Papier zu bringen, all meine Gedanken – die Gedanken meines Herzens wie die meines Verstandes? – Und wie soll ich es ertragen, sie nach dem Schreiben wieder anzuschauen? … Adam machte Feigenblätter für den Geist ebenso notwendig wie für den Körper … Doch ich werde schreiben: Ich muss schreiben – und je häufiger ich weiß, dass ich mich täusche, desto weniger täusche ich mich in einem Punkt – desto weniger eingebildet werde ich sein!

Elizabeth Barrett Browning

Bei jeder Klopfrunde hilft es außerordentlich, die genaue Formulierung der Affirmation, die man verwendet, sorgfältig zu notieren, denn:

- Wenn Sie Ihre Klopfreihe aus irgendeinem Grund unterbrechen, können Sie genau an diesen Punkt zurückkommen und weitermachen.

- Wenn Sie Erfolg hatten und Ihre Einstufungen auf der Skala sich verbessert haben, dann ist es hilfreich, die wirksamen Formulierungen zur Hand zu haben, falls Sie je auf das Thema zurückkommen sollten oder auf ein ähnliches stoßen.

- Die verwendeten Wörter geben Ihnen – je nach Ihrem Erfolg – Hinweise darauf, wie Sie mögliche künftige Hindernisse erkennen und umgehen können.

Durch das *Aufschreiben* werden die Formulierungen präziser. Sie stoßen dabei vielleicht auf Einzelheiten oder Nuancen, die Ihnen bei lautem oder

leisem *Aussprechen* entgangen wären. Wenn Sie Ihre Tagebucheinträge
ein oder zwei Tage später wieder hernehmen, sehen Sie sie mit anderen
Augen. Nach meiner eigenen Erfahrung eröffnen sich bei einem „großen"
Thema neue Herangehensweisen und ein neues Verständnis, wenn ich
erst einmal darüber geschlafen habe. Das ist sogar dann der Fall, wenn
am Ende der Arbeit meine Stressempfindung bei 0 und mein Erfolgsge-
fühl bei 10 waren.

Falls Sie mit einem Berater oder im Co-counseling arbeiten, können Sie
mithilfe Ihres Tagebuchs Einzelheiten mitteilen und Anregungen von der
anderen Person aufnehmen. Ich bin immer wieder überrascht, wie die
Beiträge anderer ein neues Licht auf meine eigenen Themen und die meiner Klienten geworfen haben – und mir dadurch zu Erkenntnissen ver-
halfen, die ich selbst völlig übersehen hätte. Ganz leicht sind wir in unserer Selbstwahrnehmung und den Vorstellungen von uns selbst so
eingefahren, dass wir offensichtliche Themen übersehen, die andere
leicht erkennen – sowohl wenn es darum geht, unseren „Unrat" zu bereinigen und unseren Teufelskreis zu verlassen, als auch beim Installieren
von Positivem.

In einem Tagebuch halten Sie auch Ihre Fortschritte fest. Gelegentlich
ist es hilfreich, sich die Tagebucheinträge noch einmal vorzunehmen und
zu schauen, wo Sie sich verändern und wachsen und wo Sie vielleicht
noch feststecken.

Widerstände ausräumen

*Erfolg ist die Fähigkeit, von einem Versagen zum nächsten
weiterzugehen, ohne die Begeisterung zu verlieren.*

Winston Churchill

Gary Craig, der Begründer von EFT, machte mich mit der Bezeichnung
Widerstand vertraut für die Fälle, in denen sich die Stressbelastung auf
die Anwendung von Klopfen und Affirmationen hin nicht verändert. Bei
WHEE gilt das Gleiche für die Einstufung auf der Erfolgsskala, wenn Sie
eine positive Ersatzaussage für jegliche losgelassene Negativität installieren. Mit Widerständen lässt sich ganz unterschiedlich umgehen, das wird
weiter unten ausführlich beschrieben.

Am leichtesten verfahren Sie mit Widerständen, indem Sie *den „Wunden Punkt" massieren* (einen neurolymphatischen Reflexpunkt auf der linken Brustseite). Verändern sich nach zwei Klopfrunden Ihre Skalenwerte nicht, dann können Sie so vorgehen:

- Finden Sie den „Wunden Punkt" und unterhalb der Mitte des Schlüsselbeins (etwa in der Mitte zwischen Brustbein/Sternum und Schulter).

- Massieren Sie dort mit drei Fingern einer Hand Ihre Brustmuskeln.

- Sie können nur auf einer Körperseite massieren oder auf beiden; vielleicht werden Sie feststellen, dass das Massieren beider Seiten bei Ihnen besser wirkt – entweder nacheinander oder gleichzeitig.

- Nachdem Sie Ihre „Wunden Punkte" massiert haben, fahren Sie wie gewohnt fort, Ihr Thema zu bearbeiten.

- Meiner Erfahrung nach löst das den Widerstand meistens auf und begünstigt weitere Fortschritte.

Bei vielen Menschen ist der „Wunde Punkt" berührungsempfindlich oder schmerzt sogar, wenn sie an einem Widerstand arbeiten. Während Sie diesen Punkt reiben, brauchen Sie keine Affirmation zu sagen.

Das Massieren gleicht meist dem Lösen einer Bremse; nun können die Betreffenden ohne viele Umstände weitergehen.

Eine andere Klopftechnik kann bei einem bestimmten Thema besser wirken als die gewohnte – oder sogar bei ein und demselben Thema zu einem anderen Zeitpunkt. Viele Anwender finden ihr Lieblingsverfahren, etwa die Schmetterlingsumarmung, das ihnen besonders gut hilft, und bleiben dabei. Ich weiß nicht, warum in einigen Fällen das gewohnte Vorgehen, das bei anderen Themen gewirkt hat, nicht funktioniert, wohingegen andere Klopftechniken besser greifen.

Falls die Massage des „Wunden Punktes" nicht wirkt, können Sie in einem nächsten Schritt Ihre Aussage zum Widerstand umformulieren.

Deshalb ist es unerlässlich, den genauen Wortlaut Ihrer Affirmation oder Ihrer Bestätigungsaussage aufzuschreiben. Das sorgfältige Formulieren Ihrer Zielaussage kann entscheidend dazu beitragen, wie leicht Sie die jeweils bearbeiteten Themen loslassen. Nachstehend ein paar Beispiele für gelungene „Feineinstellungen":

Widerstand bei dem Satz: „Obwohl ich diese Rückenschmerzen schon seit 14 Jahren habe ..."

Gelungene Feineinstellung: „Obwohl mein Rücken entsetzlich schmerzt, wenn ich mich nur ein bisschen nach vorn beuge, und ich es wirklich satt habe, schon seit 14 Jahren in meinen Aktivitäten und meinem Sexualleben eingeschränkt zu sein, ..."

*

Widerstand bei dem Satz: „Obwohl ich sauer auf meinen Arzt bin, dass er die OP verpfuscht hat und ich nun diese Schmerzen habe ..."

Gelungene Feineinstellung: „Obwohl ich stinksauer bin auf meinen Arzt, weil er die OP verpfuscht hat, ich nun diese Schmerzen habe und ich mir wünsche, er würde nur einen Bruchteil von dem erleiden, was ich in den vergangenen dreieinhalb Jahren gelitten habe ..."

*

Widerstand bei dem Satz: „Obgleich ich unangenehme Nebenwirkungen aufgrund meiner Medikamente erlebe ..."

Gelungene Feineinstellung: „Obgleich mir von meiner Chemotherapie übel ist, ich Kopfschmerzen habe und die Atmosphäre des Krankenhauses verabscheue, in dem ich die Chemo bekomme ..."

Die Themen sehr präzise zu beschreiben hilft meistens weiter. Vielleicht müssen Sie ein wenig nachdenken, um die Gefühle und Probleme, die mit hineinspielen, genau zu erfassen. Bisweilen können auch andere Personen, die Sie und Ihre Situation kennen, Vorschläge machen, an die Sie nicht gedacht hatten. Das ist in der Therapie oft der Fall; aus seiner Erfahrung heraus, was anderen geholfen hat, spricht der Therapeut

Empfehlungen aus, in die sein allgemeines psychotherapeutisches Verständnis und seine Kenntnis von Ihnen und Ihrer Geschichte einfließen. Allgemeine, unspezifische Affirmationen sind mitunter nützlich. Es mag nämlich uns nicht bewusste Faktoren geben, deretwegen wir unsere Probleme vermutlich nicht lösen. Indem wir eine *allgemeine* Aussage in unseren Ausgangssatz aufnehmen, können wir diese klären; beispielsweise:

„Hiermit lasse ich alle erdenklichen ...

... Gründe los, aufgrund derer mir nicht bewusst ist, warum ich an meinen [Schmerzen / anderen Symptomen] festhalte, und ich liebe und akzeptiere mich ...“

... anderen negativen Gefühle aus Erfahrungen los, die ich mit meinem beleidigenden älteren Bruder erlebt habe, die mir derzeit nicht bewusst sind ...“

... Gelüste los, die ich noch nicht geklärt habe ...“

Es mag widersprüchlich erscheinen, dass sowohl allgemeine als auch sehr spezifische Affirmationen nützen können, doch so ist das menschliche Leben nun einmal. Kein Schuh passt allen und WHEE lässt sich auf jede erdenkliche Art und Weise an die Bedürfnisse und Vorlieben des Einzelnen anpassen.

Während meiner Ausbildung in konventioneller, psychodynamischer und Freud'scher Psychotherapie konzentrierten wir uns monatelang, nein, jahrelang auf Widerstände. Demgegenüber ist es eine wahre Freude, diese neue Methode anzuwenden, die Widerstände rasch auflöst und Ihnen ermöglicht, sich mit anderen Themen zu befassen und im Leben weiterzugehen.

In Zusammenhang mit dem Thema, das Sie gerade bearbeiten, können frühere ähnliche Erfahrungen auftauchen, die ebenfalls losgelassen werden wollen. Wenn die oben genannten Techniken für den Umgang mit Widerständen nicht gefruchtet haben oder wenn eine offensichtliche Verbindung zwischen einem aktuellen Thema und einem bekannten Trauma aus der Vergangenheit besteht, dann kann es nützlich sein, das aktuelle gleichzeitig mit dem vergangenen zu behandeln. Dies bezeichnet man als *Bündeln*. Hier einige Beispiele dafür, wie man in der Arbeit an Widerständen Themen bündelt:

Widerstand bei dem Satz: „Selbst wenn ich diesen unerträglichen Spannungskopfschmerz habe ...“

Gelungenes Bündeln: „Selbst wenn ich diesen unerträglichen Spannungskopfschmerz habe und ich mich erinnere, wie mein Kopf nach dem Autounfall mit acht Jahren wochen- und monatelang schmerzte ...“

*

Widerstand bei dem Satz: „Obwohl ich erstarre und Magenkrämpfe bekomme, wann immer ich wütend mit meinem Partner streite ...“

Gelungenes Bündeln: „Obwohl ich erstarre und Magenkrämpfe bekomme, wann immer ich wütend mit meinem Partner streite und mich das an die Streitereien meiner Eltern erinnert und daran, dass sie dann immer *auf mich* ärgerlich waren und mir das auf den Magen schlug, ...“

*

Widerstand bei dem Satz: „Obgleich ich jeden Monat während meiner Periode Magenschmerzen habe, sodass ich manchmal gar nicht zur Arbeit gehen kann ...“

Gelungenes Bündeln: „Obgleich ich jeden Monat während meiner Periode Magenschmerzen habe, sodass ich manchmal gar nicht zur Arbeit gehen kann – genau so, wie es meiner Mutter früher auch erging –, ...“

*

Widerstand bei dem Satz: „Obwohl ich Migräne bekomme, vor allem dann, wenn es mit meinem Partner nicht gut läuft, ...“

Gelungenes Bündeln: „Obwohl ich Migräne bekomme, vor allem dann, wenn es mit meinem Partner nicht gut läuft und ich ‚angeschwiegen' werde und mich erinnere, wie meine Eltern mich die meiste Zeit ignorierten, außer dem einen Mal, als ich mich am Kopf verletzte, ...“

Traumen der Vergangenheit, unsere eigenen wie diejenigen nahestehender Menschen, prägen sich oft tief in unser Unbewusstes ein. Unsere Gefühle und Erinnerungen an diese Ereignisse mögen zwar verdrängt sein, doch vielleicht nicht stark genug, sodass sie durch andere ähnliche Traumen in der Gegenwart wieder halb bewusst werden.

Solche Erfahrungen sind zwar oft unangenehm, doch sie bieten die Gelegenheit, alte Themen zu bereinigen, die nicht länger verdrängt zu bleiben brauchen. Mit etwas Zeit und Erfahrung *suchen* wir vielleicht sogar solche verdrängten Themen, während wir aktuelle klären, selbst wenn die vor vielen Jahren verdrängten sich heute anfangs nicht deutlich zeigen. Das kann besonders hilfreich sein bei umfassenden, eher allgemeinen Erfahrungen von Ablehnung oder chronischem Missbrauch.

Ein anschauliches Beispiel nannte ich schon: Als ich meinen Herzschmerz über das Ende einer Beziehung klärte, bereinigte ich auch meine Erinnerungen daran, dass ich für meine Mutter eigentlich unerwünscht kam ... Sehr häufig schälen wir so über einen langen Zeitraum hinweg wie einer Zwiebel Schicht für Schicht aus Verletzungen und Tränen weg.

Meta-Ängste

Unbewusste Meta-Ängste und Überzeugungen lassen Sie an Themen und Gefühlen festhalten, selbst wenn Sie diese bewusst loslassen wollen. (Vgl. Kapitel 2 unter „Teufelskreise") Chronische Schmerzen rufen bekanntlich Überzeugungen und Zweifel hervor, die es schwierig machen, sie aufzulösen, doch auch andere Themen können Widerstände hervorrufen. Einige Beispiele:

Widerstand gegen das Ziel: „Obwohl ich diese Schmerzen in meinen Händen habe, die es mir unmöglich machen, selbst einfachste Dinge zu tun, wie das Geschirr zu spülen ..."

Meta-Angst: „Falls ich diese Schmerzen loslasse, stehe ich wieder mit der ganzen Hausarbeit da, zusätzlich zu meinem Teilzeitjob und den Kindern ..."

*

Widerstand gegen das Ziel: „Obwohl ich diese entsetzliche Migräne habe …"

Meta-Angst: „Wenn ich diese Kopfschmerzen nicht mehr habe, kümmert sich mein Partner nicht mehr so fürsorglich um mich wie jetzt und es wird wieder so wie vor der Migräne …"

*

Widerstand gegen das Ziel: „Obwohl ich Angst habe, vor Menschen zu reden …"

Meta-Angst: „Wenn ich vor Fremden rede, dann … [mache ich mich zum Narren / werde ich abgelehnt / ausgelacht] wie damals … [in meiner Familie / in der Schule / Versammlung] …"

*

Widerstand gegen das Ziel: „Obwohl ich es aufschiebe und vermeide … [die Dinge zu sagen / zu tun], die mir Erfolg bescheren …"

Meta-Angst: „Mein Vater sagte, ich würde es nie zu etwas bringen, deshalb hat es gar keinen Sinn, es überhaupt zu versuchen …"

Einige dieser Meta-Ängste sind situationsspezifisch für bestimmte Erfahrungen aus Vergangenheit und Gegenwart, andere sind allgemeiner und können in viele Lebensaspekte hineinspielen. Meta-Ängste können augenfällig und leicht identifizierbar sein oder einiges an Detektivarbeit erfordern. Häufig sind Meta-Ängste für uns selbst schwierig auszumachen, weil sie so in unserem Glaubenssystem verwurzelt sind, dass wir sie nie hinterfragen; ja, wir nehmen sie nicht einmal wahr. Ein Therapeut kann da helfen – das setzt natürlich voraus, dass er nicht ähnliche blinde Flecken hat wie wir selbst.

> *Teil jedes Elends ist die Reflexion über das Elend: die Tatsache, dass Sie nicht nur leiden, sondern dass Sie fortwährend an die Tatsache denken müssen, dass Sie leiden. Ich lebe nicht nur jeden endlos langen Tag in Kummer, sondern ich lebe auch in dem ständigen Nachdenken darüber, dass ich jeden Tag in Kummer lebe.*
>
> C. S. Lewis

Sind Meta-Ängste und Meta-Überzeugungen erst einmal aufgespürt, dann können Sie ihre Intensität ebenso reduzieren wie die Ihrer primären Themen. Danach können Sie sozusagen „Meta-Positive" als Ersatz installieren.

Asha Clintons Handbuch zu *Kernüberzeugungen* (engl.: *core beliefs*), wie sie sie nennt, bietet sich ebenfalls dazu an, Meta-Ängste und Meta-Überzeugungen zu ermitteln. Das Buch enthält eine ausführliche Liste negativer Überzeugungen, gepaart mit vorgeschlagenen Ersatzaussagen, alle aufgegliedert unter Überschriften wie Depression, Missbrauch, Kontrolle, Leugnen, Ausbeutung usw. Hier nur ein paar Beispiele:

Ich habe nichts, wofür es sich zu leben lohnt. – Ich lebe für meine Heilung und Transformation.

Ich verdiene keine Heilung. – Ich verdiene Heilung.

Ich muss perfekt sein. – Es genügt völlig, dass ich ein normaler Mensch bin.

Ich bin machtlos. – Meine persönliche Macht ist real, aber begrenzt.

Ich bin der Untalentierteste von allen. – Meine Talente liegen im normalen Bereich.

Ich verdiene es nicht, respektiert zu werden. – Ich verdiene es, zu respektieren und respektiert zu werden.

In manchen Fällen bezeichnet der Begriff *Kernüberzeugungen* Glaubenssätze, die wir, als wir klein waren, unkritisch übernommen und in unser Unbewusstes aufgenommen haben; und zwar in dem Entwicklungsstadium, als wir regelrecht in uns „aufsogen", wie es in dieser Welt so zugeht. Beleidigende – oder auch nur falsch gedeutete – Erfahrungen haben wir dann möglicherweise übernommen in einer generalisierten Form wie: „Ich kann nie geliebt werden" oder „Ich bin ... [linkisch / dumm / hässlich / unverständlich]."

Noch einmal: Es kann nur nützen, die Ausgangsaussagen und Affirmationen genau aufzuschreiben. Das gilt gerade für Meta-Themen, die mitunter schwer zu erkennen sind. Außerdem: Wenn Sie Ihre eigentliche

Arbeit unterbrechen und erst die Widerstände in Gestalt Ihrer Meta-Ängste bearbeiten und klären, bringen Ihre Tagebucheinträge Sie wieder zurück an den Punkt, an dem Sie Ihre ursprüngliche Arbeit unterbrachen. Die Meta-Themen zu notieren kann Ihnen auch künftig helfen, falls Sie auf ähnliche Widerstände stoßen wie bei den primären Themen.

Der Versuch, Meta-Ängste und -Überzeugungen aufzulösen, wird oft als beängstigend empfunden, weil das Unbewusste auch Meta-Meta-Überzeugungen enthalten kann wie:

„Es ist nicht sicher, diese Überzeugungen loszulassen, die mir halfen, verdrängte Verletzungen und Ängste nicht fühlen zu müssen.

Wenn ich einwillige, diese verdrängten Verletzungen und Ängste loszulassen, ... [gehe ich vor die Hunde / ertrage ich das nicht / leide ich mehr, als ich überleben kann]."

Mit WHEE lassen sich auch diese einschränkenden Meta-Meta-Überzeugungen auflösen. Anfangs macht das vielleicht etwas Angst, doch mit etwas Übung geht es immer leichter. Im Laufe der Zeit kann das Wissen Sie sehr beruhigen, eine Methode an der Hand zu haben, die selbst so beängstigenden Aspekten Ihrer unbewussten Kindheitsprogrammierung gewachsen ist. Wann immer neue Themen in Ihrem Leben auftauchen, werden Sie sich vielleicht sogar *freuen*, Meta-Gefühle und -Überzeugungen aus der Vergangenheit zusammen mit den aktuellen Themen zu bereinigen.

Anliegen statt Sorge

Eine mögliche Abkürzung lernen Sie kennen, sobald Sie Sorgen in Anliegen umwandeln; so können Sie blockierende Themen leichter loslassen oder eine „Verbesserungsspirale" starten. Hilfreich ist oftmals, sich selbst zu fragen: „ Wäre es in Ordnung, diese Ängste [oder Meta-Ängste / Befürchtungen / Sorgen] in Anliegen zu verwandeln?" Der Unterschied ist ungefähr so, als würde man *einerseits* seine Themen angehen wie der archetypische „Sorgenmacher" schlechthin (im Film), nämlich Woody Allen, oder *andererseits* wie der archetypisch ruhige und logische Mr. Spock aus *Star Trek*. Falls Klienten mit diesen Beispielen nichts anfangen können, frage ich sie, ob sie den Unterschied erkennen zwischen *dieser* möglichen Reaktion:

„Oh weh! Oh Schreck! Das ist ja fürchterlich!" (von Eeyore)
und der *anders* gearteten Reaktion:
„Also, Pooh, was machen wir jetzt, um das in Ordnung zu bringen?"
(von Christopher Robins).

Arbeit mit inneren Bildern und Träume können Ihnen Türen dazu öffnen, tiefsitzende Themen loszulassen. Die Arbeit an einem Traumbild,
etwa einem Monster in einem Albtraum, kann Sie mit allen Aspekten früherer Verletzungen, Sorgen, Ängste und anderer Gefühle in Verbindung
bringen, die das Unbewusste zu diesem Monsterbild zusammenfügte. Genauso können wir mit jedem Fantasiebild verfahren, um ein Thema, ein
Problem oder eine aktuelle oder frühere Beziehung darzustellen, die wir
bearbeiten wollen. Wenn wir uns mit der von mir begründeten Methode
Bildern auf diese Weise widmen, kann das zu tiefer Heilung führen, weil
Bilder die heilende Wirkung auf alle Aspekte übertragen, die mit dem jeweiligen Bild zusammenhängen.

Geduld und Ausdauer sind gefragt, wenn wir es mit herausfordernden
Situationen zu tun haben, insbesondere wenn eine Vorgeschichte mit
mehrfachen Traumatisierungen vorliegt. Gelegentlich scheint es endlos
zu dauern, die einzelnen „Zwiebelschichten" von Widerständen abzu-
schälen, doch Geduld und Ausdauer bringen Besserung. Zwar lassen
sich einige der hartnäckigsten Widerstände vielleicht nur mit therapeutischer Unterstützung auflösen, doch das Ergebnis lohnt die Mühe. Wie
Jim Rohn sagte: „Wir leiden alle an einem von zwei Schmerzen: dem
Schmerz der Disziplin oder dem Schmerz des Bedauerns. Der Unterschied: Disziplin wiegt nur ein paar Gramm, Bedauern hingegen wiegt
Tonnen."

Bündeln und unterteilen

Die Herausforderung besteht darin, unsere Einzigartigkeit
anzuerkennen, indem wir lernen, „uns selbst zuzuhören, als
lauschten wir einer Botschaft des Universums".

S. A. Conn

Viele Beispiele dazu finden Sie schon weiter oben, doch dieses Thema
verdient einige Worte weiterer Klärung.

Manche Themen sprechen besser auf unsere Methode an, wenn sie gebündelt, zusammengefasst werden; also: Wenn *jedes* für das Thema relevante Element als Gegenstand der jeweiligen Klopfreihe benannt wird, dann ändern sich die Werte auf unseren Skalen schneller und leichter. Mitunter überrascht es, wie viele verschiedene Punkte innerhalb *einer* Klopfreihe aus dem gleichen „Aktenordner" entfernt werden können! Einige Beispiele:

Eingangsthema: „Obwohl ich mich über meinen Chef ärgere, weil er mich bei der letzten Gehaltserhöhung übersehen hat, …"

Zusätzliche Komponenten, die mit dem Eingangsthema gebündelt werden: „ … und ich immer noch stocksauer auf ihn bin, weil er meinen letzten Bericht verrissen hat und weil er meine Sekretärin Milly wegen ein paar Tippfehlern zum Weinen brachte …"

*

Eingangsthema: „Obgleich ich tief verletzt bin, weil mein Mann unseren Jahrestag vergessen hat, …"

Zusätzliche Komponenten, die mit dem Eingangsthema gebündelt werden: „… weil er unserer Beziehung nicht den Vorrang einräumt … [vor seinem Beruf / vor seinen Kumpels] und weil er mir die meiste Hausarbeit überlässt, obwohl ich genauso berufstätig bin …"

*

Eingangsthema: „Obwohl ich mich schuldig fühle, weil ich meiner Familie wegen meiner Behinderungen aufgrund meiner Arthritis zur Last falle, …"

Zusätzliche Komponente: „… und ich mir in meiner Jugend geschworen habe, nie jemandem so zur Last zu fallen wie meine Mutter während ihrer schlimmen Depression, deretwegen ich als Kind die Elternrolle übernahm und mich um meine jüngere Schwester und meinen Bruder kümmerte …"

Andere Themen wiederum sprechen besser auf einen *engeren* Fokus an. In diesem Fall nehmen Sie sich jeweils ein einzelnes Element aus einem komplexeren Thema vor. Dies bezeichnet man als *Unterteilen*.

Eingangsthema: „Obwohl mein Reizdarm reagiert, wenn ich zu fett oder sehr scharf esse, und obwohl ich Krämpfe bekommen, wenn ich nervös bin oder mich ärgere ...“

Unterteilung: Jede Komponente einzeln angehen, womöglich die psychischen Themen bündeln, aber die Klopfmethode auf die *körperlichen* Reizerreger *einzeln* anwenden.

*

Eingangsthema: „Obwohl ich furchtbare Spannungskopfschmerzen habe, wenn ich mich über meine Frau aufrege, und obwohl ich weiß, dass das in meiner Kindheit begann, als ich mich über meine Mutter ärgerte, mich aber nichts zu sagen traute, und es mit dem Schleudertrauma schlimmer wurde ...“

Unterteilung: Jeden Bestandteil getrennt angehen. In jeder einzelnen Untergruppe kann es allerdings Bestandteile geben, die *gebündelt* gut auf WHEE ansprechen.

Bündeln oder unterteilen kann man *jederzeit* im Verlauf einer Klopfreihe, selbst wenn man bereits mehrere Runden mit einem engeren oder weiteren Blickwinkel begonnen hat. Ja, bei der Arbeit an einem Widerstand kann es bisweilen helfen, vom Bündeln zum Unterteilen überzuwechseln oder umgekehrt.

Das folgende Beispiel verdeutlicht ebenfalls die zahlreichen Techniken für die Arbeit an Widerständen. Es zeigt auch, dass sich ein oberflächlich gesehen vermeintlich einfaches Thema als Spitze eines emotionalen Eisberges entpuppen kann und wesentlich aufwendiger loszulassen ist, als man zuerst vermutete.

Iris bearbeitete ihre Sorge um ihre Enkelin, Grace, die wegen der Scheidung ihrer Eltern (Iris' Tochter und Schwiegersohn) verzweifelt war. Nachdem Iris ihre SUD auf 0 reduziert hatte, ließ ich sie prüfen, ob diese auch bei 0 bleiben würden, wenn sie an ein Gespräch mit ihrer Enkelin dachte. Dann stiegen sie wieder auf 4 an, meinte sie. Sie brachte sie wieder auf 0 und formulierte die Aussage, sie vertraue ihrer Fähigkeit, Grace in dieser Situation beizustehen.

Beim nächsten Besuch berichtete Iris enttäuscht, es habe sie immer noch tief bekümmert, als sie erfuhr, dass die erbitterten Streitereien und das Gezeter ihrer Eltern Grace weiterhin sehr nahe gingen. Iris fragte, ob meine Methode denn tatsächlich wirke, und hatte sich sogar schon Gedanken gemacht, ob sich weitere Sitzungen überhaupt lohnen würden.

Da half es ihr, über den Unterschied zwischen Sorgen und Anliegen nachzudenken. So erkannte sie, dass sie ihre *Sorgen* loslassen wollte. Im weiteren Gespräch begriff sie, dass sie nur ganz schwer ihr *Verantwortungsgefühl* für Grace loslassen konnte, weil sie selbst auch eine schwierige Scheidung durchgemacht hatte, die ihrer Tochter (Graces Mutter) zugesetzt hatte. In mehreren Klopfrunden klärte sie ihre Gefühle zu diesen und verwandten Themen und empfand danach den Wert 0 auf der Stress-Skala als stabiler als in der vorausgehenden Sitzung.

Hilfreich war für Iris auch die Arbeit an den Meta-Themen, die durch Graces Verzweiflung ausgelöst wurden; es waren unter anderem Iris' mangelndes Selbstvertrauen; das Gefühl, als Frau und Mutter versagt zu haben; verdrängter Ärger über ihren Exmann und: aktuelle Wut auf ihren Schwiegersohn. Dieser Ärger ließ Iris explodieren und setzte ihre Kernüberzeugungen frei: Demnach zeigten nur „schlechte" Menschen ihren Ärger (ein Überbleibsel von Vorwürfen ihrer Mutter an ihren Vater wegen Themen, die zur Scheidung von Iris' Eltern geführt hatten); und sie betrachtete sich selbst als „schlecht", weil sie die Scheidung ihrer Eltern verursacht oder dazu beigetragen habe. (Kinder machen häufig sich selbst Vorwürfe wegen der Probleme ihrer Eltern.) Nachdem Iris diese Themen gelöst hatte, erkannte sie, dass sie beinahe die Therapie abgebrochen hätte, statt diese verdrängten Kernüberzeugungen um Ärger und Schuld noch einmal gründlich anzuschauen. – Mein Fazit: Mit Geduld und Ausdauer hilft WHEE bei fast jedem Thema.

Ein Thema „parken"

Geduld ist eine bittere Pflanze, die süße Früchte hervorbringt.

Charles Swindoll

Nehmen wir einmal an, Sie kommen mit einem Thema gut voran und in mehreren Klopfrunden sinken die Stresswerte kontinuierlich, doch plötzlich kommt Ihnen ein anderes Thema in den Sinn, das viel stärker drängt als das ursprüngliche. Dann können Sie sich entscheiden, das erste sozusagen zu parken und mit dem zweiten, sich dringlicher oder wichtiger anfühlenden Thema fortfahren. Auch hier empfiehlt es sich, den genauen Wortlaut des ersten Themas niederzuschreiben, damit Sie später daran weiterarbeiten können. Wenn sich das erste Thema schon zum Besseren gewendet hat, dann verfügen Sie offenbar über eine gut funktionierende Formulierung. Falls sich noch nichts getan hat, können Sie Ihre Worte optimieren, sobald Sie sich dem Thema nach einer Pause erneut widmen.

Bei komplexen Themen stellen Sie vielleicht fest, dass Sie mal besser und mal schlechter vorankommen mit den verschiedenen Unterabschnitten des Themas, das Sie gerade bereinigen und umstrukturieren. Besonders häufig habe ich das bei Depression, schmerzlichem Verlust und heftigem Verlangen erlebt. Während der Arbeit an so intensiven Gefühlen und Problemen kann man sich wie in der Achterbahn fühlen. Allein das Wissen und die Ahnung, dass man den Prozess der Selbstheilung so erleben *kann*, hilft schon, weil Sie dann nicht so leicht den Mut verlieren, wenn Sie gut vorankommen, aber plötzlich unerwartet in etwas eintauchen oder sich etwas zuwenden, was Ihre Aufmerksamkeit verlangt.

Wie Sie den Muskeltest nutzen können

Der Intellekt muss durch Intuition und Fürsorge im Gleichgewicht gehalten werden, damit Informationen angemessen genutzt werden, zum Wohle aller und für künftige Generationen.

Kenneth Cohen

Muskeltesten ist eine so wirksame Technik, dass sie einen eigenen Abschnitt verdient. Mit ihr können wir auf unsere unbewusste, intuitive Weisheit zugreifen.

Seit über hundert Jahren weiß man, dass wir mit dem Unbewussten über sogenannte *ideomotorische Reaktionen* kommunizieren können. Ein Hypnotherapeut kann Menschen in Hypnose anweisen, durch das Heben des rechten Zeigefingers mit *Ja* zu antworten und mit einem *Nein* durch das Heben des linken Zeigefingers (oder durch andere Körperbewegungen).

Mit dem Muskeltest ermittelt ein Therapeut, inwieweit die Lebensenergie eines Menschen in ihrem Fließen beeinträchtigt ist oder nicht. Dafür lässt er den Betreffenden etwa seinen Arm auf Schulterhöhe seitlich ausstrecken und bittet ihn, seinem Druck auf das Handgelenk Widerstand zu leisten. Normalerweise sollte der Arm (der getestete Muskel) dem leichten Druck standhalten – das ist – vereinfacht beschrieben – der Ausgangspunkt des Muskeltestens. Dann testet der Therapeut ein zweites Mal, unmittelbar nachdem die Testperson eine *wahre* Aussage laut ausgesprochen hat, und ein drittes Mal nach dem Aussprechen einer *falschen* Aussage. In der Regel bleibt der Arm bei der wahren Äußerung *stark* und testet bei der falschen *schwach*.

Sind diese Grundreaktionen festgestellt, kann der Therapeut die Muskelreaktion nach *jeder beliebigen* Aussage überprüfen, etwa nach Sätzen wie: „Ich bin bereit, jetzt meinen ganzen Schmerz loszulassen", oder: „Ich will [muss] jetzt teilweise an meinem Schmerz festhalten." Häufig sind Menschen über ihre eigenen Muskelreaktionen sehr verblüfft, weil diese das Gegenteil ihrer bewussten Wünsche signalisieren können. (Der Muskeltest kommt ursprünglich aus der Kinesiologie, die mit wesentlich ausgefeilteren Verfahrensweisen bestimmte körperliche Fehlfunktionen

ermitteln kann, die mit spezifischen Akupunkturmeridianen zusammenhängen.)

Achtung: Am besten sollte man das Muskeltesten bei einem entsprechenden Kurs erlernen, mit praktischen Übungen. Falls Sie es aber doch
aus einem Buch erlernen wollen oder müssen, lesen Sie sorgfältig alle Anleitungen und Warnhinweise (wie sie auch hier zu finden sind), bevor Sie
einen Muskeltest durchführen!

Man kann auch seine *eigenen* Muskeln testen, um mit dem eigenen Unbewussten zu kommunizieren. Folgende Vorgehensweisen sind dabei ge-
bräuchlich:

Der Zweifinger-O-Ring-Test

Halten Sie die Fingerspitzen Ihres linken Daumens und linken kleinen
Fingers so zusammen, dass sie ein O bilden. Haken Sie nun Ihren rechten Daumen in diesen Ring, und zwar an der Stelle, an der sich linker
Daumen und Kleinfinger berühren, und stellen Sie fest, wie fest Sie ziehen müssen, damit sich der Griff dieser beiden Finger löst. Fragen Sie sich
nun: „Wie fühlt sich mein *Ja* an?", und ziehen Sie erneut; achten Sie dabei
darauf, wie fest die Finger verbunden sind und ob sich daran etwas ändert. Wiederholen Sie den Vorgang und prüfen Sie die Intensität Ihres
Griffs mit der Frage: „Wie fühlt sich mein *Nein* an?" Viele Menschen stellen einen deutlichen Unterschied in der Verbindungsintensität zwischen
Ja und *Nein* fest; bei den meisten ist sie beim *Ja* stärker.

Muskeltest mit dem Zeigefinger

Legen Sie im Sitzen Ihre linke Hand auf Ihren Oberschenkel, in der Nähe
des Knies. Heben Sie Ihren linken Zeigefinger an. Drücken Sie nun mit
Ihrem rechten Zeigefinger den linken, angehobenen hinunter und ermitteln Sie, wie stark Ihr linker Zeigefinger dagegenhält. Wiederholen Sie
diesen Vorgang, während Sie an eine Frage denken, die mit *Ja* oder *Nein*
zu beantworten ist. Sie könnten etwa fragen: „Ist Schokolade gut für
mich?" (Sie können Schokolade natürlich durch jedes andere Genuss-
oder Nahrungsmittel ersetzen, nach dem Sie ein starkes Verlangen verspüren.) Ändert sich die Stärke, der Widerstand Ihres linken Zeigefingers

irgendwie? Eine schwache Reaktion (auf die eben gestellte Frage) bedeutet im Allgemeinen ein *Nein*, eine starke ein *Ja*.

Muskeltesten mit dem Daumennagel

Reiben Sie sanft quer über Ihren Daumennagel mit den Fragen: „Was ist
mein *Ja*?“ und „Was ist mein *Nein*?“ Achten Sie auf alle Unterschiede, die
Sie mit Ihrem Finger wahrnehmen. Erweitern Sie diese Übung auf andere
Fragen. Sie könnten laut sagen: „Heute ist …“ (den *richtigen* Wochentag
nennen) und dabei genau beobachten, wie Ihr Finger über den Daumennagel gleitet; dann sagen Sie: „Heute ist …“ (einen *falschen* Wochentag!)
und achten wieder auf Ihr Empfinden. Das *Ja* fühlt sich in der Regel „glat-
ter“ an, doch das ist sehr individuell und lässt mehr Variationen zu als andere Formen des Muskeltests.

Diese Methode ist unauffällig und Sie können sie in praktisch jeder Situation anwenden, sogar während des Autofahrens. Das ist meine Lieb-
lingsmethode.

Ihr Arm als Indikator

Strecken Sie Ihren Arm seitlich aus, parallel zum Boden. Lassen Sie einen
Partner die Muskelspannung Ihrer Armmuskeln testen, indem er Ihren
Arm am Handgelenk nach unten drückt, um Ihre Ausgangsstärke zu ermitteln, mit der Sie Widerstand leisten. Denken Sie dann an eine Situation, die Sie *traurig* stimmt. (Teilen Sie dem anderen Ihre Gedanken nicht
mit, um auszuschließen, dass er aufgrund ihrer eigenen Erwartungen fester oder leichter drückt.) Beobachten Sie, ob sich die Reaktion Ihrer Muskeln nun ändert, wenn er ein zweites Mal drückt, während Sie sich auf
Traurigkeit konzentrieren. Ruhen Sie Ihren Arm dann einen Moment aus
und lassen Sie den Tester erneut auf Ihr Handgelenk drücken, während
Sie an etwas denken, was Sie *glücklich* macht. Nehmen Sie wieder die
Reaktion Ihres Armes wahr.

Traurigkeit lässt Muskeln gewöhnlich schwach testen, ein Glücksgefühl
hingegen stark. Bisweilen reagiert ein Mensch jedoch regelmäßig umgekehrt. Eine Frau, mit der ich arbeitete, teilte mir folgende Erfahrung mit:
„Ich wuchs in einer Gegend auf, in der es recht rüde zuging. Ich brachte
mir selbst bei, auch dann hart zu sein, wenn ich traurig war, und nicht zu

weinen, denn sonst machten sich die anderen über mich lustig." Sie testete viel stärker, wenn sie traurig war.

Bei manchen Menschen ruft man über den Muskeltest *keinerlei* Reaktion hervor. Dann sollte man mit dem Unbewussten andere Signale „vereinbaren".

[Anmerkung des Verlags: Die hier beschriebenen Anleitungen zum Muskeltesten sind stark vereinfacht und werden in der Regel nicht ausreichen, um die Technik zuverlässig zu vermitteln. Eine ausführliche Beschreibung aller zu beachtenden Aspekte findet sich etwa in dem Buch von Yvonne H. Koch: *AstroKinesiologie*, Kirchzarten: VAK, 2005, Seite 44 ff.]

Innere Bilder statt Muskeltest

Stellen Sie sich vor Ihrem inneren Auge eine leere Leinwand vor. Bitten Sie Ihr Unbewusstes, auf dieser Leinwand ein Bild für *Ja* auftauchen zu lassen. Stellen Sie sich nach diesem *Ja*-Bild die Leinwand wieder weiß vor. Bitten Sie dann um ein *Nein*-Bild. ... Das funktioniert bei vielen Leuten gut, ist allerdings etwa während des Autofahrens *nicht* zu empfehlen!

Pendel und Wünschelruten zum Muskeltesten

Seit Jahrhunderten gibt es Menschen, die den Ausschlag einer Wünschelrute oder eines Pendels wahrnehmen und so Fragen intuitiv beantworten können. Ursprünglich suchte man damit Grundwasser für Brunnen, mittlerweile hat sich ihr „Einsatzgebiet" erweitert und sie geben Antworten auf das gleiche Fragenspektrum wie der Muskeltest. Es ist klar, dass auch diese beiden Techniken letztlich Spielarten des Muskeltestens sind, denn wenn die Hand eines Menschen, die ein Pendel hält, auf einer Tischkante abgelegt ist (statt frei in der Luft gehalten zu werden) oder wenn das Pendel mit einer Zange gehalten wird (statt mit der Hand), reagiert es nicht auf die Fragen.

Durch das Testen mit Pendeln und Ruten können wir unser unbewusstes Gewahrsein über uns selbst hinaus ausdehnen. So lässt sich der Muskeltest intuitiv und spirituell einsetzen. (Mehr über dieses und verwandte Themen finden Sie in Kapitel 6.)

Der Muskeltest lässt sich sozusagen als „Gradmesser für die Wahrheit" nutzen. Haben Sie erst einmal Ja- und Nein-Reaktionen zu neutralen Themen ermittelt, können Sie sich Fragen zu Ihrem körperlichen oder psychischen Wohlbefinden stellen. Mit einfacheren Fragen können Sie feststellen, ob Ihnen verschiedene Medikamente oder andere Behandlungen wahrscheinlich förderlich, nutzlos oder schädlich sein werden. Natürlich können Sie auch komplexere Fragen stellen: ob es zu Ihrem höchsten Wohl ist, sich auf bestimmte Erfahrungen oder Beziehungen einzulassen oder nicht, oder ob unbewusste psychische Faktoren zu einem Stresszustand oder Schmerz beitragen. Sie können absolut alles fragen, solange es sich mit einem einfachen Ja oder Nein beantworten lässt.

Das alles war also eine lange Einleitung zu einer weiteren Technik, Widerstände zu bearbeiten (die wir vorher erörterten): Wenn die einfacheren Techniken fehlschlagen, öffnet das *Muskeltesten* häufig Türen zu tieferen Erkenntnissen und Möglichkeiten, auf die wir sonst nicht gekommen wären.

Für die Arbeit an einem *Widerstand* folgen hier allgemeine Aussagen und Fragen, die Sie an sich selbst richten und mit Muskeltesten oder Ähnlichem überprüfen können – es lohnt sich! (Oft ist es hilfreich, die beiden ersten Fragen gleich hintereinander zu stellen, da die zweite gelegentlich genauso zutrifft wie die erste.)

„Ich bin jetzt bereit, mein/e/n ganze/n/s ... [Thema / Schmerz / Stress / Überzeugung / Zweifel] loszulassen."

„Ich möchte [muss] jetzt noch teilweise an meinem ... [Thema / Schmerz / Stress / Überzeugung / Zweifel] festhalten."

„Es gibt noch eines oder mehrere Themen aus meiner Vergangenheit, das oder die ich bereinigen muss, um den Widerstand loszulassen, den ich im Moment verspüre."

„Das Loslassen dieses ... [Themas / Gefühls] ist blockiert durch ... [Themen in meiner derzeitigen Beziehung mit jemand anderem / Meta-Themen], aufgrund derer ich nur mit Unbehagen loslasse."

„Es sind noch ... [ein / zwei / oder mehrere] Themen aus einem oder mehreren früheren Leben zu klären, damit ich den Widerstand loslassen kann, den ich gerade empfinde." (Mehr über das Klären von Themen aus früheren Leben finden Sie in Kapitel 6.)

„Es ist ... [hilfreich / notwendig], einen Therapeuten zu konsultieren, damit ich meinen Widerstand gegen dieses Thema aufgeben kann."

Ich ermuntere Sie zu *Kreativität* beim Stellen Ihrer Fragen. Ihre innere Weisheit kennt keine Grenzen. Notieren Sie den genauen Wortlaut der Frage im Voraus gewissenhaft, damit Sie sie im Licht einer späteren Analyse neu bewerten können. So können Sie die Fragen immer präziser formulieren und den Antworten immer mehr vertrauen. Ihr Unbewusstes und Ihr höheres Selbst nehmen Formulierungen absolut wörtlich, sie reagieren auf genau die Worte, mit denen Sie fragen. Empfinden Sie die Antworten, die Sie bekommen, als unlogisch oder als irgendwie falsch, dann fragen Sie anders!

Häufige Fehler beim Muskeltesten können sein:

- *Es wird kein Zeitrahmen genannt:* Die Frage „Tut ... [Entspannung / Vitamin A / ein Urlaub] mir gut?" könnte zu einer positiven Antwort führen, doch der Nutzen davon zeigt sich vielleicht erst in einigen Monaten! Wollen Sie etwas über die Vorteile für *jetzt* erfahren, müssen Sie das spezifizieren.

- *Begriffe werden nicht definiert:* „Ist es gut, diese ... [Beziehung / dieses Arbeitsverhältnis] zu beenden?" – Die Frage benennt nicht, für *wen* das gut sein könnte, *in welcher Hinsicht* das gut sein könnte und (ist es Ihnen aufgefallen?) auch nicht *wann* das Ende sein soll. „Gut" sollte ebenfalls genauer definiert werden.

- *Verschiedene mögliche Faktoren, die gleichzeitig wichtig und relevant sein könnten, werden übersehen:* „Ist es gut für mich, diesen Schmerz jetzt ganz loszulassen?" Diese Frage schließt nicht die Tatsache aus, dass ein Teil von Ihnen immer noch teilweise an dem Schmerz festhalten will oder das Bedürfnis danach verspürt. Es ist immer hilfreich, auch nach dem Gegenteil zu fragen: „Will / muss irgendein Aspekt von mir noch teilweise an diesem Schmerz festhalten?" Einmal erlebte ich ein *Ja* sowohl auf die erste wie auf die zweite

Frage und der Widerstand löste sich nicht auf. Diese Person *fürchtete sich davor, den Schmerz loszulassen.*

Achtung: Beim Interpretieren der Ergebnisse des Muskeltestens ist äußerste Vorsicht geboten. Wie bei jedem Diagnoseverfahren (intuitiv oder körperlich) gibt es immer einen Prozentsatz falscher positiver und falscher negativer Resultate. Einige Studien bestätigen zwar, dass der Muskeltest zuverlässige Antworten liefert, doch es sind noch sehr wenige Untersuchungen. Mit anderen Worten, selbst unter den günstigsten Umständen erhalten Sie mit dem Muskeltest bisweilen falsche Antworten.

Reduzieren können Sie das Fehlerrisiko zum Beispiel so:

1. Analysieren Sie die intuitiv auftauchenden Informationen mit Ihrem gesunden Menschenverstand und Ihrer Logik. Handeln Sie nicht unüberlegt auf der Grundlage intuitiver Eindrücke, die der Vernunft widersprechen, und weisen Sie intuitives Drängen zurück, das ethischen Prinzipien zuwiderläuft.

2. Prüfen Sie, wie Sie in Ihrer Selbstbeobachtung emotional und intuitiv auf die Informationen des Muskeltests reagieren. Die Information kann einem Traumbild ähneln, das verzerrt sein kann. Das heißt, das *Ja*, das Sie erhalten, bezieht sich vielleicht nur auf einen Teil der Frage, nicht aber auf die ganze Frage. Wenden Sie sich im Zweifelsfall an Familienmitglieder, Freunde oder professionelle Therapeuten Ihres Vertrauens.

3. Beim Muskeltest können Umkehrungen auftreten. Unsere übliche *Ja*-Antwort kann sich in den Muskeln als Schwäche statt als Stärke zeigen und unser *Nein* als noch mehr Stärke. Das kann passieren, wenn wir verzweifelt oder ungeerdet sind, in einer Umgebung mit disharmonischen Energien oder in anderen Situationen, in denen wir die Ursache dafür nicht erkennen. Erden Sie sich in solchen Fällen und führen Sie einige Übungen durch, um das Gehirn wieder ins Gleichgewicht zu bringen. Dabei werden meist linke und rechte Körperhälfte stimuliert; Sie können daher alle Klopftechniken aus diesem Buch anwenden. Eine Massage des „Wunden Punktes" unter dem Schlüsselbein korrigiert Umkehrungen ebenfalls.

4. *Testen Sie immer wieder und lassen Sie sich von anderen testen* – vorzugsweise von Fachleuten, die in diesen Techniken erfahren sind –, wenn hartnäckige Fragen auftauchen und Ihnen die Ergebnisse des Muskeltests unklar sind. In ähnlicher Weise können Sie auch still für sich an eine Frage denken und eine *Vertrauensperson* bitten, Sie mit dem Muskeltest zu testen. Auch das kann ein neutrales *Ja* oder *Nein* liefern.

Das Gefäß für die Heilung reinigen

Sobald wir verdrängte Themen klären und loslassen, erleben wir unser ganzes Wesen als freier von Blockaden und Widerständen; das beginnt beim Unbewussten und erstreckt sich über viele andere Ebenen. Vielfältige „Verbesserungsspiralen" werden in Gang gesetzt und unterhalten, die sich gegenseitig fördern und verstärken.

Verdrängte Verletzungen und Themen erzeugen Blockaden und Widerstände in unserem Bewusstsein und unserem Energiefluss. Bleibt der psychische Schmerz über einen Verlust verdrängt (etwa über den Tod eines nahestehenden Menschen / eine gescheiterte Beziehung / einen Funktionsverlust aufgrund einer Verletzung oder Krankheit), dann stellt das Unbewusste Wachposten auf, um die inneren Höhlen zu bewachen, in denen der Schmerz vor dem bewussten Gewahrsein verborgen ist. Auf seine kindliche Art sagt das Unbewusste: „Falls wir diese schmerzlichen Gefühle herauslassen, spüren wir nur immer wieder die Verletzung und wir könnten uns genauso überwältigt fühlen wie damals, als wir sie verbargen."

Das Unbewusste sagt auch: „Halte dich von allem fern, was an die Skelette in dieser Höhle rühren könnte." Deshalb meiden wir letztlich Themen, die den in unserem Inneren verborgenen ähneln. Haben wir Trauer und Kummer verdrängt, so halten wir uns von Menschen und Situationen fern, die mit Verlust und Trauer zu tun haben. Das schützt uns zwar davor, die verdrängten Verletzungen zu spüren, doch es schadet uns, weil es uns von wichtigen Teilen menschlichen Miteinanders abschneidet. Wir können nicht auf zwei Hochzeiten tanzen.

Wenn Therapeuten Gefühle wie Trauer oder anderen emotionalen Schmerz verdrängt haben, kann das nicht nur ihnen selbst schaden, sondern auch ihren Klienten. Dann lenken sie Klienten leicht davon ab, sich ihrer Trauer oder ihrem Schmerz zu öffnen. Häufig ist das ein subtiles und völlig unbewusstes Manöver von Therapeuten. Sie konzentrieren sich dann vielleicht einfach auf andere Themen und schieben die für sie selbst schmerzlichen beiseite.

Blockaden und Widerstände der Therapeuten können so bei Klienten Widerstände verursachen. Das innere Kind der Klienten schließt sich diesen Widerständen bereitwillig an, denn oberstes Prinzip des inneren Kindes ist es, Schmerzen zu vermeiden. Daraus können sich subtilere und alles beherrschende Widerstände entwickeln, wenn Klient und Therapeut insgeheim dabei zusammenarbeiten, Gefühle und Themen versteckt zu halten. Das verstärkt nur das kindliche Grundprinzip, vor allen schmerzlichen, stressigen und unangenehmen Themen davonzulaufen, und verstärkt nur die Widerstände gegen alle erdenklichen verdrängten Themen.

Deshalb ist es für Therapeuten wichtig, sich laufend von einem Mentor und/oder Kollegen supervidieren zu lassen. In solchen Reflexionen können Therapeuten die Fälle betrachten, in denen sich Widerstände nicht auflösen, und sich von außen Feedback zu ihren eigenen blinden Flecken und Widerständen holen.

Psychische Widerstände lassen uns emotional verkrampfen, was sich dann in Körperspannungen widerspiegelt. Körperliche wie psychische Spannungen können den Energiefluss beeinträchtigen. Umgekehrt lösen sich auch oft körperliche Probleme, wenn psychische wie energetische Blockaden und Widerstände geklärt werden. (Aus all diesen Gründe verlange ich, dass Therapeuten, die Stufe 2 der WHEE-Ausbildung absolvieren wollen, einmal pro Monat zur Supervision gehen.)

Präsent sein, dabei bleiben

Wenn wir uns ehrlich fragen, welche Menschen uns in unserem Leben am meisten bedeuten, stellen wir oft fest, dass es diejenigen sind, die – statt uns einen Rat, Lösungen oder Heilmittel zu geben – sich entschieden haben, unseren Schmerz mit uns zu teilen und unsere Wunden mit ihrer warmen und zärtlichen Hand zu berühren. Ein Freund, der in einem Moment der Verzweiflung oder Verwirrung mit uns schweigen kann, der in einer Stunde der Trauer und des schmerzlichen Verlustes einfach bei uns sein kann, der es erträgt, keinen Rat zu wissen, kein Mittel zu haben, nicht zu heilen und sich mit uns unserer Realität der Machtlosigkeit stellt, der ist ein wahrer Freund.

Henri Nouwen

Unsere Schmerzerfahrung hängt großenteils mit unserer mentalen und emotionalen Reaktion zusammen. Wir mögen uns an frühere Gelegenheiten erinnern, als wir den gleichen oder einen ähnlichen Schmerz verspürten, und uns sorgen oder fürchten, dass der Schmerz anhält oder sich verschlimmert, oder uns Gedanken machen, ob der Schmerz auf das Vorhandensein oder die Verschlimmerung einer Krankheit hinweist. Doch wenn wir einfach mit dem Schmerz *sein* können, lässt er oft deutlich nach.

Aufgrund von Bandscheibenvorfällen hatte Linda massive Rückenschmerzen, die sich trotz zweier Operationen innerhalb von sechs Jahren nicht gebessert hatten. Sie war unglücklich und frustriert über die starken Schmerzmittel, mit denen sie ihre Schmerzen unter Kontrolle halten konnte, doch sie fand keine Medikamente ohne unangenehme Nebenwirkungen. Besonders setzten ihr ihre Verwirrtheit und Benommenheit zu.

Überrascht stellte Linda fest, dass ihre Schmerzen von 9 auf 6 zurückgingen, indem sie nur mit ihnen sprach. Dadurch konnte sie weitere Skepsis überwinden, als ich ihr vorschlug, den Schmerz einfach bewusst wahrzunehmen, ohne irgendwie auf ihn zu reagieren. Für einige Minuten wurde sie ganz still. Ich sah, wie ihr

Körper und ihre Gesichtszüge sich entspannten und ihre Energie sich veränderte. Ihre Stimme klang deutlich weicher, als sie zerstreut mitteilte, der Schmerz habe sich auf 3 reduziert.

In vielen Fällen dient meine Methode einfach nur dazu, dass wir mit unserem Schmerz gegenwärtig sind. Ja, unsere Gegenwärtigkeit ist ein wichtiger Bestandteil des Prozesses, bei dem wir immer wieder klopfen, während wir uns auf Affirmationen konzentrieren, die vorhandene Schmerzen anerkennen.

Ich habe schon mit vielen Menschen ihre Schmerzthemen durchgearbeitet und dabei die Erfahrung gemacht, dass es genügt, mit dem körperlichen oder psychischen Schmerz zu *sein*. Die meisten empfinden das Klopfen und die Affirmationen jedoch als ausgesprochene Unterstützung, alles loszulassen, was sich verabschieden will. Vielleicht wollen Sie ja für sich selbst herausfinden, welche Komponenten Ihnen am meisten helfen; denken Sie daran, dass diese von Thema zu Thema variieren können.

Falls Sie als Therapeut mit WHEE oder anderen Verfahren arbeiten, werden Sie erleben, dass Ihre Gegenwärtigkeit wesentlich zu den Möglichkeiten gehören kann, mit denen Sie Ihren Klienten helfen. Zahllose Therapeuten haben schon erlebt, dass Klienten unglaublich dankbar sind, wenn jemand ihrer Geschichte aufmerksam zuhört, ohne dass sie selbst verbal oder anderweitig darauf reagieren müssen. Carl Rogers und Eckhart Tolle haben ganze Heilungssysteme entwickelt, die auf Gegenwärtigkeit basieren.

Wenn Sie jemanden lieben, ist es sehr einfach, seinen Schmerz zu fühlen.

Salma Hayek

Studien zur Wirkung von WHEE

Erfreut kann ich mitteilen, dass die erste von mehreren Untersuchungen abgeschlossen ist. Christine Caldwell Bair (Titel und Links im Internet finden Sie in den Anmerkungen.) stellte signifikante Synchronizitäten zwischen der Herzfrequenz von Heilern und Klienten fest – dem Hauptthema

der Studie. Die freiwilligen Klienten kamen auf eine Anzeige hin, die ihnen anbot, eine Selbstentspannung und Heiltechnik zu lernen, die zu einer Studie gehörte. Sowohl die Kontroll- wie auch die Behandlungsgruppe lernte auch WHEE.

Die Versuchspersonen der Behandlungsgruppe erhielten WHEE plus
eine Intervention wie die vom HeartMath-Institut; dabei konzentrierte
sich der Therapeut auf seine Absicht, bei den Teilnehmern eine kohären-
tere Herzfrequenz hervorzurufen. Diese Methode zeigte eine signifikante
zusätzliche Wirkung im Vergleich zur Kontrollgruppe, die nur WHEE anwandte. Hier ein Zitat aus Bairs Doktorarbeit:

> *„Die Studie will untersuchen, wie sich das Herzfeld des Heilers*
> *während einer energetischen Heilung auf die Versuchsperso-*
> *nen auswirkt; gemessen werden dafür die Synchronisation*
> *der Herzfrequenz, die SUD-Werte und die Werte des Profile-*
> *of-Mood-States-Fragebogens (POMS) … In der Behandlungs-*
> *gruppe wurde eine statistisch signifikante Synchronisation*
> *der Herzfrequenz festgestellt. Die Werte von SUD und POMS*
> *verbesserten sich stärker als die in der Kontrollgruppe, was*
> *darauf hinweist, dass über die Wirkung von WHEE allein hi-*
> *naus noch weiterer Nutzen auftritt.“*

Bedeutsam ist, dass bei den Teilnehmern der Kontrollgruppe durch
WHEE die SUD leicht zurückgingen, wobei alle 41 Teilnehmer WHEE
lernten. In einem privaten Gespräch über WHEE merkt die Forscherin an:
„Als Anekdote kann ich berichten, dass fast alle Leute, denen ich es bei-
bringen konnte, es auch tatsächlich *anwenden*, weil es so einfach, unauffällig und wirksam ist – ganz anders als andere Techniken, die zwar
gut funktionieren, die aber niemand praktiziert, weil sich die Leute nicht
erst 15 bis 20 Minuten Zeit für sich nehmen können; deshalb versuchen
sie es erst gar nicht.“

Dass die Studie die Wirksamkeit von WHEE objektiv bestätigt, ist hilfreich. Das Verfahren selbst nützt der Forschung vor allem aus folgenden
Gründen:

- Es leicht zu lernen, leicht und rasch anzuwenden und zudem sehr viel-
  seitig und effektiv ist.

- WHEE macht sich die Forschungsdatenbank von EMDR zunutze und wird deshalb (in den USA) von Forschungsgremien in Krankenhäusern und konventionellen Forschern für Medizin und Krankenpflege sowie Klinikern eher akzeptiert als andere Verfahren der *Energy Psychology*. Bei der Behandlung der posttraumatischen Belastungsstörung stufen zunehmend mehr Autoritäten EMDR als ebenso wirksam ein wie die Kognitive Verhaltenstherapie.

Weitere Untersuchungen sind geplant, darunter auch eine solche über die Wirkung von WHEE bei Studenten mit Prüfungsängsten.

KAPITEL 4

Rasche und tiefgreifende Schmerzlinderung durch WHEE

Die wunderbarsten Menschen, die wir kennen, sind diejenigen, die Niederlagen, Leiden, Kampf und Verlust kennen und ihren Weg aus diesen Tiefen herausgefunden haben. Solche Menschen haben eine Dankbarkeit, ein Einfühlungsvermögen und ein Lebensverständnis, die sie mit Sanftheit, Mitgefühl, und einer tiefen, liebenden Anteilnahme erfüllen. Wunderbar sind Menschen nicht nur einfach so …

Elisabeth Kübler-Ross

Zwar hilft meine neue Methode generell bei den meisten Schmerzen, doch sollte man sehr wohl doch bedenken, dass man an *akute* Schmerzen ganz anders herangehen muss als an *chronische*.

Akute Schmerzen können von vielen der im ersten Kapitel ausführlich beschriebenen Faktoren herrühren und sind oft heftig. Sie können umso unangenehmer sein, weil sie uns sozusagen „lahmlegen" und unser Handeln einschränken. Hatten wir solche Schmerzen nie vorher, so ist das eine weitere Herausforderung, weil wir sie nicht kennen und deshalb nicht wissen, wie wir uns verhalten sollen.

Was akute Schmerzen Ihnen sagen wollen

Das Geheimnis des Erfolgs besteht darin, Schmerz und Freude zu nutzen, statt zuzulassen, dass diese uns benutzen. Falls Sie sie nutzen, haben Sie die Kontrolle über Ihr Leben, andernfalls kontrolliert das Leben Sie.

Anthony Robbins

Schmerzen infolge eines Unfalls oder einer Operation fordern uns ganz offensichtlich auf, mit dem verletzten Körperteil behutsam zu sein – mit diesem Schmerz umzugehen bleibt dennoch schwierig.

Probieren Sie einmal aus, mit dem Schmerz ins Gespräch zu kommen, und fragen Sie ihn, was er Ihnen mitteilen möchte. Das dürfte Sie in mehrerlei Hinsicht überraschen. Am häufigsten wird der Schmerz Ihnen sagen, dass er Sie dazu ermahnen möchte, mit dem schmerzenden Körperteil sanft umzugehen. In diesem Sinne schreibe ich Ihnen hier einige häufige Hinweise auf, die diverse Schmerzen Ihnen geben:

- *Wundschmerz:* „Das ist eine Erinnerung, mit deiner Wunde vorsichtig zu sein. Die Wunde heilt besser, wenn du mich fürsorglich behandelst und diesen Körperteil nicht erneut verletzt."

- Bei *Kopf-, Rücken- oder Magenschmerzen,* die nicht von einer Verletzung herrühren, kann die Botschaft komplexer sein. Ihr Schmerz könnte Ihnen von einem Ungleichgewicht in Ihrem Leben erzählen, weswegen Sie sich verkrampfen. Und wieder übermittelt Ihr Schmerz die Botschaft, dass Sie besser mit sich selbst umgehen sollten. Vielleicht sagt Ihr Schmerz:
  „Ich unterstütze dich dabei, diese Situation zu vermeiden, in der du dich verkrampfst." Oder: „Das ist eine sichere Möglichkeit, ... [deinen Partner / andere Familienmitglieder / Arbeitskollegen] dazu zu bringen, ... [dir mehr Aufmerksamkeit zu schenken / dich herauszupauken]."

Jeder Schmerz, ob aufgrund von Verletzungen oder nach einer Operation, kann auch von früheren Schmerzen erzählen, die im gleichen Aktenschrank versteckt gehalten werden. Die verblüffenden Fähigkeiten unseres Unbewussten, Verletzungen einzuladen oder innere Schmerzen zu erzeugen, überraschen mich nicht mehr, denn so lenkt es unsere Aufmerksamkeit auf verdrängte Verletzungen, die dann nach Losgelassenwerden schreien. Solche Schmerzen sagen beispielsweise: „Können wir bitte diese Kinderregeln ändern, die vorschreiben, all diese alten Verletzungen unter Verschluss zu halten und so zu tun, als wüssten wir nicht von ihrer Existenz?"

Gleichzeitig kann sich Ihr Unbewusstes davor fürchten, die Schlösser an den Aktenschränken und Höhlen zu öffnen, hinter denen die alten Gefühle versteckt sind. Ihr Unbewusstes sagt Ihnen vielleicht: „Wahrscheinlich ist das keine gute Idee, hier herumzustochern!" Solche Ängste können sich zu Beginn der Arbeit vorübergehend verschlimmern.

Sehr häufig lässt der Schmerz rasch deutlich nach, wenn wir mit ihm kommunizieren. Ihr Unbewusstes wird es Ihnen danken, dass Sie – aufgrund Ihrer Erwachsensicht, Intelligenz und Erfahrung – bereit sind, Spannungen und Stress aus der Welt zu schaffen, durch die sich Ihr Unbewusstes bei Ihnen Gehör verschaffen will.

Solche Gespräche mit dem Schmerz erlebt jeder anders. Ich bin mit dem Begriff „Unbewusstes" vertraut, deshalb funktioniert er für mich. Verschiedene Klienten haben diesem Aspekt von sich selbst Namen gegeben oder ihn als „mein weises inneres Selbst" bezeichnet, als „meinen inneren Berater", „meinen Störenfried" oder als „meinen inneren Polizisten". Fühlen Sie sich auch hier frei, sich so mit Ihrer inneren Stimme zu verbinden, wie es sich für Sie stimmig anfühlt.

Als Nächstes können Sie mit dem Schmerz *verhandeln*, ihn fragen, ob er noch weiter nachlassen würde, wenn Sie versprächen, auf Ihr Unbewusstes zu hören, wann immer es über den Schmerz Ihre Aufmerksamkeit sucht. Ihr Unbewusstes wartet regelrecht darauf, dass Sie eingreifen und ihm helfen, seine Spannungen und Konflikte besser zu klären. Auch auf diese Intervention hin geht der Schmerz oft weiter zurück.

Bei Sally, von der in der Einleitung schon die Rede war, ging der Schmerz durch das Gespräch mit ihm nur ein wenig zurück. Erst als sie versprach, ihm aufrichtig zuzuhören, verschwand er völlig.

Halten Sie jedoch Ihre Versprechen *nicht*, so werden Ihre Schmerzen wahrscheinlich wiederkommen. Dann werden Sie Ihr Unbewusstes schwerer davon überzeugen können, dass es nachgeben könnte und Sie nicht durch Schmerzen auf seine Bedürfnisse aufmerksam zu machen braucht.

Halten Sie aber Ihre Versprechen, dann könnten Sie Ihr Unbewusstes fragen, ob es nicht bereit wäre, Ihnen mit einem *leichten* Schmerz etwas „zuzuflüstern", statt Sie mit Schmerzen „anzuschreien", wenn es Sie auf ein Problem hinweisen will. Dann können Sie damit rechnen, dass Ihre Schmerzen weiter nachlassen.

Gespräche mit dem Schmerz –
Erfahrungen mit WHEE

Nicht was *du tust, sondern* wie *du etwas tust, das entscheidet,
ob du deine Lebensaufgabe erfüllst.*

Eckhart Tolle

Gestatten Sie mir hier einen kleinen Exkurs. Sie fragen sich vielleicht: „Was hat ein ‚Gespräch‘ mit dem Schmerz mit dieser Klopfmethode zu tun?" – Genau das ist aber das Herzstück: *Ganzheitliches* Heilen wendet sich an den *Menschen*, der die Krankheit hat, statt nur die Krankheit zu behandeln, die der Mensch hat!

Wenn wir Menschen dabei unterstützen können, die Themen hinter ihren heutigen und alten, körperlichen oder psychischen Schmerzen auszumachen, zu verstehen und anzugehen, so beseitigen wir die Wurzelursachen der Probleme. Das ist wesentlich besser, als Medikamente einzunehmen, die nur die Symptome betäuben, die Ursachen aber außer Acht lassen.

Dass Schmerzen tatsächlich nachlassen, wenn man mit ihnen kommuniziert, beweist direkt, dass dieses Vorgehen wirkt. Leute, die meine Methode erlernen, sind oft verwirrt und überrascht, wenn ich bei meinen gründlichen Fragen nach ihrer Lebensgeschichte schon bald wissen will, was der Schmerz ihnen wohl mitteilen würde. Nach meiner Erfahrung finden neun von zehn Personen darauf rasch eine Antwort. Ja, sie finden durchaus auch mehrere für sie hilfreiche und bedeutsame Antworten. Wenn sie dann bemerken, wie rasch ihre Schmerzen reagieren, während sie noch über ihre Antworten nachdenken, sind sie überrascht, dass in früheren monate- und jahrelangen Therapien niemand ihnen diese Frage gestellt hat.

Im nächsten Schritt schaffen Sie die optimalen Voraussetzungen für die Anwendung von WHEE. In einem Gespräch mit Ihrem Schmerz haben Sie geklärt, wie bereitwillig er allein schon aufgrund des Dialogs mit Ihnen *nachlässt*; danach ist die Zeit gekommen, mit ihm zu verhandeln, wie bereitwillig er loslässt und ob er geneigt ist, völlig zu verschwinden.

Bei *akuten* Schmerzen, die Sie noch nicht lange plagen, können Sie im Allgemeinen seine Bereitschaft erwarten, vollständig zurückzugehen. Bei *chronischen* Schmerzen kann das anders sein. Fragen Sie als Erstes, wie stark der Schmerz das Bedürfnis hat, fortzubestehen. Manchmal sind die Reaktionen klar und Ihr weiteres Vorgehen offensichtlich. Dazu einige Beispiele:

Ich verspürte Spannungskopfschmerzen. Ich war unter Druck wegen verschiedener kurzfristiger Verpflichtungen, was nicht ungewöhnlich für mich ist, und gestresst, weil Klienten unerwartet zusätzliche Sitzungen wollten. Da ich selten Kopfschmerzen habe, hielt ich inne, um mit meinem Schmerz zu kommunizieren.

Es „saß" im Hinterkopf und zog sich in den Nacken hinunter. Ich schüttelte verwundert den Kopf darüber, dass mir meine Wortwahl nicht aufgefallen war, als ich mich über einige Abgabetermine als „nervig" (engl.: *pain in the neck*, wörtlich: Schmerz im Nacken) beschwert hatte.

Meine Beschwerden verschwanden erst dann völlig, als ich versprach, beim Schreiben häufiger Pausen einzulegen und mehr zu schlafen.

*

Gail, eine 24-jährige Studentin im Aufbaustudium mit einer Teilzeitstelle als Forschungsassistentin, litt schon seit einem Jahr unter so massiven prämenstruellen Schmerzen, dass sie oft ein oder zwei Tage nicht zur Arbeit gehen konnte. Die vom Arzt verschriebenen Hormone wollte sie nicht einnehmen, sondern ihre Probleme ohne Medikamente angehen. Sie war wegen dieser Beschwerden nie bei Beratungen oder in Therapie gewesen, hatte sich jedoch massieren lassen; das entspannte sie und ließ sie die Schmerzen leichter ertragen.

Während eines langen Gesprächs mit ihrem Schmerz fand Gail heraus, dass ihre Gebärmutter die Spannungen vieler Themen in ihrem Leben gespeichert hatte. Ihre Mutter hatte ähnliche Schmerzen gehabt und ihr bei Einsetzen der Periode geraten, sich auf Leiden vorzubereiten. Nach einer schmerzlichen Abtreibung während ihres ersten Studienjahres war sie sehr enttäuscht über ihren Freund und diese Enttäuschung gesellte sich zu dem ähnlichen Gefühl, dass sie sich von ihrem Vater nicht unterstützt fühlte. Gails Schmerzen verschlimmerten sich durch Stress, besonders zum Beispiel wenn ihre Arbeit bewertet wurde.

Gail konnte ihre Themen gut bündeln. In einer einzigen Sitzung konnte sie ihre Spannungen und ihre leidvollen Erinnerungen an den Schmerz verringern. Nachdem sie WHEE zwei Monate lang jeweils kurz vor Beginn ihrer Periode angewandt hatte, war sie schmerzfrei.

Mehrere Sitzungen zwischen den Zeiten der Monatsregel waren entscheidend für ihre Fortschritte: Sie musste an den Sorgen ihres Schmerzes arbeiten, dass sie sich, wenn sie nicht aufpasste, wieder auf einen Mann einlassen würde, der sie nicht unterstützen und sie verlassen würde, wenn sie ihn wirklich brauchte.

*

Fred war 32, von Beruf Lehrer und neigte zu Unfällen. Er hatte sich in den letzten sechs Jahren bei Sportarten ohne Körperkontakt vier Knochenbrüche zugezogen, zwei beim Fahrradfahren und je einen bei Baseball und Tennis. Er kam zur Behandlung, weil sein Knöchel sechs Monate nach seinem letzten Bruch immer noch schmerzte; das ging weit über die Zeit hinaus, in der die Schmerzen nach solch einer Verletzung üblicherweise aufhören.

Im Gespräch mit seinem Schmerz erfuhr Fred, dass sein Körper ihm nicht zutraute, achtsamer mit sich umzugehen, und ihn daran erinnerte, sich nicht wieder zu verletzen. Fred und ich waren gleichermaßen überrascht, wie vielfältige Themen in einer Reihe von Sitzungen im Zusammenhang mit diesem vermeintlich einfachen Schmerz nach einer Verletzung auftauchten: Fred wurde von seinem Vater häufig kritisiert, dann wieder vernachlässigt und von seiner Mutter verhätschelt, weil sie das Verhalten seines Vaters wettmachen wollte. In der Schule lagen seine Leistungen unter dem Durchschnitt, doch für seine Sportlichkeit erntete er viel Lob und Aufmerksamkeit; deshalb trieb er sich selbst zu immer noch besseren Leistungen an, um noch mehr Aufmerksamkeit und Beifall zu bekommen. In seiner Kindheit reagierte seine Mutter auf alle

Krankheiten oder Verletzungen übertrieben (selbst auf unbedeutende). Kurz vor seinem ersten Knochenbruch war Freds Ehe geschieden worden.

Fred bearbeitete seine Bedürftigkeit nach Aufmerksamkeit, die der Schmerz ihm bewusst machte, und bereinigte dann verschiedene verwandte Gefühle aus seiner Kindheit. Daraufhin konnte er seinem Körper versprechen, besser aufzupassen und bessere Wege zu finden, Aufmerksamkeit zu bekommen, als durch Verletzungen. Sein Schmerz verschwand zwar nicht völlig, verbesserte sich nach einer Reihe von Sitzungen jedoch enorm. Als er den Rotariern beitrat und sich anderen Aktivitäten und Beziehungen widmete, die er als bereichernd empfand, verschwanden die Schmerzen schließlich ganz.

Sobald wir mit unserem Schmerz zu reden beginnen, werden die Ursachen unserer Gefühle, die zur Schmerzentwicklung beitrugen, häufig klar. Gewöhnlich lässt allein schon dieses Wissen den Schmerz maßgeblich zurückgehen, mitunter sogar ganz verschwinden. Die Arbeit an den zugrunde liegenden Gefühlen bringt im Allgemeinen den restlichen Schmerz großenteils oder ganz zum Verschwinden. Wenn ein Restschmerz bestehen bleibt, wie bei Fred, dann traut uns unser Unbewusstes in der Regel nicht zu, dass wir unser Versprechen einhalten und das in unserem Leben Schmerzliche ändern. Ändern wir uns dann tatsächlich wie versprochen, so vergehen auch die Schmerzen.

Bleiben Sie geistig offen, damit Sie Themen und Blockaden auf jeder Ebene Ihres Wesens ausmachen und untersuchen können. Zum Vergleich: Wenn wir den Auftrag bekämen, die Anzahl der Autounfälle zu reduzieren, die ständig in unserem Land passieren, so würden wir nicht nur darauf achten, dass alle mechanischen Teile der Autos eingebaut sind und funktionieren. Wir würden uns auch um den mentalen und emotionalen Zustand der Autofahrer kümmern, um die Verkehrsregeln, die „Belohnungen" und „Strafen" für das Befolgen und Überschreiten der Regeln, um die allgemeine Höflichkeit und darum, ob sich die Menschen über die Folgen im Klaren sind, wenn sie diese Punkte nicht beachten ... Wir tun gut daran, wenn wir die Art, wie wir uns in dem „Vehikel", das wir mit der Geburt bekamen, durchs Leben bewegen, ähnlich betrachten und auf

Probleme von Körper, Emotionen, Denken, Beziehungen und Seele reagieren.

Wie Menschen sich mit chronischen Schmerzen arrangieren

Vielmehr bedrückt der Seele als des Körpers Qual.

Publilius Syrus

Wenn wir eine Zeit lang mit körperlichen Schmerzen leben, gewöhnen wir uns an dieses Unbehagen und der Schmerz wird fester Bestandteil unseres Lebens. Unsere Gewöhnung entspringt einfach dem gesunden Menschenverstand: Wir lernen, bestimmte Dinge zu meiden, die den Schmerz verschlimmern könnten; wir lernen etwa: bestimmte Muskeln und Gelenke nicht zu strecken, wenn wir Arthritis haben, bestimmte Nahrungsmittel zu vermeiden, wenn wir unter einem Reizdarm oder einer Darmentzündung leiden, oder Stoffe zu meiden, auf die wir allergisch reagieren.

Diese Veränderungen in Bezug auf unseren Körper rufen sekundäre Veränderungen in unserem Bewusstsein hervor. Wir werden „ein Mensch, der Schmerzen hat." Das mag eine ganz banale Tatsache sein, doch sie umfasst unendlich viele Nuancen, von denen einige recht subtil und komplex sind.

Beeinträchtigung

Wenn Schmerzen uns von gewissen Aktivitäten abhalten, übernehmen wir diese Einschränkungen als Teil von uns in unser Selbstbild. Menschen mit Arthritis bewegen sich langsam, passen auf, dass sie mit den schmerzenden Körperteilen nirgends anstoßen, sind weniger aktiv und sitzen mehr. Leute, die öfter Migräne haben, sind ständig darauf gefasst, ihre Zeitpläne und Vorhaben zu unterbrechen. Menschen mit Fibromyalgie erwarten immer häufiger, dass andere ihre Schmerzen anzweifeln, weil sie keine körperlichen Fehlfunktionen haben und auch sonst nicht nachweisen können, dass sie ihre Schmerzen nicht nur vortäuschen.

Berechtigung und besondere Beachtung

Schmerz berechtigt uns, andere um Unterstützung zu bitten, nach der wir sonst nur zögerlich fragen würden. Das ist ein versteckter Vorteil des Schmerzes, der besonders stark verändernd wirken kann bei schüchternen Menschen und solchen, die nur zögernd um Hilfe bitten. Umgekehrt kann das auch zur Krücke werden, die manche nur ungern wieder loslassen. Ohne Schmerzen, so fürchten sie, helfen die anderen ihnen auch nicht so bereitwillig.

Für andere Menschen kann unser Schmerz eine Möglichkeit bieten, uns Aufmerksamkeit zu schenken, Mitgefühl zu zeigen und ihre Liebe so zu verschenken, wie sie es sonst nicht könnten. Als ich nach England zog, warnte man mich: „In England bekommt man nur schwer einen Kuss von geschürzten Lippen." Das deckte sich mit meiner Erfahrung. Die Engländer zeigen ihre Gefühle nur sehr verhalten. Viele von ihnen würden nicht offen um Zuneigung bitten und es als Schande betrachten, Aufmerksamkeit zu verlangen. Schmerzen können für sie deshalb eine Tür sein, einerseits Aufmerksamkeit in ihr Leben einzuladen und andererseits Fürsorge anzubieten.

Den Schmerz loszulassen mag in einer Kultur oder Familie, die Gefühle nur sehr eingeschränkt zeigt, einen *Verlust* darstellen – der Menschen unbewusst im Schmerz gefangen hält.

Einschränkungen

Der Schmerz hält uns von bestimmten Dingen ab. Das kann ein weiterer „Glücksfall" im Unglück sein. Spannungskopfschmerzen können eine willkommene Ausrede dafür sein, Haushaltspflichten nicht zu erledigen, sexuellen Beziehungen aus dem Weg zu gehen oder einem stressigen oder verhassten Arbeitsplatz fernzubleiben.

Leiden

> *Jeder schwierige Moment hat das Potenzial, meine Augen und mein Herz zu öffnen.*
>
>   Myla Kabat-Zinn

Menschen, die Schmerzen erleiden, mögen sich von einer höheren Macht vernachlässigt, vergessen, gequält oder sogar missbraucht fühlen. Manche glauben, sie müssten gesündigt haben, um eine so schmerzliche Bestrafung „verdient" zu haben. Andere fühlen sich vielleicht konkret schuldig, etwas getan oder unterlassen zu haben, weshalb sie aus ihrer Sicht eine Strafe verdienen.

Wieder andere betrachten die Lasten, die sie den Menschen um sie herum aufbürden, als gerechte Strafen, weil diese sich Familienmitgliedern oder Freunden gegenüber falsch verhalten oder etwas unterlassen hätten. Damit will ich nicht sagen, dass Menschen mit Schmerzen dasitzen und über Rache an Personen nachsinnen, von denen sie sich schlecht behandelt fühlen. Das Innere Kind kann allerdings seinem Ärger mitunter so Luft machen. Solche Formen zwischenmenschlicher Schmerzdynamik laufen im Allgemeinen völlig unbewusst ab.

Ebenso kenne ich viele Menschen, die ihr Leiden bereichert hat – ihr eigenes wie das Leiden Nahestehender. Diesen Weg würde sich vielleicht niemand von uns freiwillig aussuchen, doch das Leiden fordert uns heraus, es zu transzendieren. Dabei entdecken wir oft Ressourcen in uns, von deren Existenz wir nicht einmal wussten, und haben äußerst bedeutsame Erkenntnisse, die uns ohne das Leiden verborgen geblieben wären.

Durch ihre Transzendenz des Leidens verbinden sich viele Menschen enger mit ihrem spirituellen Bewusstsein. Das kann in der Form geschehen, dass sie für eine Linderung beten, außergewöhnliche Heiler und Lehrer kennenlernen, sich mit Bioenergie oder der Energie der Mutter Erde oder der „Unendlichen Quelle" verbinden.

Schmerzensgeld

Zieht ein Unfall einen Prozess mit möglichen Schadensersatzzahlungen nach sich, so motiviert diese Aussicht die Betroffenen eindeutig, an ihren

Schmerzen festzuhalten. Auch das findet wieder absolut unbewusst statt. Dennoch stellt eine Ausgleichszahlung für solche Schmerzen eine derartige Motivation dar, dass viele Schmerztherapeuten Menschen nicht behandeln, bis der Prozess abgeschlossen ist. Vielen Patienten mag es unter solchen Umständen vielleicht sogar unmöglich sein, ihre Schmerzen loszulassen.

Beispiele dafür, wie chronische Schmerzen mithilfe von WHEE nachließen

Brenda war eine 36-jährige Lehrerin an der Highschool, die sich von ihrem Partner getrennt hatte und schon seit sechs Jahren an Fibromyalgie litt. Sie berichtete von den typischen Symptomen: Kopfschmerzen, Magenkrämpfe, Durchfall, Schwäche, leichte Ermüdbarkeit, Schlaflosigkeit und Benommenheit. Ihre Familie und Kollegen hielten sie einfach für erschöpft – aufgrund von Überarbeitung; denn sie begeistere ihre Schüler sehr engagiert für englische Literatur und suchte immer nach neuen Wegen, deren Interesse und Enthusiasmus zu entfachen. Brendas Arzt hielt sie für depressiv aufgrund ihrer schwierigen Ehe und verschrieb ihr Antidepressiva, die ihre Emotionen betäubten und ihre Libido erlöschen ließen, auf ihre Symptome aber nicht einwirkten.

Die Fibromyalgie diagnostizierte ein Naturheilarzt, der eine Hefepilzinfektion behandelte und Nahrungsmittelallergien feststellte, die ihr Immunsystem schwächten. Brendas Symptome gingen zwar eine Zeitlang zurück, wurden aber wieder stärker, als ihr Mann sie verließ, hauptsächlich wegen ihres sexuellen Desinteresses.

Auf Empfehlung einer Freundin kam Brenda mit der großen Hoffnung zu mir, meine Methode wäre eine rasche Hilfe für ihre seit langem bestehenden Schwierigkeiten – ihre Freundin war in einer einzigen Sitzung von ihrer Phobie und ihren Spannungskopfschmerzen befreit worden. Ich erklärte ihr, die vielfältigen, schwerwiegenderen Symptome müssten etwas länger bearbeitet werden, doch sie schien bereit, auszuprobieren, was WHEE zu bieten hatte.

Zuerst wollte Brenda an ihrer Schlaflosigkeit arbeiten, denn ihrem Gefühl nach würde sich vieles andere auch bessern, wenn sie besser schliefe. Sie fand es sehr vielversprechend, mit Hilfe von WHEE innerhalb von Minuten wieder einschlafen zu können; daraufhin hatte sie tagsüber tatsächlich mehr Energie und war klarer im Kopf. Bei ihren Kopfschmerzen schien die Methode nicht zu helfen; das enttäuschte sie sehr, denn ihrer Freundin hatte sie gerade dabei geholfen.

Auf die Botschaft, die ihr Unbewusstes ihr über ihre Körpersymptome mitteilte, wollte sich Brenda nur zögernd einlassen. Auch fiel es ihr schwer, die Klopfmethode in ihren Tagesablauf einzubauen, obwohl sich Kopfschmerzen und Depression dadurch während der Therapiesitzungen besserten.

Der Durchbruch kam, als wir an Meta-Themen und Kernüberzeugungen zu Brendas Gefühl arbeiteten, wonach sie die Bedürfnisse aller anderen erfüllen müsse; demgegenüber fiel es ihr aber sehr schwer, darum zu bitten, dass auch ihre Bedürfnisse befriedigt würden. Sie begann sich mit ihren Gefühlen zu verbinden – den aktuellen wie denen aus ihrer Kindheit –, Gefühlen von Verletzungen und Wut darüber, dass die Bedürfnisse der anderen befriedigt wurden – etwa die ihrer vier Brüder, ihrer Schwester und ihres Mannes. Sie erkannte, dass sie sich *zwanghaft* um andere kümmerte, weil sie dann indirekt die angenehmen Gefühle dieser Menschen genoss, während sie sich um sie kümmerte.

*

Sam war sein ganzes Leben lang gesund und kräftig gewesen und hatte Ärzte nur nach seinen Verletzungen am Bau und nach einem Autounfall aufgesucht, damit sie seine Wunden nähten und die gebrochenen Knochen eingipsten. Mit 52 war er glücklich an seinem Arbeitsplatz, in seiner Ehe und seiner Rolle als Großvater, der an den Wochenenden seine vier Enkel „verzog". Er war ein stoischer, wortkarger Mann, der nur selten über seinen Gesundheitszustand klagte, auch wenn ihn seine gelegentlichen Verletzungen zwangen zurückzustecken. Diese stoische Haltung mag zu seiner Diagnose Speiseröhrenkrebs beigetragen haben, der bereits viele Lymphknoten befallen hatte, als Sam endlich wegen massiver Rückenschmerzen zum Arzt ging. Das Röntgenbild ergab Metastasen in der unteren Wirbelsäule.

Sam bekam Chemotherapie und Bestrahlungen, die er aber nur schlecht vertrug. Er bekam Kopfschmerzen, ihm wurde übel, er wurde depressiv und zog sich zurück. Die Schmerzmittel machten ihn erschöpft und schläfrig (zusätzlich zu seiner Chemo- und Strahlentherapie, die ihn ebenfalls müde machten) und er konnte nicht einmal ein Footballspiel im Fernsehen genießen, ohne einzuschlafen. Wenn er tagsüber schlief, lag er nachts hellwach im Bett. Als sein Arzt ihm Schlaftabletten verschrieb, rebellierte er. Seine Frau Betty rief mich nach einer Internetrecherche an und erkundigte sich, ob WHEE ihrem Mann irgendwie helfen könne.

Ich arbeitete mit Sam am Telefon. Ihm war bewusst, dass er nur noch kurze Zeit zu leben hatte, und er war bereit, meine Methode anzuwenden, in der Hoffnung, dass er dadurch seiner Familie weniger zur Last fallen würde.

Unsere Arbeit reduzierte Sams Rückenschmerzen beträchtlich, sodass er wesentlich weniger Schmerzmittel brauchte und dadurch klarer im Kopf war. Damit ließen auch seine Kopfschmerzen und seine Übelkeit aufgrund der Chemotherapie nach.

Trotz seiner stoischen Einstellung war Sam ein empfindsamer Mann. Er kämpfte still mit seinem Kummer darüber, dass ihm nicht mehr viel Lebenszeit verblieb. Es erleichterte ihn schon sehr, mit jemandem am Telefon darüber reden zu können, denn er fürchtete, seine Familie zu beunruhigen, wenn er mit ihnen über solche Themen sprach. Mit WHEE konnte er diese Ängste loslassen, die Erinnerungen in ihm weckten an die Zeit, als er acht Jahre alt war und seine Eltern ihre Gefühle nicht zeigten, als sein Vater ausgeraubt und zusammengeschlagen worden war, wobei er eine massive Gehirnverletzung erlitt. Sam weinte mit mir mehr über die Gefühle für seinen Vater als über sich selbst.

Ich ermunterte Sam, mit seiner Frau Betty zu reden, und sie berichteten beide, dass sie sich infolge dieser Gespräche einander wesentlich näher fühlten.

Einige Monate später erhielt ich von Betty ein warmherziges Dankesschreiben, in dem sie mir mitteilte, dass Sam in seinen letzten sechs Wochen sehr viel Frieden und Freude gefunden habe. Er sei sogar stark genug gewesen, seinen Kindern und Enkelkindern Lebewohl zu sagen. Betty war zutiefst dankbar für die empfangene Hilfe, die ihrem Empfinden nach ihre Familie enger zusammengebracht hatte.

Wie Sie mit chronischen Schmerzen kommunizieren können

Sie wachsen nicht, wenn Sie in einem wunderbaren Blumengarten sitzen, sondern Sie wachsen, wenn Sie krank sind, Schmerzen haben, Verluste erleben, und wenn Sie Ihren Kopf nicht in den Sand stecken, sondern den Schmerz annehmen und lernen, ihn zu akzeptieren, nicht als Fluch oder Strafe, sondern als ein Geschenk mit einer ganz, ganz speziellen Absicht.

Elisabeth Kübler-Ross

Das Kommunizieren mit dem Schmerz haben wir zwar schon angesprochen, doch im Hinblick auf chronische Schmerzen lohnt es sich, dieses Thema gesondert zu besprechen. Viele Menschen, die mich wegen lange bestehender Probleme um Hilfe baten, waren erstaunt über den einfachen Vorschlag, doch mit ihren Schmerzen zu reden. Häufig habe ich als Erster dieses einfache Vorgehen empfohlen, auch wenn sie schon jahrelang bei sehr vielfältigen Methoden Schmerzlinderung gesucht hatten.Ungefähr neun von zehn Personen erhalten gleich zu Anfang hilfreiche, oft sehr bedeutsame Antworten auf die Fragen, die sie ihrem Schmerz stellen.

Bei chronischen Schmerzen kann therapeutische Anleitung zu solchen Gesprächen besonders hilfreich sein, da die Themen selbst oft tief verdrängt, vielschichtig und vollkommen außerhalb des bewussten Gewahrseins sind. Welche Antworten wir erhalten, hängt sehr davon ab, welche Fragen wir stellen und wie wir diese formulieren. Wie auch bei der Wortwahl der Affirmationen für WHEE müssen wir immer daran denken, dass das Unbewusste alles absolut wörtlich nimmt und sehr genau auf unsere spezifischen Fragen antwortet.

Wanda war eine verheiratete 48-jährige Lehrerin, die unter massivem Spannungskopfschmerz litt. Sie lernte rasch, die Schmerzstärke von 9 oder 10 SUD zu reduzieren, kam aber nicht weiter als bis 5 oder 6.

Ihre Ehe empfand Wanda als in vieler Hinsicht unbefriedigend. Ihr Mann Larry verdiente gut und sie konnten sehr gut leben. Sie gab zu, dass das ein wesentlicher Grund für ihre Entscheidung war, in dieser Beziehung zu bleiben, obwohl sie und ihr Mann sich auseinandergelebt hatten, weil er zunehmend begeistert bei Sportveranstaltungen zuschaute und sie als Paar immer weniger gemeinsam unternahmen.

Mit Anleitung und Ermutigung konnte Wanda ihre Ängste überwinden und Larry mitteilen, dass ihre Entfremdung sie sehr unglücklich mache. Sie war überrascht und erleichtert, dass er teilnahmsvoll und fürsorglich reagierte; daraufhin verbesserte sich ihre Beziehung.

Zu ihrer Enttäuschung gingen ihre Kopfschmerzen nur auf 3 oder 4 zurück. Das hing anscheinend mit Wandas fortgesetzter Unzufriedenheit mit Larry zusammen. Diese war, darin waren wir uns beide einig, unverhältnismäßig angesichts der verheißungsvollen Verbesserungen, ihrer früheren guten Partnerschaft und ihrer positiven Gefühle und Wünsche nach einem guten Miteinander.

Deshalb vermutete ich noch andere Themen in Wandas „Aktenschrank", die mit ihrem aktuellen mitschwangen. Wanda fragte ihren Schmerz, ob er anhielt, weil sie früher mit jemandem ähnliche Erfahrungen gemacht hatte wie mit ihrem Mann. Die Antwort war ein klares Nein. Da ich aus ihrer Lebensgeschichte wusste, dass ihre Beziehung zu ihrem Vater in ihrer Kindheit sehr unglücklich verlaufen war, forderte ich sie auf, anders zu fragen. Als sie damit nicht weiterkam, schlug ich folgende Formulierung vor: „Gibt es Überreste

aus meiner Beziehung als Kind zu meinem Vater, die meiner Partnerschaft mit Larry in die Quere kommen?" Die Antwort war ein ein-
deutiges Ja.

Die Arbeit an diesen Themen war der Schlüssel dafür, den
Schmerz komplett loszulassen. Wandas Unbewusstes war bereit und
gierte danach, die alten Themen zu bereinigen. Ja, man könnte sogar spekulieren, ob sie sich nicht Larry als Lebenspartner ausgesucht
hatte aus dem inneren Wunsch und Bedürfnis heraus, diese Themen
zu bereinigen.

Ich ermuntere meine Klienten, zwischen den Therapiesitzungen ihre Themen mit meiner Methode zu Hause weiter zu klären. Meistens ist das ein
Erfolgserlebnis. Bisweilen jedoch erkennt jemand nicht, welche Themen
genauer angeschaut und losgelassen werden wollen. Teil des Problems
dabei ist, dass das Unbewusste die Themen vor langer Zeit eingebunkert
hat – entweder weil sie überwältigend schmerzlich waren oder einfach
aus der Gewohnheit heraus, Unangenehmes zu verdrängen. In beiden
Fällen kann es der Person schwerfallen, mit den Themen in Kontakt zu
kommen, die die Probleme verursachen. Ein Außenstehender, der nicht
die gleichen Probleme hat, kann die relevanten Punkte erkennen helfen.
Deshalb müssen Therapeuten an sich selbst arbeiten, um „das Gefäß sauber zu halten, durch das die Heilung fließt".

Hier ein weiteres Beispiel dafür, wie jemand mit seinem Unbewussten
über den Schmerz spricht, weil er Klärung will.

Joe war ein 32-jähriger Verkäufer. Er suchte bei mir Hilfe wegen seiner chronischen Rückenschmerzen, die ihn schon über 20 Jahre lang
quälten und sich in den vergangenen drei Jahren verschlimmert hatten. Joe war ein einfühlsamer, sanfter Mensch, der eifrig eine Selbsthilfemethode lernen wollte, obwohl er seine Gefühle nur schwer
ausdrücken konnte, weil er das noch nie vorher gemacht hatte. Wiederholte medizinische Untersuchungen hatten keine körperliche
Schmerzursache ergeben und die chiropraktischen Korrekturen boten

nur eine teilweise, vorübergehende Erleichterung, die nie länger als zwei bis drei Tag anhielt.

Im Gespräch mit seinem Schmerz erfuhr Joe, dass dieser ihm half, Stressoren in seinem Leben wahrzunehmen, die er sonst leicht ignorierte. Dazu gehörten eine dominante Ehefrau und unverhältnismäßige Forderungen seines Arbeitgebers nach Überstunden. Als Joe an diesen Themen arbeitete und an seinem Zögern, für sich selbst einzutreten, gingen die Schmerzen von 6 bis 8 auf erträglichere 3 bis 4 zurück. Doch er konnte den Schmerz nicht noch weiter abbauen, obwohl er die oben genannten Themen und weitere in seinem momentanen Leben klärte, die zum Schmerz beitrugen.

Mir schien, dass sich noch andere Themen in Joes Aktenschrank verbargen, die noch nicht ans Tageslicht gekommen waren. Ich erklärte ihm, sein Unbewusstes könne aufgrund seiner Kindheitsprogrammierung traumatische Erfahrungen verdrängt haben. Deshalb begann Joe ein weiteres Gespräch mit seinem Schmerz und fragte, ob ein vergangenes Ereignis im Aktenschrank den Schmerz aufrechterhalte. Die Antwort war ein Nein. Wir überprüften sie über den Muskeltest – mit dem gleichen Ergebnis, wenngleich ich meiner Ansicht nach einen feinen Unterschied zwischen diesem Nein durch den Muskeltest und den anderen Nein-Antworten aus der Vergangenheit feststellte.

Ich forderte Joe auf, andere Fragen zu stellen, doch ihm fiel nichts ein. Deshalb empfahl ich die Frage, ob es einen Grund gebe, die Ursache nicht „preiszugeben". Zu seiner Überraschung folgte ein starkes Ja.

Um es kurz zu machen: Durch weiteres Nachforschen kam Joe an Erinnerungen heran, dass er im Alter von zwölf Jahren von einem älteren Cousin, der sein Babysitter sein sollte, zum Analverkehr gezwungen wurde – kurz bevor seine Rückenschmerzen begannen. Die Tatsache, dass sein Unbewusstes nicht anzuerkennen bereit war, dass dieses Ereignis mit den Rückenschmerzen zu tun haben könnte, hing mit mehreren Meta-Themen zusammen. Joe war in einer Flüchtlingsfamilie aus Südamerika aufgewachsen, die peinlich darauf achtete, mit Außenstehenden nicht über Familienangelegenheiten zu sprechen. Außerdem hatte seine Lieblingstante, die Mutter des betreffenden Cousins, labilen Diabetes und Joe fürchtete, sie zu beunruhigen, wenn er ihr vom Verhalten ihres Sohnes erzählte.

Sein Unbewusstes verneinte die Frage, ob ein Thema aus der Vergangenheit den Schmerz verursachte, denn nicht der Vorfall an sich frustrierte ihn so sehr; vielmehr waren es sein Gefühl, ihm sei Unrecht geschehen, und seine Kämpfe mit der Familie über die Schweigeregeln gegenüber Außenstehenden und seine Sorge um die Gesundheit seiner Tante, deretwegen er sich verkrampfte.

Die Regeln, nach denen wir im Leben spielen, wurden oft in unser Unbewusstes programmiert, als wir zu jung waren, abzuwägen, ob sie unseren Interessen dienten. Wenn wir verdrängte Themen identifizieren und bereinigen, können diese inneren Regeln unser Erkennen blockieren und Widerstände auslösen. Die Regeln selbst erkennt man nur sehr schwer, weil sie schon so lange so sehr Teil von uns sind, dass wir sie als unsere natürliche Art zu sein wahrnehmen und erleben. Es erfordert wahrscheinlich die Unterstützung eines erfahrenen Therapeuten, solche Regeln aufzuspüren, die unser Loslassen blockieren. Gerade bei solchen Widerständen hilft meine Klopfmethode sehr, denn sie ist darauf angelegt, einschränkende Regeln und Überzeugungen schnell loszulassen.

*Das Leben ist das einzige Spiel, das gespielt wird, damit man
die Regeln lernt.*

Ashleigh Brilliant

Wie Sie die Belastung durch chronische Schmerzen reduzieren können

Wenn man an alle die oben beschriebenen Arten bedenkt, wie Menschen sich verändern, indem sie sich mit einem Leben mit chronischen Schmerzen arrangieren, dann überrascht es nicht, dass man bisweilen lange bestehende Schmerzen am besten nur langsam und schrittweise lindert. Das gilt besonders für die hier vorgestellte Methode, die für manche Menschen mit chronischen Schmerzen zu wirkungsvoll sein könnte; denn sie könnten traumatisiert oder zumindest sehr unsicher werden, wenn sie zu viel Schmerz auf einmal loslassen würden. Das mag zwar der Intuition widersprechen, doch das ist ungefähr so, wie wenn man ein Paar neue Schuhe anzieht, nachdem man die alten, abgelaufenen sehr lange getragen hat: Die neuen sehen gut aus und fühlen sich auch leidlich gut an, beginnen jedoch recht bald hier und da zu reiben. Erst nachdem wir die Schuhe eingelaufen haben, laufen wir bequem in ihnen. Deshalb empfehle ich, chronische Schmerzen schrittweise loszulassen, obgleich es in vielen Fällen möglich wäre, sie in einer einzigen Klopfreihe vollständig abzubauen.

Wie schnell oder langsam chronische Schmerzen losgelassen werden sollten, kann man gut mit dem Muskeltest ermitteln. Oft überrascht ein *schwacher* Muskel die Betroffenen als Reaktion auf ihre Aussage: „Ich bin vollkommen bereit, diesen Schmerz *jetzt* vollständig ein für alle Mal loszulassen", oder umgekehrt ein *starker* Muskel bei den Worten: „Ich muss an diesem Schmerz jetzt noch teilweise festhalten."

Es braucht einem nicht peinlich zu sein und man braucht auch nicht zu verzweifeln, wenn das Unbewusste sich nicht bereit fühlt, die Lebensweise und die psychischen Gewohnheiten völlig aufzugeben, die es entwickelt hat, um sich mit einem schmerzbehafteten Leben zu arrangieren. Diese Gewohnheiten entstanden nicht über Nacht. Man kann sie im Laufe vieler Monate und Jahre des Leidens entwickelt haben; sie zu schnell loszulassen könnte einen Schock auslösen.

Praktischerweise lädt WHEE Sie ein, die Gründe für jeglichen Widerstand zu suchen, und bietet gleichzeitig vielfältige Wege, Widerstände und Schmerz zu bearbeiten. Aber auch hier bitte ich Sie dringend, langsam voranzugehen und nichts zu überstürzen. Stellen Sie beispielsweise fest, dass der Schmerz Ihnen gleichsam als „Währung" diente, mit der Sie bei Ihrer Familie oder bei Freunden Fürsorge eintauschten, dann suchen Sie nach neuen, vom Schmerz unabhängigen Möglichkeiten, wie Sie Fürsorge vonseiten anderer erleben können. Sobald Sie *neue* Wege gefunden haben, wie andere ihre Anteilnahme für Sie ausdrücken können, sollten Sie die *alten* Gewohnheiten angehen, mit denen Sie andere aufforderten, Ihnen ihre Liebe zu zeigen. Sie können über dieses Thema auch mit den anderen reden.

Wenn wir uns genauer anschauen, wie Schmerz uns in unserem Leben genützt hat, werden wir uns auch oft einiger Meta-Ängste bewusst. Hier ein paar häufige Beispiele:

– Ohne diesen Schmerz ... [wäre niemand für mich da / würde mir niemand helfen].

– Ohne diesen Schmerz wüsste ich nicht, wie ich um ... [Hilfe / Fürsorge / Liebe] bitten sollte.

– Wenn ich um Aufmerksamkeit bitte, werde ich nicht ... [gehört / akzeptiert / bekomme ich nicht genug].

– Mein/e ... [Mutter / Vater] konnte nicht auf meine Bedürfnisse eingehen, deshalb kann ich das auch von niemand anderem erwarten.

Diesen Meta-Ängsten ähneln *Kernüberzeugungen*, wie ich sie nenne; allerdings wurzeln sie noch tiefer und prägen unser Leben noch stärker. Häufige Kernüberzeugungen, die in das Loslassen von Schmerzen hineinspielen, sind die folgenden:

– Ich bin es nicht wert, geliebt zu werden.

– Ich verdiene es nicht, geliebt zu werden, weil …

– Da mein/e ... [Mutter / Vater / andere Bezugsperson] mich nicht liebte, liebt mich niemand.

– Wenn ich mir ganz offen erlaube, mich geliebt zu fühlen, dann lasse ich all die verdrängten Verletzungen aus der Zeit los, als ich mich nicht geliebt fühlte.

Diese Kernüberzeugungen kann man genau wie Meta-Ängste mit meiner Selbsthilfemethode angehen. Dafür stuft man die erkannten Überzeugungen (wie die oben aufgeführten) auf ihre SUD hin ein und reduziert ihre Intensität dann genau wie bei den Gefühlen auf 0. Dann kann man eine positive Ersatzüberzeugung installieren (das Gegenteil der negativen, losgelassenen). Beispielsweise könnte man an dem Satz arbeiten: „Obwohl ich glaube, dass ich nicht wert bin, geliebt zu werden ...", und fährt fort, während man abwechselnd beide Körperseiten beklopft: „... liebe und akzeptiere ich mich selbst …" Sobald die SUD bei 0 sind, formuliert man sorgfältig eine positive Ersatzaussage, etwa: „Ich bin es absolut wert, geliebt zu werden …", oder: „Als ein Kind Gottes / der Erde

…", und dann runden Sie diese Aussage mit einer positiven Affirmation ab wie: „… liebe und akzeptiere ich mich vollständig und von ganzem Herzen."

Sobald die Kernüberzeugung losgelassen ist, hilft die Frage weiter (mittels Muskeltest), ob das ausreicht, damit das … [innere Selbst / höhere Selbst / Ihr gesamtes Wesen oder wie immer Sie Ihr Unbewusstes bezeichnen] sich wohlfühlt mit der Entwicklung und jetzt bereit ist, mit unserer Klopfmethode direkt an Ihrem Schmerz zu arbeiten.

Eine zweite lohnende Frage mittels Muskeltest ist die, ob es … [für Ihr höchstes Wohl / für Sie selbst und die Ihnen Nahestehenden] dienlich ist, die Arbeit an Ihrem Schmerz zu unterbrechen. Denn wenn Sie nur nach und nach, Schritt für Schritt vorangehen, haben Sie als Betroffene oder Betroffener (wie alle anderen Beteiligten) mehr Zeit, sich an die abnehmenden Schmerzen zu gewöhnen.

Bedenken Sie jedoch, dass der Muskeltest möglicherweise Ja-Antworten auf *beide* Fragen liefert. Dann können Sie je nach Ihrer Einschätzung der Situation eine bewusste Entscheidung treffen. Dazu können Sie sich mit den Personen beraten, die Sie im Umgang mit Ihren Schmerzen unterstützen, und/oder mit dem Muskeltest zu weiterer Klarheit finden oder mit Ihrem Schmerz direkt kommunizieren. Bei solchen Entscheidungen empfiehlt es sich, verschiedene Meinungen einzuholen. Wenn wir uns nur auf unser eigenes – bewusstes und unbewusstes – Gewahrsein verlassen, werden wir von den Ergebnissen unserer Entscheidungen vielleicht enttäuscht. Sehr leicht konzentriert man sich auf *einen* Aspekt des jeweiligen Themas im Übermaß und übersieht andere. In solchen Fällen gelten die Entscheidungen für genau die Fragen, die wir stellen, doch diese können zu eng gefasst oder unklar sein oder in Bezug auf wichtige Lebensaspekte, die wir in diesem Moment außer Acht lassen, „danebenliegen".

Susie, eine aufgeweckte, burschikose, kontaktfreudige Achtjährige, litt schon seit einem Jahr unter Arthritis infolge rheumatischen Fiebers. Ihre Knie schmerzten so sehr, dass sie zwei Mal mehrere Wochen lang ans Bett gefesselt war. Ihre Eltern waren unglücklich über ihre zahlreichen Medikamente, denn etliche ermüdeten sie und andere hatten potenziell gefährliche Nebenwirkungen. Glücklicherweise verringerte die Anwendung unserer Klopfmethode ihre Schmerzen rasch von 7 oder 8 auf 2 oder 3.

Dennoch war Susie frustriert und ärgerlich, als ihre Schmerzen nicht gleich ganz verschwanden. Ich ermahnte sie und ihre Familie, mit der Schmerzablösung langsam voranzugehen, und erklärte, dass der Schmerz sie daran erinnere, nicht herumzurennen und die Arthritis im Knie wieder heraufzubeschwören, denn das würde ihr Leiden nur verlängern.

Als es ihr besser ging, rebellierte sie gegen Mithilfe im Haushalt und gegen Schularbeiten und ihre Eltern erkannten, wie sehr sie ihren Bedürfnissen nachgegeben hatten. Vereinfacht ausgedrückt: Sie hatten sie durch das notwendige „Verwöhnen" in der Zeit ihrer Schwäche „verzogen". Als sie diese Themen klärten, profitierten *alle* von WHEE: Susie, ihre beiden älteren Schwestern und die Eltern.

*

Darryl war ein verheirateter 45-jähriger Lkw-Fahrer; nach einem Arbeitsunfall plagten ihn schon seit 15 Jahren massive Rückenschmerzen. Er war sehr unglücklich darüber, dass er nach der Einnahme wirksamer Schmerzmittel immer „benebelt" war, und gleichermaßen unglücklich, wenn er seine Medikamente reduzierte und sein Rücken stärker schmerzte.

Mit WHEE konnte Darryl seine Schmerzen von 9 oder 10 (in der Stressskala) auf 7 oder 8 reduzieren. Durch die Arbeit an seinen Meta-Ängsten und Kernüberzeugungen schaffte er es auf 6. Dann allerdings war er enttäuscht, dass der Schmerz nicht weiter zurückging, obgleich der Muskeltest angab, sein ganzes Wesen sei dazu bereit.

Ich forderte Darryl auf, seinen geringeren Schmerz eine Woche lang zu genießen und dabei zu beobachten, ob es vielleicht noch Gründe gebe, weshalb er daran festhalte. Gleichzeitig riet ich ihm dringend, die Schmerzen an diesem Punkt nicht allzu schnell weiter zu verringern und auf keinen Fall völlig zu beseitigen.

In der nächsten Sitzung erzählte Darryl, dass er mit seiner Frau Zena über die schwächeren Schmerzen gesprochen habe. Sie hatten begriffen, dass eine völlige Schmerzfreiheit, falls und sobald sie eintrete, größere Änderungen auf zahlreichen Ebenen in ihrem Leben mit sich bringen würde. Besonders freute sich Zena wieder auf die gemeinsamen Spaziergänge in der Natur, denn seine Begleitung fehlte ihr sehr, doch sie war lieber allein spazieren gegangen, statt ganz darauf zu verzichten. Dennoch waren sie ihrem Gefühl nach durch seine Schmerzen einander nähergekommen, weil er nicht mehr so oft mit seinen Kumpels unterwegs war. Sie hatte Bedenken, er würde nach der Arbeit erst einmal in die Kneipe gehen und wieder Hockeyspiele anschauen – zu Lasten der Nähe, die sie entwickelt hatten. Auch betonte sie, dass er dann wieder viele Hausarbeiten übernehmen könne, zu denen er sich seit Jahren nicht hatte aufraffen können. (In der Tat stutzte Darryl ein wenig über diese Reaktion, weil ihm entgangen war, welche Last Zena auf sich genommen hatte, als er immer weniger im Haus helfen konnte.)

Auf mein leichtes Drängen hin stimmte Darryl bereitwillig zu, die Schmerzen *langsam* zu reduzieren, damit er und Zena sich an die Veränderungen gewöhnen konnten, die das für ihre Partnerschaft mit sich brachte. Und er stellte tatsächlich fest, dass ihm ihre Gesellschaft lieber war als seine Kumpels in der Kneipe – eine Erleichterung für Zena. Auch besprachen sie, welche Arbeiten er als erste wieder übernehmen würde. So leiteten sie seine Rückkehr in ein normales Leben mit all seinen Aktivitäten *schrittweise* in die Wege; dabei wandte er WHEE regelmäßig an, um die akuten Schmerzen unter Kontrolle zu halten und dann den Schmerz weiter zu verringern.

*

Jeff war ein 66-jähriger Krankenpfleger im Ruhestand, der sich wegen Schmerzen aufgrund von Bauchspeicheldrüsenkrebs an mich wandte, die ihn seit einem halben Jahr plagten. Er bekannte freimütig, er tue sich leichter, anderen zu helfen, als selbst um Hilfe zu bitten. Seine Frau Anna bestätigte das und betonte ihre außerordentliche Bereitschaft, sich auf jede erdenkliche Art um Jeff zu kümmern.

Doch während ihrer ganzen Ehe erkannte sie nur schwer, wann und wie sie ihm ihre Liebe zeigen konnte, denn er sagte so schnell, alles sei in Ordnung und er komme selbst zurecht. Nun war er schwach, nicht nur aufgrund der Krebserkrankung und der Metastasen, sondern auch durch die Chemo- und Strahlentherapie, und Anna wollte ihn von Herzen gern verwöhnen, doch er ließ sie nicht an sich heran.

Im Gespräch mit seinem Schmerz (Stufe 9) erfuhr Jeff, dass sich sein inneres Kind verzweifelt nach mehr Zärtlichkeit und Fürsorge sehnte. Mithilfe meiner Methode konnte er seine Kernüberzeugung abbauen, wonach er mit allem *allein* zurechtkommen müsse (– sie war ihm in seiner schwierigen Kindheit in einem Waisenhaus sehr zugute gekommen). Doch sowohl der Jeff von *heute* wie auch der *kleine* Jeff erkannten leicht, dass diese Überzeugung nicht mehr „passte", und ließen sie leicht los.

An Jeffs Schmerzen änderte sich allerdings nichts. In einem weiteren Gespräch teilte der Schmerz Jeff mit, sein inneres Kind vertraue ihm nicht, dass er sein Wort halten und Anna um Aufmerksamkeit *bitten* werde, deshalb wolle es den Schmerz nicht verringern. Als Jeff versprach, wirklich zu üben, um Hilfe zu bitten, ließ sein Schmerz nach und ging innerhalb weniger Klopfrunden auf 2 zurück.

Die Arbeit an Meta-Ängsten und Kernüberzeugungen kann mitunter eine Herausforderung darstellen. Wir sind so an unsere vertraute Art, die Welt wahrzunehmen und auf sie zu reagieren, gewöhnt, dass wir vielleicht nur schwer feststellen, wo wir mit unseren Affirmationen hängen bleiben. Die Unterstützung von professionellen Beratern, Familienmitgliedern oder Freunden, die uns anleiten können, unsere Themen zu klären, kann die Arbeit an unseren Themen wesentlich wirksamer machen.

Die angeführten Beispiele veranschaulichen das. Jeffs Erfahrung zeigt auch, wie vorhandener Schmerz Menschen zumindest teilweise motivieren kann, bestimmte Dinge zu tun oder zu lassen. Oft lassen sich die Schmerzen leicht lindern, wenn man mit ihnen „verhandelt". Oft habe ich auch erlebt, wie Schmerzen auf eine Bitte, kombiniert mit einem Versprechen, reagierten: „Wenn ich mein Wort halte und ... [mich vorsichtig bewege, um mich nicht in Stress zu bringen oder erneut zu verletzen / … um Hilfe bitte, wenn ich das Gefühl habe, Zuwendung zu brauchen / … meine Selbstfürsorge gewissenhaft praktiziere], würdest du mir den Schmerz dann bitte nur noch zuflüstern, statt mich anzuschreien?"

Zu den hilfreichsten Aspekten von WHEE gehört, dass man es bei Themen und Widerständen auf allen Ebenen anwenden kann. Geht es einmal nicht mehr voran, so kann man die Meta-Angst, die Überzeugung oder den Zweifel, die einen davon abhalten, das Problem loszulassen, ermitteln und bearbeiten.

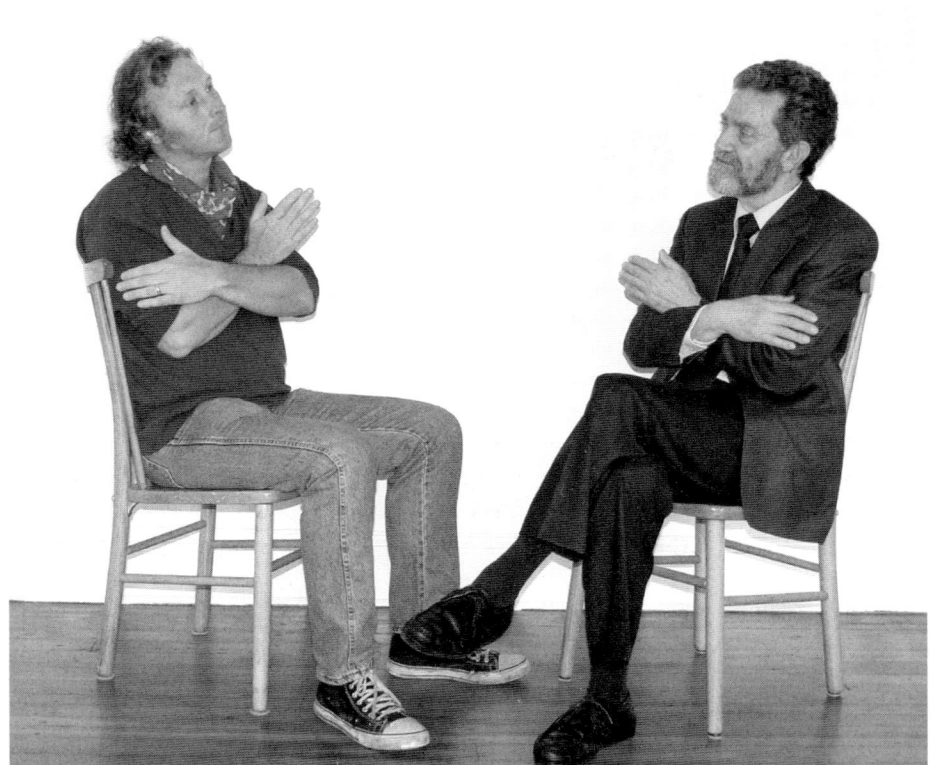

KAPITEL 5

WHEE und die Funktionen des Unbewussten

Das Unbewusste ist nicht unbewusst, das Bewusstsein weiß nur nicht, was das Unbewusste weiß.

Francis Jeffrey

Zwar haben wir schon mehrfach gesehen, wie vielfältig das Unbewusste an unseren Heilungsprozessen mitwirkt, doch verdient dieser spezielle Aspekt hier noch eine eingehendere Betrachtung. Das Unbewusste ist eine unermessliche Ressource, die wir zu unserem Nutzen anzapfen können. Man schätzt, es enthalte 95 Prozent unseres gesamten Wissens. Zu seinen Aufgaben gehört es unter anderem, neue Eindrücke und neu Gelerntes zu integrieren, unsere Körperfunktionen zu steuern, Erinnerungen zu speichern, unsere Gewohnheiten auf „Autopilot" ablaufen zu lassen, Kanal für intuitives Wissen zu sein und uns mit unserem höheren Selbst zu verbinden.

Integration von neuen Eindrücken und neu Gelerntem

Gerade wenn Sie glauben, die Schule der Erfahrungen absol-viert zu haben, denkt sich jemand einen neuen Kurs aus.

Mary H. Waldrip

Ein Neugeborenes scheint Sinneseindrücke nicht integrieren und interpretieren zu können. Beispielsweise kann ein Baby erst nach einigen Monaten einen Gegenstand mit seinen Augen fokussieren. Als Erstes erkennt das Baby fast immer das Gesicht seiner Mutter. Teilweise scheint das genetisch bedingt zu sein, denn ein Säugling reagiert auch auf eine Zeichnung mit Augen, Mund und Nase auf einem Stück Papier, indem es sie mit den Augen „abtastet" und lächelt, bevor es andere Gegenstände so „ins Visier" nimmt und darauf reagiert.

Das Gehirn ist mit seinen schätzungsweise 100 Milliarden Neuronen (Nervenzellen) ein äußerst komplexes Organ. Neuronen im Gehirn kommunizieren über elektrische und chemische Signale mit vielen tausend anderen Nervenzellen im Rückenmark und den Netzen, die den Körper durchziehen. So gelangen Informationen ins Gehirn und so erhält umgekehrt der Körper Botschaften, die den Bewegungsapparat und die Organfunktionen steuern.

Einige Steuerungsmechanismen des Nervensystems entwickeln sich automatisch und sind im Allgemeinen unwillkürlich und unbewusst, etwa Herzschlag, Atmung und Verdauung. Andere Funktionen, wie die Steuerung von Bewegungen der Muskeln und des Skeletts, werden durch bewusste und unbewusste Feedbackschleifen gelernt. Ein einfaches Beispiel dafür ist, wenn ein Kind lernt, Nahrung mit der Hand zum Mund zu führen. Über einen komplexen Informationsprozess – mit visuellen, taktilen und kinästhetischen Empfindungen –, kombiniert mit der Belohnung des guten Geschmacks, lernt das Gehirn in zahlreichen Versuchen mit Erfolg und Irrtum alle diese Informationen zu interpretieren und die Muskeln so zu steuern, dass das Essen regelmäßig und zuverlässig in den Mund gelangt. Über ähnliche Prozesse lernen wir später im Leben das Rad- oder das Autofahren. Anfangs müssen wir uns noch in jedem Moment sehr konzentrieren, wir sind vielleicht noch ungeschickt und müssen die Bewegungen viele Male wiederholen, um sie gut hinzubekommen.

Steuerung von Körperfunktionen

> *Krankheit ist oft Traurigkeit, die unter physiologischer Flagge segelt.*
>
> Rudolf Virchow

Das Unbewusste steuert vielfältige Körperfunktionen auf verschiedenen Ebenen. Wir sind uns zumindest im Unterbewusstsein unserer Kontrolle über die Muskeln bewusst, die wir willentlich bewegen – beispielsweise wenn wir eine Tasse hochheben, um einen Schluck Tee zu trinken, oder mit unseren Augen die Seiten dieses Buches überfliegen. Unserer automatisierten Körperabläufe sind wir uns jedoch meist nicht bewusst, etwa der Ausschüttung der Verdauungssäfte und der Kontraktionen der Darmmuskulatur, die unser Mittagessen durch unseren Verdauungstrakt schickt, oder unseres Herzrhythmus, des Blutdrucks und der Muskeln, die in unterschiedlichem Tempo Luft in unsere Lungen hinein- und wieder herausleiten. Auch nehmen wir die biochemischen Feedbacksysteme nicht bewusst wahr, die diese Körperfunktionen steuern. Ein Beispiel: Wenn unsere Muskeln bei Anstrengung Kohlendioxid produzieren und mehr Sauerstoff brauchen, dann beeinflusst die chemische Zusammensetzung des Blutes auch unsere Herzfrequenz, den Blutdruck und die Atmung – dies alles passiert, ohne dass wir je darüber nachdenken müssten.

Die moderne Wissenschaft hat Wege entwickelt, um uns auf unseren Blutdruck und unseren Herzschlag aufmerksam zu machen. Mit solch einem Biofeedback können wir diese Funktionen bewusst steuern. Das können Sie an sich selbst ausprobieren:

- Mit einem Finger an Ihrem Handgelenkpuls können Sie lernen, Ihre Herzfrequenz zu verlangsamen oder zu beschleunigen.

- Üben Sie, die Iris Ihrer Augen willentlich zusammenzuziehen, indem Sie sich über den Blick in den Spiegel visuelles Feedback holen. Das dauert im Durchschnitt eine Stunde. (Als ich in meinen Jugendjahren darüber las, lernte ich vor dem Spiegel, über Biofeedback mit meinen Ohren zu wackeln. Ich erinnere mich aber nicht mehr, wie lange ich dazu brauchte.)

Was diese inneren Mechanismen angeht, kann einem interessanterweise niemand sagen, wie man diese Muskeln zu kontrollieren lernt, die normalerweise dem Autopiloten unterstehen. Um die inneren Verbindungen herauszufinden, die bei Ihnen funktionieren, müssen Sie selbst experimentieren.

Die Fähigkeit, eine eigentlich automatisierte Steuerung bewusst zu manipulieren, ist mehr als ein Salontrick und kann unserer Gesundheit und unserem Wohlbefinden sehr nützen. Die Wissenschaft weiß jetzt, wie Stress den Blutdruck erhöht oder diejenigen Arterien verengt, die Migräne auslösen, und die Muskeln anspannt, die mit Spannungskopfschmerz und anderen Schmerzen zu tun haben. Mithilfe von Biofeedback können wir lernen, in viele Körperfunktionen einzugreifen und die unerwünschten Reaktionen zu korrigieren, die Krankheiten oder Erschöpfung verursachen oder dazu beitragen.

Unser Geist und das Immunsystem

Unsere Zellen lauschen ständig unseren Gedanken und ändern sich durch sie. Ein Anfall von Depression kann unserem Immunsystem enorm schaden; eine neue Liebe kann ihm neue Energie geben.

Deepak Chopra

Unsere Gehirnzellen enthalten über 50 verschiedene Proteine, Neuropeptide genannt, die am chemischen Austausch zwischen den Nervenzellen beteiligt sind. Genau die gleichen Neuropeptide finden sich in den weißen Blutkörperchen unseres Immunsystems. Man nimmt an, dass Gehirn und Immunsystem auf diesem Weg miteinander kommunizieren können. So lässt sich erklären, warum der Geist zu Immunerkrankungen wie Arthritis, Fibromyalgie, Krebs und AIDS beitragen kann. Umgekehrt erklärt es auch, wie der Geist helfen kann, den Krankheitsverlauf abzuschwächen oder sogar umzukehren.

Mit ihren vielfältigen Ansätzen, zu denen auch Entspannung, Meditation, Arbeit mit inneren Bildern (von einem gestärkten Immunsystem) und Selbsthilfegruppen gehören, hat sich die Psychoneuroimmunologie (PNI) bei der Behandlung funktioneller Erkrankungen des Immunsystems als wirksam erwiesen. Krebspatienten beispielsweise lebten länger, der Krebs hörte auf zu wachsen oder bildete sich zurück – dank eines aktivierten Immunsystems.

Unglücklicherweise suchen viele Menschen erst in einem späten Krankheitsstadium bei der PNI oder anderen komplementären Therapien Hilfe, nachdem sie die konventionellen Verfahren erfolglos angewendet haben. Dann sind die natürlichen Widerstandskräfte des Körpers meist bereits erschöpft und diese Interventionen helfen nur bedingt.

WHEE kann das Immunsystem sehr unterstützen: durch Entspannung und das Loslassen sowohl aktueller Probleme als auch solcher, die das

Unbewusste aus der Vergangenheit mit sich herumträgt. Ich habe schon hervorragende Resultate bei Arthritis erlebt; dabei ging nicht nur der Schmerz zurück, auch die Schwellung klang ab und die Beweglichkeit verbesserte sich. Bei Arthritis geht man davon aus, dass das Immunsystem aus bisher noch nicht völlig geklärten Gründen das körpereigene Bindegewebe angreift.

> Bei einem Workshop in Mexiko meldete sich eine Frau mit Arthritis in den Händen freiwillig für eine Demonstration vor der Gruppe; sie wollte sondieren, ob meine Methode bei ihren Schmerzen helfen könnte. Die Finger waren etwas geschwollen und schmerzten so sehr, dass sie sie seit vielen Monaten nicht mehr beugen konnte. Bei unserem Experiment sollte sie sich mit unserer Klopfmethode auf *einen* Finger konzentrieren. Innerhalb von Minuten konnte sie diesen Finger schmerzfrei beugen, die anderen alle nicht.

Bei zahlreichen Arthritispatienten habe ich schon signifikante Verbesserungen erlebt. Üblicherweise hilft WHEE auch bei den psychischen Themen im Zusammenhang mit der Arthritis, wie etwa Frustration, Ärger, Depression und so weiter. Das ist vielversprechend, denn nach meiner Erfahrung trägt Ärger oft zum Entstehen und Fortbestehen von Arthritis bei und ist nicht nur eine Reaktion auf ihr Vorhandensein.

WHEE wirkt nachweislich auch bei einer anderen offensichtlichen Autoimmunerkrankung positiv: bei Fibromyalgie; hierbei leiden die Patienten unter Symptomen wie völliger Erschöpfung und Schwäche oder unter Müdigkeit, Muskelschmerzen in vielen Körperteilen, Kopfschmerzen, „benebeltem Kopf" (Verwirrtheit), Schlaflosigkeit und vielfältigen Allergien auf Nahrungsmittel und andere Substanzen. Die Methode lindert in solchen Fällen die Schmerzen und die Schlaflosigkeit, sie entstresst und beseitigt die Allergien; man kann damit alte, verdrängte Traumen bearbeiten und aussichtslose Überzeugungen transformieren, die bei dieser Krankheit häufig sind. (Beschrieben ist das in Brendas Geschichte in Kapitel 3.)

Autopilot für gewohnheitsmäßige Verhaltensweisen

Dein Handeln wird zu deiner Gewohnheit.
Deine Gewohnheiten werden zu deinen Werten.
Deine Werte werden zu deinem Schicksal.

Mahatma Gandhi zugeschrieben

Mit etwas Übung laufen Bewegungen, die zu gewohnten Verhaltensweisen gehören, automatisch ab. Nehmen Sie als Beispiel das Autofahren: Sie brauchen in kniffligen Situationen auf der Straße nicht mehr über jede einzelne Reaktion nachzudenken. Gelegentlich werden Sie sich dabei ertappen, viele Minuten lang und viele Kilometer weit gefahren zu sein, ohne Ihren Wagen bewusst gesteuert zu haben. Und doch liegt auf der Hand, dass Ihr Unbewusstes die Strecke problemlos gefahren ist.

Ähnlich werden auch emotionale Reaktionen zu Gewohnheiten. Wenn Sie in einer ruhigen Atmosphäre aufwuchsen, gewöhnt sich Ihr Nervensystem in der Regel an automatische Ruhe in normalen Situationen. Gibt es bei Ihnen zu Hause viele Spannungen und stürmische Emotionen, dann empfindet Ihr Nervensystem körperliche und psychische Spannungen als Normalität. Auch können bestimmte Reize heftigere Reaktionen auslösen, etwa massive Spannungen, wenn jemand heute in Ihrem Leben wütend ist – ob sich die Wut gegen Sie richtet oder gegen jemand anderen.

Glaubenssätze über die Welt sind stark von Lebenserfahrungen geprägt. Recht viele Menschen leben mit Selbstzweifeln oder einschränkenden Überzeugungen, die ihre Lebensfreude schwer beeinträchtigen oder sogar verkümmern lassen. Außerdem sind da noch Meta- und Kernüberzeugungen, die unseren Platz in der Welt allgemeiner definieren, etwa:

– Ich verdiene es nicht, geliebt zu werden.

– Mir wird nie etwas gelingen, deshalb probiere ich es gar nicht erst.

– Ich bin dumm / blöd / ein hoffnungsloser Fall / schlecht.

– Ich bin dazu verurteilt, in die Fußstapfen meiner Mutter / meines Vaters zu treten / die Muster meiner Mutter / meines Vaters weiterzuführen.

Mit WHEE lassen sich solche angewöhnten Überzeugungen wunderbar umprogrammieren – und damit auch die entsprechenden Körperreaktionen. Immer wieder berichten Klienten, dass Spannungen in Brustkorb, Magen, Rücken, Nacken oder anderen Körperteilen verschwinden, wenn sie ihre negativen psychischen Reaktionen loslassen.

Speicher für Erinnerungen

Ein erinnerter Stress, der nur ein vorbeihuschender Gedanke ist, setzt die gleichen destruktiven Hormone frei wie der Stress selbst.

Deepak Chopra

Die konventionelle Medizin betrachtet das Gehirn als „Lagerstätte" für die meisten unserer Lebenserfahrungen. Als Beweis führt sie die Tatsache an, dass Teile der Erinnerungen verloren gehen, wenn Gehirnareale durch Verletzung, Krankheit oder Operation zerstört werden. Gestützt auf die Erforschung *spiritueller* Dimensionen verstehe ich persönlich diese Vorgänge folgendermaßen: Das Gehirn gleicht einem Radio- oder Fernsehempfänger, der Ihr Denken „channelt" und das Wissen Ihrer spirituellen und seelischen Dimensionen ins Stoffliche übersetzt.

Wenn wir auch den „Mechanismus" nicht kennen, weil er wir ihn mit unseren heutigen Möglichkeiten noch nicht nachweisen können – unser Unbewusstes speichert unzählige detailgetreue Erinnerungen an fast alle unsere Lebenserfahrungen. Es wurde schon hinreichend demonstriert, dass wir uns unter Hypnose an winzige Details aus unserer Kindheit erinnern, die sich in einigen Fällen auch verifizieren ließen. Eine Frau in den Vierzigern etwa beschrieb das Tapetenmuster in dem Zimmer, in dem sie als Kleinkind schlief. Der Hypnotiseur suchte dieses frühere Zuhause der Frau auf, das noch existierte, und fand unter diversen Tapetenschichten genau das Muster, das sie beschrieben hatte.

Zusätzlich zu unseren eigenen persönlichen Erfahrungen aus unserem derzeitigen Leben können wir auch Erinnerungen an frühere Leben haben. Falls das in Ihren Ohren unvernünftig oder unwahrscheinlich klingt, kann ich Ihnen keinen Vorwurf machen. Auch ich stritt viele Jahre lang die Idee der Wiedergeburt kategorisch ab. Ich hielt sie entweder nur für

Wunschdenken von Menschen, die Angst vor dem Sterben hatten, oder für einen kollektiven Wunsch mit den gleichen Motiven, die im Laufe der Zeit in bestimmten Kulturen zu einer religiösen Lehre verschmolzen waren. Doch wie wir im Abschnitt über Erinnerungen an Wiedergeburten in Kapitel 6 sehen werden, scheint es, als verdiene diese Thematik eine ernsthafte Betrachtung.

Kanal für intuitive Wahrnehmungen

Einen der wirkungsvollsten Schritte auf dem Weg zu einem seelisch reichen Leben tut man, wenn man aufhört, immer alles verstehen zu wollen. Indem man sich von einem „Alleswisser" zu einem Menschen mit spirituellem Vertrauen entwickelt, überquert man die Brücke hin zu einer beseelten Spiritualität.

Bradford Keeney

Die meisten von uns haben ihre Intuition schon in der einen oder anderen Form erlebt. *Mustererkennung* beispielsweise lässt sich so demonstrieren: Wenn Sie bereits verschiedene Hunderassen kennen und nun einer für Sie völlig neuen begegnen, identifiziert Ihr Unbewusstes das betreffende Tier trotzdem als einen Hund. Das ist mehr, als jeder gewöhnliche Computer kann, denn Computer erkennen konkrete Bilder wieder, die sie vorher schon einmal identifiziert haben, aber keine gänzlich neuen.

Erfahrenen Therapeuten hilft die Mustererkennung außerordentlich. Weil ich schon mit angesehen habe, wie Hunderte von Personen verdrängte Themen aus den Aktenschränken ihres Unbewussten losgelassen haben, kann ich neue Klienten leichter darin unterstützen, ähnliche verdrängte Themen herauszufinden, die mit ihrem *aktuellen* Problem in Resonanz stehen. Die Angstmuster, die nicht verschwinden wollen, fühlen sich intuitiv ähnlich an. Das ist anderen Therapeuten schwer zu vermitteln, die keine ähnlichen Erfahrungen gemacht haben.

Mittels *außersinnlicher Wahrnehmung* (ASW; auch *Psi* genannt) können wir auf vielfältige Weise wahrnehmen, was außerhalb unseres körperlichen Selbst vor sich geht: *Telepathie* bezeichnet die Fähigkeit, die

Gedanken einer anderen Person zu lesen. *Hellfühlen* ist das direkte Wissen um den Zustand eines Organismus oder Gegenstands außerhalb von uns selbst. Beispielsweise wissen wir manchmal intuitiv, dass ein verlorener Gegenstand oder jemand, der sich verlaufen hat, sich an einem bestimmten Ort befinden. Über *Präkognition* und *Retrokognition* nehmen wir Ereignisse wahr, die in der Vergangenheit oder Zukunft stattfanden oder stattfinden. Diese intuitiven Wahrnehmungen können spontan auftreten oder willentlich „eingeladen" werden von Menschen, die eine natürliche Begabung dafür besitzen oder ihre intuitiven Fähigkeiten bewusst entwickelt haben.

Viele würden diese Fähigkeiten eher spirituellen Dimensionen zuordnen. Meiner Ansicht nach sind diese Fähigkeiten so wesenhaft Teil unserer unbewussten, intuitiven Prozesse, dass sie hier in Zusammenhang mit unseren mentalen Grundfunktionen zu besprechen sind. Darüber hinaus verbinden uns diese Facetten der Intuition *auch* mit unserer Spiritualität und werden daher im nächsten Kapitel weiter behandelt.

Außersinnliche Wahrnehmung kann Menschen ungemein dabei unterstützen, ihre Schmerzen und andere Probleme zu lösen. Spirituelle und intuitive Heiler können wahrnehmen, was in Körper, Emotionen, Denken, Beziehungen und Seele eines Menschen vor sich geht. Damit lassen sich leichter solche Themen feststellen, die Widerstände hervorrufen oder begünstigen.

Die Unterstützung eines intuitiven Menschen kann einen zwar enorm voranbringen, man kann an ihn aber auch seine Macht über sich selbst abgeben. Wenn jemand anders Antworten auf knifflige Fragen liefert und Wege empfiehlt, mit Widerständen umzugehen, dann gewöhnen sich die Klienten leicht daran, dass ein Außenstehender in den Aktenschränken und Untiefen ihres Unbewussten herumstöbert, statt es selbst zu lernen. Auch lesen Intuitive einen Menschen nicht wie ein Buch; vielmehr scheinen sie wie durch ein Fenster mit *Rahmen* in einen Menschen hineinzuschauen. Verschiedene Intuitive schauen durch unterschiedliche Fenster. Nur wir selbst können entscheiden, was für die Analyse unserer Themen wirklich relevant ist. Aus meiner Sicht gewinnen wir durch unsere eigene Innenschau und Erforschung unseres Unbewussten die wertvollsten Antworten auf Fragen über unsere Schmerzen und andere Themen. Abgesehen davon muss ich allerdings hinzufügen, dass nicht jeder die Fähigkeit zur Innenschau hat. Hilfe von außen durch Intuitive und Heiler hat daher zweifellos ihre Berechtigung.

An unsere eigene übersinnliche Wahrnehmung können wir über den Muskeltest herankommen. Da das Unbewusste Fragen mit *Ja* oder *Nein* beantworten kann, können wir mit diesem Vorgehen Fragen stellen, die über das Wissen unserer üblichen Sinne hinausgehen. Durch dieses innere, intuitive Forschen stärken wir unser Vertrauen in die allzu oft vernachlässigte Intuition. Ich ermuntere Menschen, etwa mit solchen spielerischen Experimenten zu beginnen wie den folgenden:

• Wenn Sie Obst und Gemüse einkaufen, fragen Sie Ihr höheres Selbst: „Wird diese Frucht … [Avocado / Wassermelone …] dann und dann … [ergänzen Sie das gewünschte Datum] ganz reif und schmackhaft sein?"

• Wenn Sie auf eine rote Ampel zufahren, fragen Sie: „Welche Fahrspur ist am besten?" Seien Sie sich aber darüber im Klaren, was Sie mit „am besten" meinen. Vielleicht setzen Sie die beste nur mit derjenigen gleich, auf der Sie am *schnellsten* über die Kreuzung kommen, doch die beste *im Sinne Ihres höchsten Wohles* kann bedeuten, dass Sie langsamer vorankommen und einen Verkehrsunfall auf der Kreuzung oder später auf Ihrem Weg vermeiden.

Auf Fragen, wie Sie Ihren Klienten helfen können, können Sie als Therapeut um Ja- oder Nein-Antworten bitten. Ich habe während meiner Therapiesitzungen häufig intuitive Erkenntnisse und frage mein höheres Selbst über den unauffälligen Muskeltest an mir selbst, ob es dem höchsten Wohle eines Klienten dient, etwas Bestimmtes jetzt zu erfahren. In ungefähr der Hälfte der Fälle ist die Information für mich, nicht für die Klienten, damit ich sie besser verstehe und sie besser darin unterstützen kann, sich selbst zu helfen.

Und auch hier gilt wieder: Sie werden diese wertvollen Aspekte Ihres Unbewussten besser verstehen und mehr wertschätzen, wenn Sie Ihre intuitiven Eindrücke in einem *Tagebuch* notieren – und dazu das Feedback aus Ihren Lebenserfahrungen zu der Frage, wie hilfreich/zuverlässig diese Eindrücke sind (oder auch nicht).

Wenn wir unsere intuitiven Fähigkeiten noch weiter vorantreiben, kann unser Bewusstsein sich nicht nur mit der Welt um uns herum zum Informationsaustausch verbinden, sondern es kann die Welt auch direkt durch unsere Wünsche, Absichten oder Gebete beeinflussen.

Wegweiser zu Schattenaspekten unseres Selbst

Wenn du das, was in dir steckt, nach außen bringst, wird dich das, was du hervorbringst, retten. Wenn du das, was in dir steckt, nicht nach außen bringst, wird dich das, was du nicht nach außen bringst, zerstören.

Aus dem apokryphen,
nicht allgemein anerkannten Thomas-Evangelium

In der Jung'schen Psychologie und inzwischen auch im allgemeinen Sprachgebrauch bezeichnet man *die* Teile von uns, die wir aus unserem bewussten Gewahrsein ausblenden, als unseren *Schatten*. Das Unbewusste ist zwar wie eine Höhle, in der wir die Gefühle und Erinnerungen speichern, mit denen wir uns lieber *nicht* befassen würden, doch es ist auch der Teil, der weiß, dass wir es besser können, als das Kindheitsprogramm auszuagieren, vor etwas Unangenehmem wegzulaufen und es zu verdrängen. Deshalb schützt uns das Unbewusste pflichtbewusst, wie es programmiert wurde, sucht aber auch nach Wegen, uns auf bessere Bewältigungsmöglichkeiten aufmerksam zu machen.

Schmerz ist eine der Arten, wie das Unbewusste mit uns über Disharmonien in unserem Leben spricht und sich über ein Übermaß an Emotionen und verdrängtem Material beklagt, das wir nach seiner Ansicht besser handhaben könnten. An den Beispielen von Gesprächen mit dem Schmerz (weiter oben) erkennen Sie, dass viele Schmerzen uns auffordern, verdrängte Gefühle und Spannungen loszulassen. Sobald wir auf den Schmerz als die „Alarmglocke" des Unbewussten hören, kann der Schmerz nachlassen. Indem wir einfach anerkennen, dass der Schmerz unsere Aufmerksamkeit verdient, nimmt er oft schon ab. Nachdem wir mit ihm verhandelt haben und versprechen, uns um die zugrunde liegenden Themen zu kümmern, können wir mit WHEE den Schmerz noch weiter reduzieren, mitunter sogar ganz zum Verschwinden bringen.

Unser Unbewusstes erheischt unsere Aufmerksamkeit auch noch auf anderen Wegen: In unseren Träumen flüstert es uns zu, in unseren Albträumen schreit es uns an. Träume sind wunderbare Fenster zu unserem Wesen. Jeder Bestandteil eines Traumes symbolisiert einen Teil von uns, der unsere Aufmerksamkeit beansprucht. Unsere Träume sind unendlich vielschichtig. Wir können mit ihnen kommunizieren, um ihre Botschaft und Bedeutung zu erfahren, aber wir können auch mithilfe von WHEE die „Schattenthemen" klären, die uns unsere Träume bewusst machen.

Trudy war froh, von San Francisco nach New York zu ziehen und eine neue Arbeitsstelle anzutreten, die ein enormes berufliches Weiterkommen versprach. Sie hatte Freunde und Verwandte in New York und fand glücklicherweise sogar vorübergehend eine Wohnmöglichkeit, die ihr den Umzug erleichterte.

Einige Wochen vor dem Umzug wachte sie überrascht aus einem quälenden Albtraum auf, in dem sie beim Umzug all ihre Habe verlor und in einem schäbigen New Yorker Motel endete, ohne Geld und ohne Freunde. Da sie schon viel Therapieerfahrung hatte und meine Methode kannte, begann Trudy ein Gespräch mit der Trudy aus dem Traum. Erinnerungen an zahlreiche Umzüge in ihrer Kindheit tauchten auf, die sie erlebte, nachdem ihre Mutter ihren Vater unerwartet verlassen hatte, weil dieser sie verbal und körperlich misshandelt hatte; damals erlebte sie eine dem Albtraum ähnliche Situation. Mit meiner Klopfmethode beseitigte sie die Überreste, die loszulassen ihr Unbewusstes sie aufforderte, in das sie sie verdrängt hatte, als sie der achtjährigen Trudy zu schmerzlich waren.

Träume laden uns auf ganz wunderbare Weise dazu ein, unseren „Hausputz" zu machen. Durch den Dialog mit Traumbestandteilen verstehen wir oft die zugrunde liegenden Themen, die geklärt werden wollen. Auch können wir, falls die Figuren in unseren Träumen nicht selbsterklärend sind, diese einladen, WHEE auf ihre eigenen quälenden Gefühle anzuwenden. Die Traumbilder werden sich mit genau den Themen verbinden, die sie hervorgerufen haben, deshalb wird WHEE dort wirken, wo es gebraucht wird. Besonders Kindern kann das sehr helfen, die vielleicht nicht genau feststellen können, was sie durcheinandergebracht hat, aber mit unserer Selbsthilfemethode leicht gegen ein Monster vorgehen können, das sie in einem Albtraum erschreckt hat. (Mehr zu überpersönlichen Aspekten unseres Unbewussten und des allumfassenden Bewusstseins in Kapitel 6 und 7.)

Schnittstelle zum universalen Bewusstsein

Erfahrungen, die sich in Ihrem Leben aufgrund des Schattens manifestieren, den Sie noch in sich tragen, dienen der Wahrheit und dem Licht. Sie zeigen Ihnen den Schmerz dieser Blockaden, damit Sie sie überwinden. Im Vertrauen auf das Wissen, dass sich alles auf Gott zu bewegt, ändern diese Blockaden ihre Bedeutung und Form: Auf der menschlichen Ebene stellen sie ein Hindernis dar; auf der höchsten Ebene jedoch lehren sie.

Emmanuel

Das Unbewusste sucht ständig nach Wegen, um uns auf allen Ebenen unseres Wesens aufzuwecken. Es ist sich bewusst, dass wir Teil des universalen Bewusstseins und der „Unendlichen Quelle" sind. Es fordert uns auf, uns bewusster auf die Realität einzulassen und eine größere Mitverantwortung zu übernehmen, soweit wir dazu bereit sind.

Je mehr wir loslassen von der Angst, uns freier, offener auf die *stoffliche* Welt einzulassen, desto freier werden wir, uns stärker und bewusster mit unserem *spirituellen* Anteil zu verbinden. Schmerz kann ein „wunder-voller" Anreiz sein, diese Verbindungen zu erleichtern. (Diese Verbindung unseres Unbewussten mit unserem höheren Selbst, mit dem allumfassenden Bewusstsein und dem Ganzen wird hier nur kurz erwähnt, denn sie hängt mit einigen wichtigen Funktionen des Unbewussten zusammen. Ausführlicher wird in Kapitel 6 darauf eingegangen.)

Schmerz als Weckruf des Unbewussten

Es gibt keine Bewusstwerdung ohne Schmerz.

Carl Gustav Jung

Je länger wir die hier vorgestellte Methode anwenden, desto deutlicher erkennen wir unseren Schmerz und unsere Verzweiflung als Botschaften unseres Unbewussten; es fordert uns auf, uns einigen Lebensbereichen zuzuwenden, die wir übersehen oder vernachlässigt haben. Diese Rufe nach Aufmerksamkeit von unserem inneren Wesen können Lektionen auf einer oder allen Ebenen unserer Ganzheit sein: auf der des Körpers, der Emotionen, des Denkens, auf der Ebene von Beziehungen oder Spiritualität.

Daniel war übergewichtig, hatte Bluthochdruck und starke Kopfschmerzen. Seine Kopfschmerzen hingen mit seinem hohen Blutdruck zusammen, denn sie verschwanden, wenn er Blutdruckmedikamente einnahm. Im Gespräch mit seinen Kopfschmerzen konnte Daniel allmählich akzeptieren, dass sein tieferes Selbst ihm durch die Kopfschmerzen zubrüllte, er solle etwas gegen sein Übergewicht und seinen Hochdruck unternehmen. Die tieferen Lektionen, die folgten, hatten zu tun mit niedrigem Selbstwertgefühl und Einsamkeit, die Daniel mit „Trostessen" kompensierte.

*

Holly litt schon seit acht Jahren unter so starken prämenstruellen Beschwerden, dass sie jeden Monat ein oder zwei Tage im Bett bleiben musste. Bei medizinischen Untersuchungen stellte man keine Ursachen dafür fest und mehrere gynäkologische Maßnahmen brachten keine Linderung. Verschiedene Hormone und Schmerzmittel erwiesen sich ebenfalls als unwirksam, verursachten aber viele lästige und unangenehme Nebenwirkungen.

Als sie sich mit ihrem Schmerz unterhielt, trat ein ganzer Komplex anhaltender Schuldgefühle und alter, verdrängter Ängste wegen eines Schwangerschaftsabbruchs zutage, dem sie sich im Alter von 19 unterzogen hatte; damals war sie ihr erstes Jahr fern von Zuhause im

College. Sie fühlte sich immer noch schuldig dafür, dass sie ihrem Freund nichts davon erzählt hatte und nicht zur Beichte gegangen war. Damals ängstigte sie sich auch extrem, ihre Eltern könnten davon erfahren und dann ihre Ausbildung nicht mehr weiter finanzieren.

Die Anwendung meiner Methode linderte ihre Schmerzen sofort bis zu dem Punkt, dass Holly vor ihrer Periode keine Auszeiten mehr brauchte. Sie konnte alle Themen im Zusammenhang mit der Abtreibung erfolgreich bearbeiten; meistens wendete sie WHEE allein an, mit nur minimaler therapeutischer Unterstützung.

Als die Schmerzen nicht weiter als auf den Wert 2 zurückgingen, suchten wir nach weiteren psychischen Themen und fanden heraus, dass Holly in ihrer katholischen Grundschule sexuell belästigt worden war. Ihre SUD stiegen auf 9. Nachdem sie diese quälende Erinnerung bereinigt hatte, verschwanden ihre prämenstruellen Beschwerden vollständig.

Unser Unbewusstes lenkt unsere Aufmerksamkeit hauptsächlich durch Schmerz auf ein „Un-Wohlsein", von dem viele körperliche Schwierigkeiten im Leben herrühren. Fettleibigkeit, Bluthochdruck und Menstruationsbeschwerden sind nur einige wenige Beispiele für psychische Themen, die Symptome und Krankheiten verursachen, bei denen sie zumindest mit hineinspielen. Die westliche Medizin konzentriert sich gern auf Krankheitssymptome und die Diagnose von Krankheiten – die sie alle auf dem Weg über *körperliche* Interventionen behandelt.

Viele Menschen haben sich so sehr daran gewöhnt, Pillen einzunehmen, um ihre Beschwerden zu beseitigen, dass sie gar nicht an mögliche psychische Probleme denken, die dahinterstecken könnten. Auch bevorzugen sie den einfacheren Weg: Lieber soll ihnen jemand anders sagen, was schief läuft, und er soll dafür eine „Reparatur' verschreiben. In vielen Fällen erweist sich dieser scheinbar einfachere Weg als ein sehr kostspieliger. Vielleicht wissen Sie um die schlimmsten Folgen, nämlich dass in den USA 100.000 Menschen alljährlich an der Einnahme „korrekt" verschriebener Medikamente sterben.

Weil die Programme des inneren Kindes sie vor ihren verdrängten Verletzungen warnen, bleiben sie auf der tieferen Ebene in ihren automatischen Mustern hängen und laufen vor allem Unangenehmen davon. Ich wünsche mir, dass schon bald mehr Menschen zu ihrem Nutzen von der neuen Selbsthilfemethode erfahren und sie zur Lösung ihrer Probleme heranziehen – zusätzlich zur modernen Medizin.

KAPITEL 6

Schmerz und die spirituellen Aspekte von WHEE

*Es kommt eine Zeit auf Ihrem spirituellen Weg, in der Sie Ihre
Entscheidungen von einer ganz anderen Warte aus zu treffen
beginnen ... Und wenn eine Entscheidung Wahrheit, Gesundheit, Glück, Weisheit und Liebe fördert, dann ist es die
richtige.*

Angeles Arrien

Im Zuge meiner Untersuchungen bin ich inzwischen zu der Auffassung
gelangt, dass persönliche Spiritualität das Gewahrsein oder Bewusstsein
dessen ist , dass unser Selbst über den physischen Körper hinausreicht.
Nach dieser Definition gehören zu unseren spirituellen Aspekten: Energiefelder, die den Körper umgeben und durchdringen; das intuitive Bewusstsein, das die gewöhnliche Zeit und den gewöhnlichen Raum trans-
zendiert; das kollektive Bewusstsein der Menschheit; das universale
Bewusstsein der Natur; unsere eigene Seele; Kommunikation mit den
Seelen von Menschen, die vom physischen Leben in andere Dimensionen
übergewechselt sind, mit Naturgeistern und Engeln und schließlich mit
Gott / dem Göttlichen / der Unendlichen Quelle / dem ewigen, allwis-
senden, kosmischen Bewusstsein. Das alles kann die Wirkung von WHEE
steigern.

Umgekehrt kann WHEE unser spirituelles Bewusstsein und unsere Verbindung mit unserer persönlichen und kollektiven Spiritualität öffnen und
vertiefen. Mit unserer Spiritualität verbinden wir uns nicht nur dadurch,
dass wir Affirmationen anwenden oder Energien und Kräfte außerhalb
unserer selbst um Hilfe bitten. Indem wir diese Elemente schrittweise in
die Anwendung unserer Methode aufnehmen, können wir prüfen, ob sie
etwas und wie viel sie bewirken in dem Prozess, in dem wir Negatives
loslassen und Positives installieren.

Indem wir uns auf unsere Spiritualität einlassen, kommen wir an ein sehr reales und machtvolles inneres Wissen heran. Während wir unsere Intuition entwickeln, lernen wir dieses Wissen kennen und vertrauen ihm; dabei bestätigt Feedback aus unserer inneren und der äußeren Welt unsere Wahrnehmungen. Das ist so, wie wenn wir unserem Gleichgewichtssinn mit geschlossenen Augen vertrauen lernen. Anfangs hilft uns nur das *visuelle* Feedback, uns im Raum zu orientieren. Bald jedoch *spüren* wir, wo sich unsere Körperteile befinden, und vertrauen dieser Wahrnehmung. Die inneren Feedbackschleifen von WHEE können uns genau bei solch einem Feedbackprozess unterstützen, während wir lernen, Vertrauen zu haben, da, wo wir mit unserem persönlichen spirituellen Bewusstsein in der Welt stehen.

Es ist vielleicht unsere wichtigste Lebensaufgabe, uns mit unserer persönlichen Spiritualität zu verbinden, ihre Wirklichkeit in unserem Leben anzuerkennen, dieses Wissen zu vertiefen, ihm vertrauen zu lernen und uns mit dem Ganzen zu verbinden. Das ist einer der Gründe, warum WHEE so hervorragend wirkt: Es hilft uns, in unsere persönliche Spiritualität – einen entscheidenden Aspekt unseres Lebens – hineinzuwachsen.

Das Leben mit all seinen Launen mag zwar interessant sein, doch die Entwicklung unserer Seele ist der Kern unserer Bestimmung, um deretwillen wir die Erde zieren.

Joellen Koerner

Persönliche Spiritualität ist vielen Menschen, die in westlichen Kulturen aufgewachsen sind, vielleicht nicht vertraut, denn hier konzentrieren wir uns im Leben darauf, zu denken, zu analysieren, unsere Erfahrungen zu zergliedern und hauptsächlich den körperlichen Aspekt unseres Wesens zu betonen. Ich spreche hier nicht von Spiritualität in Form religiöser Praktiken, obgleich wir über sie Zugang zu unserem spirituellen Bewusstsein bekommen können. Ich lade Sie ein, Ihre *persönliche* Verbindung mit dem Ganzen zu erfahren, Ihre Mitwirkung sozusagen als ein „Pixel" auf dem großen Bildschirm der Unendlichen Quelle.

Als Pixel können wir uns vielleicht nur eines begrenzten Teils des Bildes von allem, was ist, bewusst sein. Und doch sind wir über unser Unbewusstes mit allem verbunden, überall und zu allen Zeiten. Wir wissen das über unser inneres Wissen, ein unmittelbares, intuitives Erkennen, das oft mit einem inneren, numinosen Gefühl von Sicherheit einhergeht, dass dieses Wissen stimmt. Bei einigen scheint dieses Wissen aus der intuitiven rechten Gehirnhälfte zu kommen; andere fühlen dieses Wissen eher im Herzen als im Kopf. Für diejenigen, die so etwas wie Gnosis, also eine mystisch-religiöse Erkenntnis erlebt haben, kann es sich wirklicher anfühlen als die materielle Wirklichkeit, die im Vergleich dazu immer wieder als Illusion beschrieben wird.

Wenn Sie noch nie eine Kaktus- oder Sharonfrucht probiert haben, dann werden alle Wörter, mit denen ich ihren Geschmack beschreibe, für Sie bloße Wörter bleiben – Analogien zu *anderen* Erfahrungen, die Sie und ich schon erlebt haben. So verhält es sich auch mit persönlicher Spiritualität. Bis Sie sich mit Ihrem persönlichen Erkennen Ihrer Rolle im improvisierten Mysterienspiel verbinden, das jede und jeder von uns gemeinsam mit der Unendlichen Quelle erschafft, werden Sie nur etwas *darüber* wissen. WHEE lädt Sie ein, diese Dimension für sich selbst in kleinen Schritten zu *er-leben* und jeden Schritt dieser Erfahrung zu genießen. Sie selbst sind das Untersuchungsinstrument und werden sich bewusst werden, wahrnehmen und schließlich *wissen*, dass Ihr inneres Erkennen ein realer und mächtiger Teil Ihres Lebens ist.

Das hebräische Wort *ruach* bedeutet sowohl „Wind" als auch „Geist" [im Sinne von *spirit*, der geistigen Dimension]. Das ist alles andere als zufällig, denn diese Doppelbedeutung gewährt uns einen Einblick in das Wesen persönlicher Spiritualität: Sie können den Wind nicht sehen, doch Sie können seine Wirkung in der Welt wahrnehmen, wenn er die Blätter an den Bäumen rauschen lässt, zart über Ihren Körper streicht oder Ihnen scharf entgegenbläst, wenn er Sanddünen zum Kräuseln bringt und die Wolken über den Himmel jagt. So ist es auch mit Ihrem Gewahrsein der Unendlichen Quelle: Sie erkennen sie daran, wie sie auf Ihr Bewusstsein einwirkt – über Ihre *Intuition* flüstert sie Ihnen etwas über Ihr Leben und Ihre Beziehungen zu; sie „brüllt" Sie an in Form von *Schmerzen* und massiven Ängsten, wenn Sie sanftere Botschaften nicht gehört oder ignoriert haben; und sie stoppt Sie mit Verletzungen oder ernsten *Krankheiten* auf Ihren eingefahrenen Geleisen. All diese Botschaften rufen Sie dazu auf, aufzuwachen und Ihre Blockaden zu beseitigen, damit Sie sich am kollektiven Energiestrom und Bewusstsein beteiligen.

Bei jedem der unten genauer aufgeführten Schritte können Sie mithilfe von WHEE wahrnehmen, wie sich Ihre persönliche Spiritualität auf Ihre Stresswerte auswirkt. So können Sie die Macht der Unendlichen Quelle in Ihrem Leben messen. Wie bei jedem anderen Experimentieren mit meiner Methode helfen auch hier einige Klopfrunden zu einem schwierigen Thema, das sich allmählich auflöst, ein Grundgefühl zu entwickeln, wie schnell Ihre Affirmation wirkt. Nehmen Sie dann in die nächste Runde ein *spirituelles* Ziel mit auf, das Sie anspricht. Achten Sie darauf, wie stark sich Ihre SUD ändern und ob Sie irgendwie anders reagieren. Der zurückgehende Schmerz oder abnehmende andere Probleme geben Ihnen Rückmeldung über den Einfluss der Spiritualität auf Ihr Leben. Vergleichen Sie diese Wirkung mit derjenigen, die Sie beobachteten, als Sie in der ersten Runde zum selben Thema klopften, jedoch *ohne* die spirituelle Komponente.

Energiefelder, die den Körper umgeben und durchdringen

Möglicherweise senden Menschen etwas aus, was wir heute noch nicht kennen. Erinnern Sie sich, wie der elektrisch Strom und „unsichtbare Wellen" anfangs belächelt wurden? Das Wissen über den Menschen steckt noch in den Kinderschuhen.

Albert Einstein

Energien, die unsere Gesundheit allgemein verbessern oder speziell unsere Schmerzen lindern, finden wir in uns selbst oder andere können sie uns zur Verfügung stellen. Heiler und Menschen, die Energien sehen oder mit ihren Händen fühlen, berichten, sie nähmen ein Energiefeld wahr, das den Körper umgibt und durchdringt. Außerhalb des Körpers sind mehrere Schichten dieses Energiefelds wahrzunehmen, die mit den verschiedenen Funktionen des Menschen zu tun haben: je eine Schicht für Körper, Emotionen, Denken, Beziehungen und Spiritualität.

Störungen im physischen Körper, in psychischen Zuständen, in Verbindungen mit anderen Menschen oder mit dem eigenen spirituellen Selbst spiegeln sich in veränderten Energiefeldern wider. Ein körperliches

Trauma nach einem Autounfall etwa kann mit intensiven Emotionen einhergehen. Der Schmerz kann weit länger anhalten, als das Gewebe zur Heilung braucht. Erst wenn die dazugehörigen Emotionen und die (negativen) Energiefelder losgelassen sind, klingt der Schmerz ab. Elmer Green, einer der Begründer von Biofeedback, nennt solche Traumareste energetische Zysten. Diese kann man loslassen durch Interventionen, die abzielen auf:

- den Körper (etwa durch Selbstheilung wie Biofeedback oder Massage von einem Therapeuten),

- die Emotionen und den Geist (etwa durch Psychotherapien , emotionales Loslassen und systemische Desensibilisierung),

- das körpereigene Energiefeld (etwa durch Chakraheilung, spirituelle Heilung, Kraniosakraltherapie, Akupunktur und ihre Ableitungen)

WHEE ist hier besonders nützlich, weil es ein *ganzheitlicher* Ansatz ist, der alle diese Ebenen anspricht.

Anomalien von Energiefeldern gehen häufig mit Schmerzen einher. Heiler können Schmerzen lindern, wenn sie Blockaden, ein Zuviel an Energie oder einen stockenden Energiefluss spüren und korrigieren, indem sie mit ihrer Körperenergie die der Klienten beeinflussen. Spirituelle Heilung kann Schmerzen lindern, die auf Operationen, Arthritis, Verspannungen oder verschiedene chronische Erkrankungen zurückgehen – das haben Studien ergeben. Untersucht wurden dabei heilende Berührungen, Gebete und ähnliche Methoden.

Unser körpereigenes Energiefeld können wir auch mit unseren eigenen Intentionen beeinflussen. Eine Möglichkeit besteht darin, meine Klopfmethode mit verschiedenen auf das Körperenergiefeld einwirkenden Selbsthilfe-Interventionen zu erweitern. Mehrere Energiepunkte am Körper hängen mit verschiedenen Aspekten unserer körperlichen, emotionalen und mentalen Erfahrung zusammen. Einer davon ist der schon erwähnte „Wunde Punkt" – mittig unterhalb des Schlüsselbeins –, dessen Massage oft beim Loslassen von Widerständen und Negativität hilft. Darüber hinaus stehen die sieben Hauptchakren (Energiezentren) entlang der Körpermittellinie mit Gesundheit und Krankheit der in ihrer Nähe liegenden Organe in Zusammenhang.

Das *Herzchakra* etwa kann man aktivieren und so die Wirkung unserer Klopfmethode steigern: Während Sie abwechselnd beide Körperseiten beklopfen (beispielsweise mit dem Zeige- und Mittelfinger einer Hand die Augenbrauen über der Nasenwurzel; oder mit Ihren Füßen abwechselnd auf den Boden klopfen; oder die Zehen Ihrer beiden Füße abwechselnd anspannen), können Sie die Wirkung erhöhen, indem Sie Ihre andere Hand über Ihr Herzchakra halten. Probieren Sie einmal aus, wie sich das auswirkt. Viele Menschen haben so ihre Schmerzen effektiver untersuchen und lindern können.

Übung: Das Herzchakra aktivieren

Machen Sie mehrere Klopfrunden zu einem schwierigen Thema mit hohem SUD-Wert. Beklopfen Sie die Augenbrauenpunkte oder klopfen Sie mit den Füßen, sodass Sie eine Hand frei haben.

Halten Sie dann die ungenutzte Hand über Ihr Herzchakra und wiederholen Sie die Klopfrunde. Achten Sie darauf, ob Ihre SUD nun schneller zurückgehen.

Erdenergien als Verstärkung für WHEE

Für uns ist die Erde ein intelligentes Lebewesen. Sie hat eine natürliche eigene Intelligenz und kann mit uns reden, kommunizieren, uns anweisen, was wir tun sollen – wenn wir offen sind für sie, sozusagen beten und mit ihr in Einklang kommen.

Sun Bear

Unsere „Mutter Erde" (auch *Gaia* genannt) nährt alles Leben auf diesem Planeten. Wir können uns ihre Energien nutzbar machen, indem wir uns bewusst mit ihnen verbinden. Während wir die Klopfmethode praktizieren, können wir die Erdenergien einladen, durch unsere Füße aufzusteigen und jeden Aspekt unseres Wesens zu erfüllen. Viele Anwender berichten, dass das die Wirkung merklich steigere. Probieren Sie es selbst!

Weil viele Menschen bestätigen, dass das bei ihnen funktioniert, nehmen wir immer deutlicher wahr, dass unser Bewusstsein hilfreiche Energien von außerhalb unserer selbst aktivieren kann. Erdenergien können Ihre Schmerzlinderung also verbessern.

Negative Energien in der Umgebung können stressig sein. Als ich zum Beispiel in London nach der Arbeit mit der U-Bahn fuhr, zehrten die negativen Energien von müden, gehetzten und anderweitig unglücklichen Menschen regelmäßig an meinem System. Wie wir positive Energien von außen einladen können, uns zu helfen, so können wir negative Energien auch bewusst abhalten, uns auszusaugen oder zu verletzen. Weit verbreitet ist dafür die Arbeit mit Bildern: Bevor Sie sich an einen Ort begeben, um dessen negative Energien Sie wissen, visualisieren Sie sich selbst als von einem Energieschild (wie in *Star Trek*) oder Panzer umgeben, die nur Energien in Ihr Energiefeld einlassen, die Ihnen guttun. Diese Vorstellung leistete mir gute Dienste und blockierte den Einfluss müder, negativer Energien in der Londoner U-Bahn wirkungsvoll!

Spirituelle Affirmationen können die Wirkung von WHEE ebenfalls erhöhen. Nach dem Satz „Ich liebe und akzeptiere mich von ganzem Herzen" können Sie ergänzen: „… und Gott / das Göttliche / die Unendliche Quelle liebt und akzeptiert mich zutiefst, aus ganzem Herzen und bedingungslos." Wie bei jedem anderen neuen Element, das Sie in Ihre Klopfrunden aufnehmen, untersuchen Sie auch hier schrittweise, wie gut es für Sie wirkt; formulieren Sie immer präziser und schauen Sie, wie rasch Ihre SUD sich ändern.

Intuitive Wahrnehmung als Bestätigung unseres spirituellen Gewahrseins

Die Intuition kommt in Form eines bestimmten Gefühls oder einer leisen Stimme … Wenn Sie Ihre Intuition nutzen, werden Sie Ihre Lebensaufgabe erkennen; und wenn Sie diese finden, finden Sie Glückseligkeit.

Paramahansa Yogananda

Wir verbinden uns mit unserem inneren, intuitiven Wissen, indem wir uns auf unserer Stress- oder Erfolgsskala einstufen, Muskeln testen oder über Surrogatpersonen heilen. Und wir lernen, unserer Intuition zu vertrauen, wenn wir erleben, wie wirkungsvoll unsere Intuition unsere inneren Prozesse lenkt.

Mit der Zeit entwickeln wir ein Gespür für die Echtheit und das Zutreffen des spirituellen Gewahrseins. Ich finde, die transzendenten Realitäten kann man unterschiedlich deutlich wahrnehmen. Das spüre ich, wenn ich mich in der Psychotherapie auf meine Intuition einlasse und wenn ich spirituelle Heilsitzungen gebe oder bekomme. Das ähnelt der sinnlichen Wahrnehmung unverwechselbarer Gerüche, die für bestimmte Erfahrungen charakteristisch sind; ich denke da etwa an den Geruch nassen, frisch gemähten Grases oder den Geruch der Angst in einer spannungsgeladenen, traumatischen Situation. Bisweilen ist dieses transzendente, geruchsähnliche Gespür stark und unbezweifelbar, ein andermal aber so schwach, dass man sich kaum sicher sein kann, ob es tatsächlich da ist.

Genauso verhält es sich mit Spiritualität in Träumen. In einigen Träumen sind die Sinneseindrücke sehr scharf, etwa ungewöhnlich kräftige Farben, sogar Farben, die in der „normalen" Welt nicht vorkommen, himmlische Musik (auch *Sphärenklänge* genannt) oder die Anwesenheit geistiger Wesen, die uns helfen und inspirieren. [Diesbezüglich ist die Zusammenarbeit in einer Gruppe hilfreich. Wenn mehrere Leute zusammenarbeiten, entsteht eine Gruppenenergie, die die Öffnung des spirituellen Bewusstseins fördert, vor allem wenn dies das Gruppenziel ist.

Psychokinese und Heilung

> *Der Geist formt die Materie und den Körper; formulieren Sie
> deshalb Ihre Absichten und Wünsche möglichst präzise.*

Daniel J. Benor

Mit der Welt um uns herum sind wir über die außersinnliche Wahrnehmung nicht nur aufs Engste verbunden, sondern wir können sie auch
ohne körperliches Einwirken beeinflussen: durch unsere Absichten,
durch Meditation und Gebete. Der gängige Ausdruck dafür lautet: „Geist
ist stärker als Materie" *(mind over matter),* und in der Parapsychologie
wird das als *Psychokinese* (PK) bezeichnet.

Die Forschung zur PK hat eine eindrucksvolle Sammlung offizieller Studien hervorgebracht. Sie bestätigen, dass unsere mentale Absicht Einfluss
darauf haben kann, wie Würfel fallen. Die Versuchspersonen würfelten
mit Laplace-Würfeln, also exakt symmetrischen Würfeln, wahllos ausge-
suchte Zahlen weit häufiger, als die Wahrscheinlichkeitsberechnung ergeben würde. (Vgl. Radin und Ferrari, 1991) Ähnlich kann unsere Intention
auch Zufallsgeneratoren beeinflussen. Sich selbst überlassen, liefern Zufallsgeneratoren die gleiche Anzahl von Nullen und Einsen. Sitzt jedoch
ein Mensch vor dem Zufallsgenerator und will, dass dieser mehr Einsen
oder Nullen ausgibt, dann weicht das Ergebnis signifikant von dem un-
beeinflussten Resultat ab. (Radin, 1997; Radin und Nelson, siehe Anhang)
Bei jedem einzelnen Testlauf ist diese Wirkung zwar klein und unbedeutend, doch das Gesamtergebnis exakter Untersuchungen des Würfelns (s.
o.) beruht nur mit einer Wahrscheinlichkeit von eins zu einer Milliarde auf
Zufall und das Ergebnis bei den Zufallsgeneratoren ist nur mit einer Wahrscheinlichkeit von eins zu einer Billion zufällig.

In die Alltagssprache übersetzt heißt das: Die Untersuchungsergebnisse
dazu, dass der Geist stärker ist als die Materie, sind absolut überzeugend
und es ist äußerst unwahrscheinlich, dass sie zufällig zustande gekommen
sind. Eine recht interessante Entdeckung dabei ist, dass nicht nur Personen, die daran glauben, sondern auch Skeptiker und Menschen, die nicht
an die PK glauben, signifikante Ergebnisse erzielen – doch ihre Ergebnisse sind das Gegenteil vom erwarteten Ergebnis. (Vgl. dazu Lawrence)

Eindrucksvoll viele Untersuchungen bestätigen auch, dass spirituelle Heilung auf Lebewesen signifikant einwirken kann. In meiner kommentierten Rezension von 191 wissenschaftlichen Untersuchungen zu Heilung habe ich Folgendes festgestellt: Wenn man nur die Berichte der 52 exaktesten Studien heranzieht, belegen 74 Prozent eine signifikante Heilwirkung bei Menschen, Tieren, Pflanzen, Bakterien, Hefen, Zellen in Laborkultur und Enzymen. (Benor, 2001 (a), 2001 (b))

Nachdem ich mich mehr als 25 Jahre lang mit spirituellem Heilen beschäftigt habe, bin ich besonders beeindruckt von der Tatsache, dass die *meisten* Menschen in gewissem Maße dazu fähig sind: Wenn eine Mutter die Verletzung ihres Kindes „wegküsst", hat das heilende Wirkung; ein einfühlsames Wort oder eine Berührung trägt eine Heilwirkung in sich; und die Absicht, mit WHEE zu helfen, kann unsere eigene Heilung und die anderer aktivieren.

Am interessantesten, doch bisher ungeklärt, ist die nachweisbare Fähigkeit von Heilern, ihre heilende Energie auch über eine beliebige Entfernung hinweg auszusenden. Vielleicht wollen Sie ja Ihre eigene Fähigkeit dazu in einem einfachen Experiment ausprobieren (vgl. S. 183).

Spirituelles Heilen ist eine außergewöhnlich wirksame Intervention, die oft quälende Symptome wie Schmerzen, Stress und Leiden lindert. Sie ist sicher, schädliche Nebenwirkungen sind nicht bekannt. Nur einen Warnhinweis will ich geben: Sie kann manchen Menschen, die bei *anderen* Lösungen für ihre Probleme suchen, die „Macht" über ihre eigenen Kräfte, ihre Verfügungsgewalt über sich selbst nehmen. Viele Heiler und Heilungssuchende gehen nach einem ähnlichen Modell wie die konventionelle Medizin vor, in dem vom Therapeuten erwartet wird, dass er den Patienten „wieder in Ordnung bringt". Meine Selbstheilungsmethode bietet den Vorteil, dass sie Sie darin bestärkt, sich selbst zu helfen, statt darauf zu vertrauen, dass das jemand für Sie tut. Wenn spirituelle Heilung meine oder andere Behandlungen, für die man einen Therapeuten braucht (wie Massage, Akupunktur, Homöopathie und so weiter), nur *verstärken* soll, dann nimmt dieser Beitrag den Heilungssuchenden meinem Gefühl nach nicht so viel von ihrer persönlichen Macht.

Experiment mit „Fernheilung":

Füllen Sie drei gleich große Blumentöpfe mit der gleichen Menge Blumenerde gleicher Herkunft. Nummerieren Sie die Töpfe eindeutig mit einem Aufkleber oder einem Marker. Suchen Sie aus einem Tütchen mit Getreidesamen lauter gleich große Samenkörner heraus. Geben Sie in alle drei Blumentöpfe gleich viele Samenkörner. Achten Sie darauf, dass Sie alle Körner gleich tief, mit dem spitzen Ende nach unten und mit dem flachen nach oben in die Erde stecken. Begießen Sie die Töpfe alle ein bis drei Tage mit gleich viel Wasser, je nachdem, wie schnell sie austrocknen – und sorgen Sie dafür, dass die Erde nie völlig austrocknet. Auch sollten alle Blumentöpfe gleich viel Licht bekommen.

Falls Sie jemanden haben, der Ihnen zur Hand gehen kann, dann sollte sich diese Person um Pflanzgut, Töpfe und Gießen kümmern, während Sie aus einer gewissen Entfernung einem der Blumentöpfe Heilenergie schicken. Teilen Sie Ihrem „Gärtner" bzw. der „Gärtnerin" die Nummer des gewählten Topfes nicht mit!

Denken Sie beispielsweise positive, liebevolle Gedanken oder projizieren Sie den Wunsch nach Heilung und gutem Gedeihen auf den ersten Blumentopf. Ignorieren Sie die Nummer zwei. Denken Sie ärgerliche oder negative Gedanken über den dritten. (Manche lassen lieber den dritten aus.) Wenn Ihre Fähigkeit, Pflanzen zu „heilen", groß ist, sollte Ihnen ein merklicher Unterschied zwischen den drei Blumentöpfen auffallen, nämlich wie schnell die Samen darin aufgehen und innerhalb von zwei Wochen wachsen. Die Ergebnisse können schwanken, wenn Sie die Heilenergie zu unterschiedlichen Tageszeiten und verschiedenen Mondphasen schicken.

Oft fragen Menschen, wie man spirituelle Heilung erklären könne. Und die ehrliche Antwort lautet: Das wissen wir nicht. Diese Art Heilung scheint durch Energiefelder und Intentionen zu funktionieren. Fernheilung wirkt anscheinend durch das allumfassende Bewusstsein unseres

Planeten und schließt noch deutlicher als andere Arten die Mitwirkung der Unendlichen Quelle ein.

Stellvertreter- oder Surrogatheilung

Wünsche und Gebete sind wirkungsvolle Interventionen, die man nicht unterschätzen sollte.

Daniel J. Benor

Auf dem Weg über die Stellvertreterheilung können Sie anderen *indirekt* mit WHEE helfen. Wichtig ist jedoch, die Erlaubnis der anderen Person zu bekommen – oder, falls sie nicht selbst zustimmen kann, das Ja ihres Betreuers –, bevor Sie die Anwendung der Methode bei sich selbst als Stellvertreter anbieten. Hier sind die Schritte, die Sie dabei gehen sollten:

Stellvertreterheilung:

1. Verbinden Sie sich mit der anderen Person auf der Ebene Ihrer Intentionen. Das können Sie tun, indem Sie einfach sagen: „Ich bin ... [– ergänzen Sie den Namen des anderen].“

2. Wenden Sie WHEE bei sich selbst an, als ob Sie selbst die andere Person wären. Falls der andere Schmerzen hat, könnten Sie sagen: „Obwohl ich diesen Schmerz habe ... [Beschreiben Sie ihn so präzise, wie Sie das bei sich selbst tun würden, nach Ihrem besten Wissen, wie die andere Person ihn erlebt.], liebe und akzeptiere ich mich“ und so weiter.

3. Nach der Durchführung Ihrer Klopfreihe für die andere Person trennen Sie sich wieder von ihr, indem Sie bekräftigen: „Ich bin nun nicht mehr länger ... [Ergänzen Sie den Namen der oder des anderen.], ich bin ... [Ergänzen Sie Ihren eigenen Namen.].“

Hier zwei Beispiele dafür, wie meine Methode stellvertretend angewendet werden kann:

Der zweijährige Jimmie hatte sich Verbrennungen zweiten Grades zugezogen, als er sich Gesicht, Brust und Bauch mit kochendem Wasser verbrühte. Den Topf hatte er vom Herd gezogen, als seine Mutter die Küche verlassen hatte, um ans Telefon zu gehen. Er hatte entsetzliche Angst vor dem Wechseln der Verbände, weil der erste Verbandswechsel im Krankenhaus schmerzhaft gewesen war. Ich brachte seiner Mutter die stellvertretende Anwendung der Methode bei und sie konnte seine Ängste innerhalb weniger Minuten beruhigen.

*

Ein Beispiel zum Schmunzeln: Gildas getigerte Katze Zebra wurde allmählich alt und eindeutig langsamer, kam aber immer noch herum und konnte – ganz Katze – Vögeln vom Fenster aus sehnsüchtig nachschauen oder über einen Stuhl auf den Esstisch gelangen, wenn dieser nach dem Essen ausgeklappt blieb. Gilda war bekümmert, als Zebra zwischen ihren normalen Besuchen auf dem Katzenklo Urin verlor. Glücklicherweise bekam sie das durch die stellvertretende Anwendung von WHEE wieder in den Griff mit der Zielaussage: „Obwohl ich auf den Boden pinkle …"

Wie meine Methode bei Symptomen helfen kann wie der unzureichenden Kontrolle einer alternden Katze über ihren Blasenschließmuskel, das kann ich Ihnen nicht erklären. Doch ist es nicht ungewöhnlich, dass WHEE und andere Methoden der *Energy Psychology* so wirken.

Über die *ethischen* Aspekte der stellvertretenden Anwendung von WHEE sollte man sich ein paar Gedanken machen. Manche Menschen haben zwar kein Problem damit, heilende Energie, Wünsche oder Gebete an jeden beliebigen Adressaten zu schicken, doch meinem Gefühl nach sollte man das nur mit der entsprechenden Erlaubnis tun. Wir würden ja auch niemandem einfach eine Pille in den Mund stecken, weil wir glauben, sie könnte helfen. Ähnlich zurückhaltend sollten wir auch damit sein, jemandem unseren Heilungswunsch aufzudrängen, wenn dieser ihn auf eine Art beeinflussen könnte, die er für sich *nicht* wählen würde.

Hilfreiche Erinnerungen an frühere Leben

Eine körperliche Krankheit ist möglicherweise nur Symptom einer Erkrankung in der spirituellen Vergangenheit.

Nathaniel Hawthorne

Die westliche Gesellschaft hat es weitgehend verlernt, Erinnerungen an frühere Leben wahrzunehmen, die die Themen und Probleme des gegenwärtigen Lebens beeinflussen könnten; östliche Traditionen hingegen glauben an die Wiedergeburt als einen Teil des Weges der menschlichen Existenz. Verschiedene berühmte Vertreter des Westens haben über diesen Zusammenhang geschrieben, etwa: Louisa May Alcott, Elizabeth Barrett Browning, Charles Dickens, Arthur Conan Doyle, George Elliot, Ralph Waldo Emerson, Victor Hugo, David Hume, William James, Henry Wadsworth Longfellow, Edgar Allen Poe, Alfred Lord Tennyson, Henry David Thoreau, Leo Tolstoi, Voltaire, Walt Whitman und John Greenleaf Whittier. Bekannte Persönlichkeiten aus der fernen Vergangenheit haben diesen Punkt ebenfalls angesprochen, darunter Cicero, Platon und Pythagoras.

Überrascht entdeckte ich, dass vielfältige Forschungsansätze die Erinnerungen an frühere Leben bestätigen. (Diese Studien werden ausführlich besprochen in meinem Buch: *Healing Research, Vol. 3: Personal Spirituality.*) Ich führe hier nur einige wenige faszinierende Einzelheiten an.

Ian Stevenson, Psychiater an der *University of Virginia*, untersuchte spontane Erinnerungen an Reinkarnationen. Dazu studierte er als einer der Ersten Fälle aus Indien, dem Libanon, aus Sri Lanka und anderen Kulturen rund um die Welt. Minutiös trug er persönliche Berichte von Zeugen zusammen, die die Aussagen solcher Erinnerungen untermauerten. In zahlreichen Fällen, so stellte er fest, bestätigen mehrere Zeugen die berichteten Ereignisse. (Stevenson, 1987.) Besonders eindrucksvoll sind Kinder, die sich an ein früheres Leben erinnern, und zwar in Gesellschaften, die wenig Zugang zu Medien und eine geringe Mobilität haben.

Rückführungen in frühere Leben unter Hypnose sind schon seit Jahrzehnten bekannt. Psychotherapeuten können Menschen in frühere Leben zurückführen und sie so darin unterstützen, emotionale und Beziehungsprobleme zu lösen. Üblicherweise kommen Menschen mit anhaltenden

Schmerzen, mit einer Phobie, Angst oder einem inneren Konflikt, die nicht auf konventionelle Herangehensweisen angesprochen haben. Der Therapeut hilft ihnen, die relevanten Erfahrungen wachzurufen, die ganz offensichtlich aus früheren Leben in ihrem Unterbewussten schlummern. Und sie lassen häufig intensive Emotionen los, während sie sich an traumatische Erfahrungen in einem vergangenen Leben erinnern, etwa an ihren eigenen Tod oder den eines nahestehenden Menschen. Sobald die dazugehörigen Erinnerungen und Gefühle zum Ausdruck gebracht wurden, sind die Menschen von ihren aktuellen Problemen befreit.

> Sonya litt schon seit Jahren unter Schmerzen im Bereich ihres linken Schulterblatts. Begonnen hatten diese kurz nach der Trennung von ihrem Freund, der sie wegen einer anderen Frau verlassen hatte. Bei der Rückführung in ein früheres Leben erinnerte sich Sonya daran, dass ihr im 17. Jahrhundert bei einem politischen Konflikt in Frankreich jemand in den Rücken gefallen war und sie verraten hatte. Indem sie ihr Gefühl, verraten zu werden, aus ihrer früheren Lebenserfahrung losließ, konnte sie auch dieses gleiche Gefühl der Ablehnung durch ihren Freund loslassen. Am Ende der Sitzung waren ihre Schmerzen verschwunden.

Erinnerungen an frühere Leben lassen sich in vielen Fällen einfach dadurch wachrufen, dass man die Klienten auffordert, danach zu suchen. Aktuelle Themen dienen als „Hinweisschilder", wenn Menschen ihre inneren „Aktenschränke" durchsuchen und die einschlägigen Erinnerungen hervorkramen.

Menschen mit außersinnlicher Wahrnehmung und Medien stoßen oft auf Ereignisse aus früheren Leben, die in derzeitige Themen mit hineinspielen. Der Psychiater Denys Kelsey war ein anerkannter Reinkarnationstherapeut, der mit der mittlerweile verstorbenen Joan Grant verheiratet war, einer außerordentlich medial veranlagten Frau. Sie arbeiteten als Team. Wenn Kelseys Patienten ihre Probleme nicht über Psychoanalyse lösen konnten, zog er seine Frau hinzu. Sie suchte in früheren Leben der Patienten nach traumatischen Ereignissen, die mit den aktuellen Lebenskonflikten zusammenzuhängen schienen. Nach ihrer beider Erfahrung ließen sich so zahlreiche Probleme und Symptome rasch lösen, die auf konventionelle Psychotherapie nicht angesprochen hatten. (Kelsey und Grant, 1967)

Die Forschung zu Regressionen in frühere Leben unter Hypnose hat faszinierende Ergebnisse geliefert. Helen Wambach stellte bei ihren Studien in Südkalifornien zwei große Gruppen von Erinnerungen an frühere Leben unter Gruppenhypnose zusammen. Die eine Gruppe bestand aus 850 Fällen, die andere aus 350. Wambach sortierte zuerst nach Jahrhunderten und dann innerhalb dieses Zeitrahmens geografisch. In jeder Region wies sie die Fälle den offensichtlichen sozioökonomischen Gruppen zu. Dadurch erhielt sie die Prozentzahlen der Ober-, Mittel- und Unterschicht, die sich eng an die sogenannte Bevölkerungsverteilung in der jeweiligen Zeit anlehnten. Die Geschlechteraufteilung in früheren Leben war in beiden Gruppen 50 Prozent männlich und 50 Prozent weiblich, obgleich an ihrer ersten Versuchsreihe 78 Prozent Frauen teilnahmen. Wambach untersuchte auch Kleidung, Nahrung und andere Punkte, die in diesen Erinnerungen genannt wurden. Einige Teilnehmer erwähnten historische Gegenstände, die sie nach ihrer eigenen Aussage *vor* der Rückführung nicht bewusst kannten. Nur sehr wenige Gegenstände wurden zeitlich falsch eingeordnet. (Wambach, 1979)

Wambachs Erkenntnisse widersprechen der Ansicht von Skeptikern, wonach die Leute sich diese Erinnerungen nur ausdächten. Falls das zuträfe, dann würden sich nach meiner Erwartung die typischen Südkalifornier, die auf eine Reinkarnationserfahrung aus wären, ausdenken, dass sie das gleiche Geschlecht gehabt hätten wie in ihrem gegenwärtigen Leben, dass sie zumindest im Stil der Mittelschicht gekleidet gewesen wären und sich geographisch zu Europa sowie Nord- und Südamerika hingezogen fühlten, vielleicht mit ein paar „großzügig" eingestreuten Inkarnationen im Heiligen Land. Keine dieser Annahmen wurde durch Wambachs Ergebnisse bestätigt.

Zahlreiche Forscher auf diesem Gebiet sind zu dem Schluss gekommen, dass die Wiedergeburt der Weg menschlicher Seelen zu sein scheint, die sich die materielle Welt gewissermaßen als „Wahlfach" aussuchen, während sie im „Hauptfach" ihre spirituelle Entwicklung betreiben. Studien zu Reinkarnation und Nahtod-Erfahrungen liefern zusammen mit Berichten von „Channeling" oder von Heilern, die als Kanal oder Sprachrohr für die heilende Energie eines anderen Wesens dienen, Eindrücke davon, wie es ist, zwischen zwei Inkarnationen als Geistwesen zu existieren.

WHEE kann dabei helfen, Gefühle aus Erinnerungen an frühere Leben loszulassen, ebenso wie es bei Erinnerungen in diesem Leben nützt. Das Loslassen solch traumatischer Emotionen kann Schmerzen und andere Symptome in unserem derzeitigen Leben zum Verschwinden bringen, genau wie das Loslassen verdrängter Erinnerungen und Gefühle aus dem gegenwärtigen Leben.

In Bezug auf alles, was mit Intuition und Spiritualität zusammenhängt, war ich früher unglaublich skeptisch. Weder meine Familie noch meine Religion hatten mich dazu inspiriert. In meinen Ausbildungen in Psychologie, Medizin, Psychiatrie und durch die Erforschung materialistischer Sichtweisen und Theorien über die Welt war ich entsprechend „indoktriniert" worden. Mit der Zeit jedoch erfuhr ich nicht nur von spiritueller Heilung, sondern entwickelte auch meine eigenen heilenden Fähigkeiten, integrierte sie in die Psychotherapie und vertiefte mein spirituelles Bewusstsein.

Ich glaubte zwar an Reinkarnation, erinnerte mich selbst aber nicht direkt an frühere Leben, bis mein Unbewusstes eines Tages mein Gewahrsein dahingehend öffnete, und zwar durch meinen Körper: Ich war mit dem Fahrrad unterwegs und fiel plötzlich vom Rad, als ich von der Straße abkam. Glücklicherweise landete ich auf Gras, wobei ich die Wucht des Aufpralls großenteils mit der Außenseite meines linken Oberschenkels, fast auf Hüfthöhe, abpufferte. Ich dachte wenig über den Sturz nach und fuhr ohne Beschwerden die circa fünf Kilometer nach Hause.

Im Laufe der nächsten Tage begannen mein linker Oberschenkel und meine Hüfte zu schmerzen. Ich hielt das für nicht ungewöhnlich, da ich mich schon öfter auf diese Weise verletzt hatte. Als sich die Schmerzen jedoch nach einigen weiteren Tagen verschlimmerten, statt nachzulassen, und sich langsam verlagerten, wurde mir klar, dass da etwas auf der energetischen Ebene ablief.

Mit der Unterstützung eines begabten intuitiven Heilers bat ich mein Unbewusstes, alle Erinnerungen und Bilder im Zusammenhang mit diesem Schmerz auftauchen zu lassen. Zu meiner großen Überraschung sah ich mich selbst als Indianer in den späten Zwanzigern oder frühen Dreißigern, der mit anderen aus seinem Stamm einen schneebedeckten Berg bestieg. Ich hatte mich am linken Oberschenkel verletzt und konnte zunehmend schwerer mit den anderen mithalten.

Der Stammesführer ließ anhalten und wir besprachen die Situation. Der Stamm musste bis zum Einbruch der Dunkelheit das nächste Camp erreichen. Das war keine bloße Wahlmöglichkeit, sondern bei Temperaturen unter Null überlebensnotwendig. Wir hatten keine Packtiere oder andere Hilfsmittel, die mich hätten tragen können. Ich konnte für mich nur akzeptieren, dass ich entweder folgen musste, so gut ich konnte, oder mit meinem Schöpfer Frieden schließen und mein Leben an diesem kalten Berghang beenden würde. Eine andere Wahl hatte ich nicht.

Das nahm ich dem Stamm nicht übel. So war das Leben damals nun einmal. Einzelne mussten geopfert werden, wenn ihr Zustand das Überleben der ganzen Gruppe bedrohte. Deshalb verabschiedeten wir uns und ich setzte mich in eine Baumhöhle, um mich auszuruhen und zu prüfen, ob ich die Kraft aufbrachte, weiterzugehen. Während dieser Pause verschlimmerte sich der Schmerz nur und ich erkannte, dass mein Ende nahte.

Dem Stamm gegenüber hegte ich keinen Groll, aber gegen den Schöpfer. Ich hatte erst einige Jahre zuvor in diesen Stamm geheiratet. Meine Frau und mein Kind waren bei der Geburt gestorben und ich hatte mit den übrigen Stammesmitgliedern keine auch nur annähernd so enge Beziehung aufgebaut wie zu meiner Frau. Als ich mich in der Baumhöhle zurechtrückte, um mich dem Tod durch Erfrieren zu überlassen – was damals und unter diesen Umständen kein so fürchterlicher Tod war –, fühlte ich mich von meinem Schöpfer verlassen.

Ich brauchte einige Wochen innerer Arbeit, um meine Gefühle aus dieser Erinnerung an ein früheres Leben zu sortieren, die in großer

Resonanz stand mit Erfahrungen von Verlassenwerden in diesem Leben und mit der distanzierten Beziehung zu meinen Eltern sowie mit mehreren Liebesbeziehungen, die gegen meinen Willen geendet hatten.

WHEE half mir immens, die Gefühle aus der Erinnerung an die frühere Inkarnation zu klären und immer tiefere Gefühlsschichten von diesem und verwandten Themen in meinem derzeitigen Leben zu klären, die ich schon vorher bearbeitet hatte.

Tausende Berichte anderer Therapeuten untermauern meine eigene Erfahrung. Werden Traumen aus Erinnerungen an frühere Leben losgelassen, dann gehen auch die Symptome im derzeitigen Leben zurück; das ist identisch mit dem Loslassen von Symptomen, wenn man den Stress traumatischer Erinnerungen und Gefühle aus diesem Leben verringert.

Erinnerungen an frühere Leben werfen faszinierende Fragen auf. In unserer Gesellschaft lautet die erste: *Sind diese Erinnerungen echt?* Die Geschichte meines Erfrierungstodes könnte reine Fantasie sein, die sich mein Verstand aus meinen Lebensumständen zusammengedichtet hat. Die Fachsprache der Psychologie bezeichnet das als *Pseudoerinnerung* – eine falsche Erinnerung, die eine erklärende Geschichte erfindet, mit der unangenehme Gefühle aus der Erfahrung im derzeitigen Leben aussortiert oder wegerklärt werden sollen. Oder die Geschichte hätte reine Fantasie sein können, die ich mir, angeregt von Vorschlägen des Heilers, ausgedacht hatte.

Ich kann diese Erklärungen nicht widerlegen. Ich kann nur sagen, dass mir diese Erinnerung mir enorm half, meinen inneren „Hausputz" rund um das Gefühl des Abgelehntseins zu bewältigen.

In Bezug auf allgemeine Fragen zur Echtheit von Reinkarnationserinnerungen gibt es, wie oben erwähnt, zahlreiche Hinweise, dass solche Erinnerungen echt sind. Beeindruckender für mich ist jedoch, dass Forscher in den USA, in England, Frankreich, Deutschland, Australien, Südamerika und Russland und in vielen anderen Ländern diese Untersuchungen mit Kindern und Erwachsenen *wiederholt* haben. Das Beweismaterial ist stimmig und schlüssig.

Für unsere Methode ist relevant, dass sich Traumareste aus Erinnerungen an *frühere* Leben (echte oder herbeifantasierte) genauso leicht lösen lassen wie Reste aus dem gegenwärtigen Leben. Und wiederum kann WHEE schneller wirken als andere Methoden der Reinkarnationstherapie.

Der Tod hat einen schlechten Ruf

Schmerz und Tod gehören zum Leben. Sie abzulehnen bedeutet, das Leben selbst abzulehnen.

Havelock Ellis

Die Ansicht, der Tod sei das Ende der Existenz, hat in der westlichen Kultur zu enormem Leid geführt. Die Menschen fürchten den Tod und alles, was mit Tod und Sterben zusammenhängt, wird vor allem anderen gemieden und aus dem Bewusstsein verdrängt. Diese Furcht trägt zu den Ängsten rund um ernste Erkrankungen bei, die Menschen nervös machen und ihre damit einhergehenden Schmerzen verschlimmern.

Freunde und Verwandte fürchten sich möglicherweise genauso vor dem Tod – also vor dem nahenden Ende des physischen Lebens des Kranken und ihres eigenen Lebens. Deshalb schleichen sie oft auf Zehenspitzen um die Tatsache herum, dass der Kranke in dieser Inkarnation seinem Ende entgegengeht, aus Angst, ihn oder sich selbst zu beunruhigen. Der Kranke spürt das Unbehagen und meidet das Thema ebenfalls.

Diese Ängste verhindern die wohltuende Klärung ungelöster Themen, die angesichts des nahenden Todes zwischen Familienmitgliedern oder Freunden eintreten könnte. Wo solche Ängste *nicht* vorhanden sind oder überwunden wurden, können wir die Gefühle und Erinnerungen bearbeiten, die in den Regalen und den Höhlen schlummern, wo wir sie aus unserem Unbehagen heraus abgelegt haben. Die Wochen und Tage vor dem Tod eines Menschen können der oder dem Sterbenden wie allen, die mit ihr oder ihm zu tun haben, tiefe Heilung bringen. Dann kann der Schmerz der alten, unausgesprochenen Verletzungen, des Grolls und Ärgers geklärt werden und wir alle können zu Verständnis, Akzeptanz und Vergebung finden.

In solchen Zeiten lassen sich ungelöste Gefühle und Erinnerungen mit WHEE ganz wunderbar behandeln. Das ist dann kein Vermeiden von Gefühlen oder Themen, sondern eine tiefe Klärung von allem, was Unbehagen oder Schmerz bereitet.

Mitte aller Mitten, Kern der Kerne,
Mandel, die sich einschließt und versüßt, –
dieses alles bis an alle Sterne
ist dein Fruchtfleisch: Sei gegrüßt.

Sieh, du fühlst, wie nichts mehr an dir hängt;
im Unendlichen ist deine Schale,
und dort steht der starke Saft und drängt.
Und von außen hilft ihm ein Gestrahle,

denn ganz oben werden deine Sonnen
voll und glühend umgedreht.
Doch in dir ist schon begonnnen,
was die Sonnen übersteht.

Rainer Maria Rilke

("Buddha in der Glorie", aus: *Der neuen Gedichte*
anderer Teil, Leipzig: Insel-Verlag, 1918, S. 121)

Das Thema eines möglichen Suizids kann in Diskussionen über den Tod auftauchen, besonders wenn Kranke unablässig massive Schmerzen haben. Die praktischen Aspekte davon, über Suizid zu sprechen und Hilfe im Schmerzmanagement anzubieten, wurden schon am Ende von Kapitel 2 besprochen. Hier soll es nun um die spirituellen Aspekte der Selbsttötung gehen.

Wo religiöse oder persönliche Überzeugungen eines Schmerzpatienten die Selbsttötung nicht verurteilen, stellen sich Fragen nach den Konsequenzen einer solchen Entscheidung und Tat im Rahmen der persönlichen Spiritualität. Ich erforsche schon seit dreißig Jahren spirituelle Überzeugungen und Praktiken, habe mit vielen Menschen darüber geredet und zahllose Bücher dazu verschlungen. Was ich von Menschen, die schon eine Nahtod-Erfahrung hatten – so nah können wir aus meiner Sicht an persönliches Wissen und Ansichten über den Tod herankommen –, erfahren habe, hat mich zu der Annahme gebracht, dass Selbsttötung nicht verurteilt wird, dass aber die Ebenen, in die wir nach unserem physischen Tod übergehen, eindeutig davon abraten. Wir bekommen Herausforderungen in unserem Leben, die Lektionen für unsere Seele darstellen. Diese Herausforderungen wählt unser höheres Selbst vor unserer Geburt sorgsam aus und „berät" sich dabei mit „Führern" aus höheren Ebenen. Es heißt, wir bekämen nur solche Herausforderungen, die wir auch bewältigen könnten. Wenn wir uns entscheiden, unserem Leben ein Ende zu setzen, um keine Schmerzen zu erleiden, werden wir möglicherweise eingeladen, den „Kurs noch einmal zu besuchen", für den wir uns in diesem Leben entschieden haben. Das ist kein spirituelles Versagen oder Sünde. Es ist einfach eine Anforderung, die sich aus dem Ziel der Weiterentwicklung unserer Seele ergibt. Wenn wir die Lektionen nicht in *einem* Leben lernen, dann bekommen wir *weitere* Gelegenheiten dazu.

In einer religiösen oder kulturellen Weltsicht, die Selbsttötung als „Sünde" betrachtet, kann es für Familienmitglieder eines Suizidgefährdeten sehr schwierig sein und eine große Herausforderung darstellen, damit umzugehen. Die Unterstützung eines Beraters, der dem Schmerzkranken hilft, kann große Erleichterung verschaffen. Ich gehe dabei so vor: Ich be- oder verurteile nie irgendjemanden der Beteiligten, sondern bin einfach nur präsent, um die Gespräche zu unterstützen und die Gefühle mit den Personen zu teilen, sodass alle Anwesenden wissen, dass sie gehört wurden.

Am anderen Ende des Spektrums der möglichen Entwicklungen am Lebensende gibt es Menschen, die Schmerzen leiden, aber weit über den Zeitpunkt hinaus leben, den Autoritäten der Medizin als „Sterbedatum" vorhergesagt hatten. Das ist für alle eine Lektion in Ganzheitlichkeit des Lebens: Der *physische* Körper mag von der Krankheit verwüstet sein, doch die *Seele* hält noch am Leben fest. Das hat sehr oft mit dem Wunsch des Kranken zu tun, aus bestimmten Gründen noch weiterzuleben. Untersuchungen zeigen, dass weit mehr Menschen *nach* einem bedeutenderen Fest wie Ostern oder dem Passahfest sterben als vorher. In anderen Fällen halten Menschen am Leben fest, weil sie noch eine Aufgabe vollenden oder eine Pflicht erfüllen wollen.

Eine weitere Kraft, die dafür sorgt, dass jemand in einem dem Tod nahen Stadium verweilt, mag der Wunsch von Familienmitgliedern sein, die Person „festzuhalten", oder es mag auch die Angst vor dem bevorstehenden Tod sein. Wenn die Familienmitglieder zu einem Punkt der

Akzeptanz gelangen, wird die oder der Sterbende möglicherweise frei, zu gehen.

Nach jüdischer Tradition können Gebete den Tod aufschieben. Ein Beispiel dafür ist die Geschichte von Rabbi Yehuda Hanassi. Er lag bewusstlos auf seinem Totenbett und hielt kaum noch am Leben fest. Seine Schüler ließen ihn nur sehr widerwillig gehen und hielten ständig eine Gebetswache aufrecht, um seine Seele vom Gehen abzuhalten. Als seine Frau seine Not sah, betete sie, seine Seele möge sich verabschieden, doch weil seine Schüler weiter für ihn beteten, wurde ihr Gebet nicht erhört. Da nahm sie einen großen Krug und schmetterte ihn auf den Boden. Sogleich verstummten ihre Gebete für einen Moment und die Seele des Rabbis verabschiedete sich ...

Der Tod ist ein natürlicher Teil des Lebens. Wenn wir Angst davor haben, uns mit unseren Gefühlen zum Tod zu befassen, entstehen Spannungen und Schmerz. Auch hierbei kann WHEE helfen, indem es Sorgen in *Anliegen* verwandelt, die leichter zu handhaben sind.

Klärende Kommunikation mit Verstorbenen

Ärger kann nur dann auftreten, wenn du dich angegriffen fühlst, deinen Gegenangriff für gerechtfertigt hältst und dich in keinerlei Hinsicht verantwortlich fühlst. Auf diese drei völlig irrationalen Voraussetzungen muss eine weitere folgen, nämlich die gleichermaßen irrationale Schlussfolgerung, ein Bruder verdiene es, angegriffen statt geliebt zu werden. Was können wir von wahnsinnigen Voraussetzungen anderes erwarten als eine wahnsinnige Schlussfolgerung? Um eine wahnsinnige Schlussfolgerung aufzuheben, müssen wir betrachten, wie vernünftig ihre Voraussetzungen sind. Du kannst nicht angegriffen werden, ein Angriff hat keine Berechtigung und du bist verantwortlich für das, was du glaubst.

Aus: *Ein Kurs in Wundern*

Man kann ungelöste Konflikte mit Menschen aus unserem derzeitigen und aus früheren Leben aufarbeiten. Durch WHEE können wir auch mit Menschen, die jetzt als Geistwesen existieren, kommunizieren und die Gefühle loslassen, die in uns dazu auftauchen. Und wir können *sie* mittels der Stellvertreterheilung unterstützen, *ihre* ungelösten Gefühle loszulassen. Dieses Loslassen bewirkt eine tiefe Heilung, genau wie das Klären von *Erinnerungen* an frühere Leben.

Nach einem entsprechenden Impuls können sich viele Menschen sehr schnell mit einem inneren Gewahrsein von Verwandten oder Freunden „auf der anderen Seite des Schleiers" verbinden. Das ist ähnlich wie das Sichverbinden mit dem Gewahrsein eines früheren Lebens. Falls es bei Ihnen nicht funktioniert, können Sie sich an einen intuitiven Berater wenden, der solche Gespräche unterstützen kann. Dann können Sie mit WHEE übriggebliebene Spannungen, Ärgernisse, Verletzungen und andere Gefühle oder Themen abbauen, die zu Lebzeiten der Personen ungelöst blieben.

Peters Vater hatte Peter in seiner Kindheit körperlich und emotional misshandelt. Peter hatte in einer Therapie Jahre darauf verwendet, seine posttraumatische Belastungsstörung zu überwinden; diese äußerte sich unter anderem in Ängsten vor lauten und aggressiven Menschen, in niedrigem Selbstwertgefühl, der Unfähigkeit, privat und beruflich für sich einzustehen, und verschiedenen verzweifelten Verhaltensweisen. Da sein Vater sein Verhalten nicht änderte, brach Peter den Kontakt zu ihm ab und zog in eine andere Stadt.

Gegen Ende seines Lebens wurde sein Vater milder – nach Aussagen von Peters Geschwistern. Peter weigerte sich immer noch, etwas mit ihm zu tun zu haben, und ging nicht einmal zur Bestattung seines Vaters.

Jahre nach dem Tod seines Vaters kam Peter an den Punkt, seinem Vater zu vergeben, und zwar als er in Beratungen Probleme mit seinen eigenen Kindern bearbeitete. Er erkannte, dass sein Vater selbst eine äußerst schwierige Kindheit gehabt hatte, von seinen ihn misshandelnden, alkoholkranken Eltern im Stich gelassen und in verschiedenen Pflegefamilien während seiner Jugend weiterhin missbraucht worden war.

Peter war fasziniert davon – wenn auch skeptisch –, mit WHEE seinen restlichen Stress mit seinem Vater aufzulösen. Er erkannte,

dass er nichts zu verlieren hatte, wenn er diese Möglichkeit auspro-
bierte. Zu seiner Überraschung konnte er sich in einen ruhigen, meditativen Zustand begeben und sich der Präsenz seines Vaters öffnen.
Er empfand ihn als viel milder, als er ihn vorher je in ihrer Beziehung
erlebt hatte. Allerdings enttäuschte ihn sehr, dass sein Vater abstritt,
ihn so misshandelt zu haben, wie Peter sich erinnerte. Peter erwartete, dass sein Vater zugab, Peter verletzt zu haben, und ihn deshalb
um Verzeihung bat.

Er fragte seinen Vater, ob es in Ordnung sei, dass er ihm helfe,
mögliche übrig gebliebene Gefühle aus seiner schwierigen Kindheit
loszulassen. Peter erklärte, er habe mit WHEE sehr erfolgreich seine
eigenen Schwierigkeiten losgelassen. Sein Vater willigte ein, wenn
auch skeptisch.

Peter hielt die Präsenz seines Vaters im Gewahrsein und führte
eine Stellvertreterheilung zu Ärgernissen, Groll und Verletzungen
durch, die sein Vater nach eigener Aussage noch in sich trug. Beide
waren überrascht, wie schnell diese sich auflösten. Daraufhin reagierte der Vater deutlich milder auf Peter. Am Ende der zweiten
WHEE-Sitzung konnte der Vater Peter um Verzeihung bitten für alle
Verletzungen, die er ihm angetan hatte, obwohl er immer noch abstritt, sich daran zu erinnern. Für Peter machte das einen großen Unterschied, denn er hatte die Last des Grolls gegen seinen Vater abgelegt und fühlte sich erleichtert.

Bei solchen „Gesprächen" ist es natürlich klug, sich klar darüber zu sein,
dass unsere Erwartungen, Zweifel, Sorgen oder Ängste diesen Austausch
zwischen den Dimensionen von Raum, Zeit und Bewusstsein, behindern
oder verzerren können. Man kann sie natürlich nicht überprüfen, wie persönliche Gespräche zwischen Lebenden, doch unsere veränderten inneren Zustände und die reduzierten SUD-Werte können bestätigen, dass wir
unsere Themen erfolgreich gelöst haben.

Vorsicht ist auch geboten bei der Wahl eines spirituellen Beraters, der
ethisch verantwortlich arbeiten und zuverlässig sein muss. Bekanntlich
wurden solche Gespräche auch schon aus finanziellen Gründen erfunden
und die Verletzlichkeit der Hinterbliebenen wurde ausgenutzt. Besondere

Vorsicht ist geboten und ein Alarmzeichen kann es sein, wenn der Berater auf häufigen Sitzungen besteht (statt Ihnen die Wahl zu lassen) und horrende Gebühren verlangt.

Spirituelle Vermeidungsstrategie und spirituelle Inflation

Man muss ein Jemand sein, um ein Niemand werden zu können.

Brant Cortright

Die spirituelle Dimension erkundet man nicht ohne Komplikationen. Manche Menschen sind entzückt vom Nervenkitzel spiritueller Erkundungen und widmen sich diesen, ohne ihren inneren Hausputz zu erledigen und ihre psychischen Themen zu klären. Das bedeutet im Klartext, den Hausputz zu vermeiden, indem man sich in die Spiritualität flüchtet.

Häufig habe ich ein solches Vermeiden und Umgehen bei Menschen erlebt, die den Weg religiöser Lehren und Praktiken eingeschlagen haben. Sie mögen die Überzeugung hegen, man müsse sich, um in den Himmel zu kommen, an religiöse Gebote halten und nach dem Sündenerlass streben. In meiner eigenen Geburtstradition, dem Judentum, muss man erst seine *Mitmenschen* um Vergebung bitten, bevor man an *Jom Kippur*, dem jährlichen Festtag der Versöhnung, *Gott* um Vergebung bitten kann. Selbst wenn das so praktiziert wird, bleiben 364 weitere Tage im Jahr, an denen viele diese Forderung ignorieren.

Spirituelle Umgehungsversuche habe ich auch bei Menschen beobachtet, die den Weg der persönlichen Spiritualität eingeschlagen haben. Sie beschäftigen sich beispielsweise im Übermaß mit spirituellen Ritualen und Praktiken und arbeiten ehrenamtlich, vernachlässigen dabei aber in unterschiedlichem Maß ihre Selbsterforschung, um eigene innere Themen und solche der Partnerschaft zu klären. So lassen sich vielleicht auch einige krasse Schwächen bei herausragenden spirituellen Lehrern erklären.

Auf der anderen Seite lauern die Gefahren eines aufgeblähten Egos aufgrund von Selbstbeweihräucherung wegen spiritueller Leistungen oder wegen der Verbindung zu besonderen spirituellen Lehrern und Schulen.

> *Die beiden großen Herausforderungen, denen spirituell Su-chende sich heute gegenübersehen, sind zweifellos die Gefahr eines spirituellen Narzissmus und die Unfähigkeit, spirituelle Erfahrungen in den Alltag zu integrieren. Eine unangemes-sene Assimilation spiritueller Energien führt häufig zu subti-len Formen von Selbstversenkung und Selbstüberhöhung so-wie zu einem vermehrten und oft unstillbaren Verlangen nach spirituellen Erfahrungen.*
>
> Jorge Ferrer

Diese Themen sind zu umfangreich, um hier eingehend behandelt zu werden. Stattdessen biete ich denjenigen, die zu übertriebener Beschäfti-gung mit spirituellen Themen neigen, eine einfache Vorsichtsmaßregel: Praktizieren Sie WHEE!

Teilhabe am allumfassenden, universalen Bewusstsein

> *Stärke des Herzens rührt von dem Wissen her, dass der Schmerz, den wir alle ertragen müssen, Teil eines größeren Schmerzes ist, der allen Lebewesen gemeinsam ist. Es ist nicht nur „unser" Schmerz, sondern „der" Schmerz, und diese Er-kenntnis erweckt unser universales Mitgefühl.*
>
> Jack Kornfield

Unsere Teilhabe am allumfassenden Bewusstsein lässt sich von ver-schiedenen Blickwinkeln aus betrachten: 1. unser persönlicher Beitrag zu diesem Über-Bewusstsein; und 2. die Rolle, die wir spielen, indem wir uns in die Welt verkörpern, die das allumfassende Bewusstsein er-fahren will.

Unser persönlicher Beitrag zum allumfassenden Bewusstsein ist uns häufig nicht bewusst. Es kann schon einiges an persönlichen Erfahrungen und eher formalem Lernen durch Bücher, Vorträge und Workshops erfor-dern, um sich dieser Realitätsebene bewusstzuwerden.

Als ganzheitlicher Therapeut beziehe ich das spirituelle Bewusstsein und spirituelles Heilen mit ein und gehe auf alle Ebenen meines eigenen Wesens und des Wesens meiner Klienten ein; so ist mir ganz klar, dass wir in der äußeren Welt häufig das manifestieren, was wir in unserer inneren Welt lernen müssen. Ich habe mich stets über die unfassbaren Synchronizitäten und Manifestationen in meinem Leben und dem meiner Klienten gewundert, die unsere inneren Konflikte widerspiegeln, ebenso wie Sorgen, Ängste und andere negative Einstellungen, aber genauso auch unsere positiven Gefühle, unsere Wünsche, unser heilendes Bewusstsein und unsere Liebe.

Synchronizitäten sind auffällige Fügungen, zeitlich zusammenfallende Ereignisse oder Umstände, die für die Beteiligten eine besondere Bedeutung haben: So bemühte ich mich oft vergeblich, Bücher zu finden, die dann einige Tage, Wochen oder Monate später auftauchten, ohne dass ich mich irgendwie anstrengte. Oder ich traf ohne ersichtlichen Grund an völlig fremden Orten Menschen, denen diese Orte eigentlich genauso fern waren. Oder ich hörte Lieder und Melodien im Radio, die genau in diesem Augenblick Ereignisse oder Beziehungen in meinem Leben ergänzten, kommentierten oder kontrapunktierten … – um nur einige häufige Synchronizitäten zu erwähnen.

Manifestationen bezeichnen materielle Gegenstände, die auftauchen, oder Ereignisse, die stattfinden und um die jemand gebeten hat oder die durch so ungewöhnliche Umstände zustande kamen, dass sie synchronistisch erscheinen. Bücher, die mir genau dann in die Hände fielen, als ich danach suchte, sind ein Beispiel dafür.

Therapeutische Begegnungen bieten reichlich Gelegenheit für Synchronizitäten. Hier eine Begebenheit aus meiner klinischen Erfahrung: Sehr häufig suchen Patienten bei mir Hilfe mit ähnlichen Problemen, wie ich sie selbst gerade bereinige. Zu anderen Zeiten tragen Klienten Themen an mich heran, zu denen ich eine tiefe Resonanz in mir spüre und die mich zu eigener Bearbeitung anregen. Oftmals haben mich Themen von Klienten sanft angeregt oder berührt, ich wollte sie aber für mich nicht bearbeiten. Innerhalb kürzester Zeit tauchte dann ein zweiter oder gar dritter Klient mit ganz ähnlichen Problemen auf – so forderten Themen meine Aufmerksamkeit eher durch „Hartnäckigkeit" als durch ihre Intensität oder Dringlichkeit.

Ich erinnere mich genau an drei solche Klienten, die mich anregten, meiner Mutter in mehreren Schichten zu vergeben. Nach meinem Empfinden war sie sehr egozentrisch und erkannte meine emotionalen Bedürfnisse nicht, geschweige denn, dass sie nährend oder heilend auf sie einging. An den ersten beiden Klienten fand ich bemerkenswert, wie spontan sie ihren Eltern, die sie stark misshandelt hatten, vergeben konnten. Der dritte Klient kämpfte mit Ärger und Groll, konnte aber dank WHEE sehr schnell verzeihen. Das überraschte ihn sehr, denn er hatte diesen Groll mehr als 40 Jahre mit sich herumgeschleppt.

Ich habe eine *Dreierregel*: Wenn etwas drei Mal kurz hintereinander passiert, dann heiße ich es als Botschaft des Universums an mich willkommen; ich bin dann aufgefordert zu erkunden, was immer diese drei ähnlichen Begebenheiten enthalten könnten. Auf die drei Botschaften des allumfassenden Bewusstseins zum Thema Vergebung hin wandte ich mich nach innen und fand weitere Schichten meines eigenen Verzeihens, die darauf warteten, bearbeitet und losgelassen zu werden: Ärger über meinen Chef, der kurz zuvor, ohne mich zu fragen, Änderungen vorgenommen hatte, die meine Arbeit betrafen; Verletzung durch und Ärger über meine Frau, die sich genauso verhalten hatte. Ohne diese drei Aufforderungen hätte ich das nicht bearbeitet.

Solche Synchronizitäten lassen sich innerhalb der Grenzen des konventionellen Weltverständnisses nicht erklären. Viele tun sie als reine Zufälle ab. Aus ihrer Sicht kommen uns bei den unzähligen Interaktionen mit Menschen in unserem Leben zwangsläufig einige ungewöhnlich vor und andere entsprechen glücklicherweise unseren Bedürfnissen und Wünschen oder verwundern uns so sehr, dass sie uns anstacheln, uns selbst genauer zu betrachten.

Nach meiner Überzeugung ist das Bewusstsein eine organisierende Kraft im Universum. Aus meiner Sicht reicht der Einfluss des Bewusstseins weit über unser körperliches Selbst hinaus; das belegen Untersuchungen zur außersinnlichen Wahrnehmung und unzählige strenge Studien, die zeigen, dass Intention und Gebet bei Menschen und Tieren den Heilungsverlauf prägen sowie bei Pflanzen, Bakterien und Hefekulturen das Wachstum anregen.

Auf jeder Ebene unseres Seins ist unser persönliches Selbst mit allem, was ist, verbunden. Wenn wir unsere inneren Zustände nicht auf der emotionalen, mentalen und spirituellen Ebene bereinigen und klären, manifestieren wir sie körperlich und in unseren Beziehungen. (Meine ganzheitliche Sichtweise des Zusammenhangs zwischen Körper, Emotionen, Denken, Beziehungen und Seele finden Sie, indem Sie auf folgenden Websites die runden Icons ganz oben anklicken: www.ijhc.org oder www.wholistichealingresearch.com.) Mit WHEE kommen wir aus der anderen Richtung und können unseren spirituellen Lebensweg flüchtig anschauen oder uns tief damit rückverbinden, indem wir unsere inneren und äußeren Konflikte klären, die sich in der Welt manifestieren. Dadurch spüren wir ganz unmittelbar unsere Blockaden und Trennungen, die wir einst vollzogen haben, als wir uns von dem tiefen Wissen, eins zu sein mit dem Ganzen, distanzierten oder trennten. Wenn wir unsere Abwehrhaltungen aufgeben, erleben wir wieder den Segen und die wunderbaren Lektionen, die wir ins Leben rufen können, dadurch dass wir eins sind mit dem Fluss der Schöpfung.

In diesem Buch sind schon viele Beispiele verdrängter Gefühle genannt worden, die im Unbewussten vor sich hinschmorten und sich dann in körperlichen oder Beziehungsproblemen zeigten. Ich glaube, dieser Prozess findet ähnlich in Paarbeziehungen statt, in Familien, Institutionen und Nationen – über dasselbe allumfassende Bewusstsein, das auch die persönliche Resonanz zwischen innen und außen hervorbringt.

Kollektiv erlebter Ärger, Hass und solche Verletzungen können sich nach außen richten, indem man andere für die eigenen Probleme verantwortlich macht. Das findet über die zwischenmenschliche Kommunikation und über die Medien statt – und ebenso über sinnlich nicht wahrnehmbare Verbindungen im universalen Bewusstsein. Diese kollektiven Projektionen unserer Gefühle lassen uns diejenigen angreifen, die wir als „andere" bezeichnen, damit wir unseren Ärger teilweise loswerden. Indem wir um uns schlagen, lassen wir jedoch die zugrunde liegenden gärenden Gefühle von Verletzung nicht los. Ich hoffe, der persönliche Nutzen und die Lektionen von WHEE und verwandten Techniken werden letztendlich zu einem Stressabbau in unserer Kultur führen und die Negativität national und international transformieren.

Ohne eine solche Bereinigung unseres Ärgers geraten wir leicht immer tiefer in den Teufelskreis. Persönlichem Ärger Luft zu machen baut unsere Spannungen ab.

Wir fühlen uns besser – im Sinne von weniger verkrampft oder aufgebracht –, weil wir unsere mentalen und körperlichen Spannungen abgeladen haben. Diese geringere Spannung empfinden wir als Belohnung, die nur unsere Neigung verstärkt, wieder Dampf abzulassen. (Das gleicht der unbewussten Belohnung aus einem früheren Beispiel, die den Lehrer immer wieder die Seite des Klassenzimmers mit den lächelnden Schülern aufsuchen ließ ...)

Das kollektive Bewusstsein unserer Familie, Gemeinde oder Nation – das einen begrenzten Ausschnitt aus dem oben beschriebenen riesigen, unbewussten, allumfassenden Bewusstsein darstellt – verstärkt wütende Verhaltensweisen weiter. Wenn unser Umfeld seinem Ärger „anderen" gegenüber Luft macht, die wir unserem Gefühl nach zu Recht angehen, dann fühlen wir uns darin bestätigt, anderen Vorwürfe zu machen und unseren Ärger an denen auszulassen, die es aus unserer Sicht verdient haben, so behandelt zu werden. Wir verhalten uns selbst wieder so, dieses Verhalten wird verstärkt und setzt sich fest.

Führende Politiker spielen mit solchen Teufelskreisen, indem sie Ängste schüren und Menschengruppen außerhalb unserer Gemeinschaft, sozialen Schicht, Rasse oder Nation vorwerfen, unsere Probleme zu verursachen. So können sie unseren Ärger gezielt lenken und uns ermuntern, ihm in einem Krieg Luft zu machen. Ihre wahren Motive sind jedoch häufig ganz andere, etwa: profitable Geschäfte für Rüstungsfirmen; oder: von ihren eigenen mangelhaften Führungsqualitäten abzulenken, den wahren Ursachen der Probleme, die sie „anderen" anlasten; oder: Gesetze zu erlassen, die ihnen noch mehr Macht verleihen – all dem würden wir ja sonst nicht zustimmen.

Nehmt euch in Acht vor dem Politiker, der die Kriegstrommel schlägt, um die Bürgerschaft zum Patriotismus anzustacheln, denn der Patriotismus ist in Wirklichkeit ein zweischneidiges Schwert. Er fördert das Blutvergießen und schränkt das Denken ein ...

Und wenn die Kriegstrommel den Höhepunkt erreicht hat und das Blut vor Hass kocht, das Denken verschlossen ist, dann braucht der Politiker die Bürgerrechte gar nicht mehr einzuschränken. Furchterfüllt und verblendet durch den Patriotismus opfert die Bürgerschaft dem Politiker all ihre Rechte – mit Freuden.

Autor unbekannt

Diese Teufelskreise werden immer teuflischer. Man braucht sich nur die Konflikte zwischen Israelis und Arabern im Nahen Osten anzuschauen, zwischen Protestanten und Katholiken in Irland, zwischen Hutus und Tutsis in Ruanda, um nur einige zu nennen. An diesen Beispielen kann man beobachten, wie das Verhaltensmuster, seinem Ärger einfach freien Lauf zu lassen, sich auf der gesellschaftlichen und internationalen Ebene traurigerweise fortsetzt und verschlimmert. Die wütend Angegriffenen empfinden ihren Gegenangriff als gerechtfertigt – woraufhin die ursprünglichen Angreifer erneute Angriffe als noch berechtigter wahrnehmen.

Diesen Teufelskreis des Ärgers zu durchbrechen, dieses Bemühen beginnt beim Einzelnen. Durch Selbsthilfeansätze wie den von mir vorgestellten lernen wir, viele Ärgernisse zu erkennen und loszulassen. Dann brauchen wir im Außen keine Zielscheiben zu finden, an denen wir unseren Ärger auslassen können. Wenn eine genügend große Anzahl von Menschen das tut, wird die Welt nicht mehr so explosiv und von Ärger erfüllt sein.

Auf der positiven Seite des allumfassenden, universalen Bewusstseins sind wir alle mit jedem lebenden und nicht lebenden Teil(chen) unseres Planeten verbunden. In allen traditionellen Kulturen sind wir alle selbstverständlich Teil unserer Umwelt. Wir im Westen verbinden uns erst seit Kurzem wieder in unserem Bewusstsein mit Gaia, mit dem universalen Bewusstsein, das unser lebender Planet ist, mit allem auf und in ihm. Das ist eine wichtige Erkenntnis für die Heilung unseres Planeten – von der Überbevölkerung bis zum allzu sorglosen Umgang mit vielen Ressourcen und der Verschmutzung. Auch durch WHEE können wir uns wieder mit unserem spirituellen Bewusstsein verbinden und das kann zur Heilung unseres Planeten beitragen.

Indem wir unsere Erde heilen, heilen wir auch uns selbst. Es ist hinreichend bewiesen, dass unser Immunsystem durch die Umweltverschmutzung geschwächt wird und dass dadurch viele Krankheiten hervorgerufen und/oder verschlimmert werden. Damit kommen wir zum Ausgangspunkt zurück: WHEE zu praktizieren kann unser spirituelles Bewusstsein erweitern und das kann die Umweltgifte reduzieren, was wiederum zur Abnahme von Krebs, Arthritis, Fibromyalgie, Migräne und anderen schmerzhaften Krankheiten führt ...

Dass wir gleichsam als „Gehirnzellen" am Denken des allumfassenden Bewusstseins beteiligt sind, mag schwieriger zu empfinden und wahrzunehmen sein als unser persönlicher Beitrag zu dieser Wissens- und Erfahrungsebene. Dieses Bewusstsein entwickelt sich, indem wir uns weiter für Spiritualität öffnen. Durch Meditation und bei spontanem Erwachen – wie bei Nahtod-Erfahrungen – können wir uns als Teil der „Unendlichen Quelle" fühlen. WHEE unterstützt uns dabei, unseren Verstand zu beruhigen, sodass wir Zugang bekommen zu diesen Dimensionen.

Tiefere Fragen, die der Schmerz aufwirft

Schmerz stärkt die Tapferkeit. Man kann nicht tapfer sein,
wenn einem nur Wunderbares widerfahren ist.

Mary Tyler Moore

WHEE hilft uns nicht nur gegen das Schmerzempfinden, sondern auch bei dem Stress und der Herausforderung, unser Leben rund um den Schmerz neu zu organisieren. Stärkere Schmerzen, besonders chronische, können uns in unseren Geleisen stoppen – körperlich, energetisch, emotional, mental und sozial. Der Schmerz kann unsere Aufmerksamkeit völlig in Anspruch nehmen, unser Tempo drosseln und unser Leben, wie wir es kannten, zum Stillstand bringen. Vielleicht müssen wir uns langsam und vorsichtig bewegen, um den Schmerz nicht hervorzurufen oder zu verschlimmern. Vielleicht müssen wir sorgfältig planend alles vermeiden, was unsere Sorgen und Spannungen erhöhen und so unseren Schmerz verschlimmern oder unsere Schmerztoleranz herabsetzen könnte. Möglicherweise sind wir bei Hausarbeiten auf andere angewiesen und ebenso bei anderen Aufgaben, die wir nicht allein verrichten können, ohne unsere Schmerzen zu verstärken. Werden Schmerzen chronisch, so entpuppen

sich unter Umständen Menschen, denen wir uns nahe fühlten, als „Schön-
wetterfreunde". Dann gilt es, die sich wandelnden Beziehungen zu überprüfen, denn nicht alle ertragen unseren Schmerz, selbst wenn wir unser
Leiden nicht bewusst zum Ausdruck bringen, unseren Schmerz nicht auf
sie abwälzen und nichts Ungebührliches verlangen.

Nur der verwundete Soldat kann im Dienst der Liebe dienen.

Bernie Siegel

Es mag schwer verständlich sein, warum es Freunden und Familienmitgliedern schwerfallen kann, bei uns zu sein, wenn wir Schmerzen haben.
Auf diese Frage gibt es natürlich viele persönliche Antworten. Allgemein
beobachte ich, dass Menschen, die nicht selbst schlimme Schmerzen oder
Leid kennen und es auch noch nie bei anderen miterlebt haben, einfach
nicht verstehen, wie ein Leidender sich fühlt. Manche empfinden es vielleicht als „Versagen", wenn sie den Schmerz nicht lindern können; andere
kommen vielleicht mit ihrem eigenen Schmerz nicht zurecht, wenn sie jemand Nahestehenden leiden sehen; wieder andere wollen vielleicht einfach nicht dadurch gestört werden, dass sie sich mit jemandem befassen
müssen, der „nicht gut drauf" ist.

Massive und chronische Schmerzen konfrontieren uns, zusammen mit
den ernsten Erkrankungen, durch die sie möglicherweise ausgelöst
sind, mit unserer eigenen Sterblichkeit. Wir können dann nicht mehr
„auf Autopilot" durch unser Leben düsen. Wir sind vielleicht in unseren
Aktivitäten eingeschränkt, die uns zwingen, unser Leben neu auszurich-
ten und zu akzeptieren, dass wir eventuell einiges nie wieder tun können, was wir tun konnten – im gleichen Umfang oder überhaupt. Vielleicht beginnen wir uns nach dem Sinn des Lebens zu fragen und uns
eingehender mit unserer Sterblichkeit zu beschäftigen. Auch das kann
es anderen schwermachen, mit unserem Schmerz umzugehen, denn
diese Gefühle steigen (vielleicht völlig unbewusst) auch in ihnen auf.
Ihre Kindheitsprogrammierung, vor allem Schmerzlichen davonzulaufen, greift und sie meiden dann den Leidenden, um nicht selbst zu leiden.

All diese Themen können uns anregen, in Kontakt zu kommen mit unseren Überzeugungen und den Fragen danach, was *nach* dem physischen Tod passiert. Dann überdenken wir vielleicht die religiösen Lehren

unserer Erziehung, entweder indem wir uns an die uns stärkenden und stützenden Überzeugungen und Praktiken halten oder indem wir uns distanzieren, weil wir neue Erklärungen und einen neuen Lebenssinn finden, die unserer aktuellen Situation, den aktuellen Umständen und unserem gegenwärtigen Verständnis eher entsprechen.

Dieser ganze Wandel und die Veränderungen können an sich schon stressig sein und psychisch schmerzen. Und wieder kann uns WHEE auch bei diesen Themen helfen, neben allen, die Sie sonst noch in den Aktenschränken finden, wenn Sie sich mit Ihrem Schmerz auseinandersetzen.

Mit WHEE können wir nicht nur unsere innere Unruhe, Sorge und Angst in leichter handhabbare Anliegen umwandeln, sondern auch unserem persönlichen spirituellen Bewusstsein näherkommen. Wie bereits erwähnt, ist das Klopfen eine wirksame Methode dafür, während man gleichzeitig neutralisierende positive Aussagen und positive Ersatzaussagen wiederholt, etwa: „ ... [Gott / Christus / Mutter Maria / Buddha / Allah / mein höheres Selbst] liebt und akzeptiert mich vollständig und aus ganzem Herzen."

Wie positive spirituelle Affirmationen auf uns wirken, stellen wir fest, indem wir sie schrittweise in eine Reihe von Klopfrunden mit aufnehmen. Wenn sich Menschen bewusst auf ihre persönliche Spiritualität einlassen, bemerken sie oft einen deutlichen Qualitätsunterschied darin, wie ihre Stresswerte zurückgehen und ihr Wert auf der „Erfolgsskala" ansteigt.

Dadurch, dass wir unsere Sorgen, Ängste, Schmerzen und einschränkenden Überzeugungen abbauen und auflösen, entfernen wir auch die Blockaden, die uns von unserer Spiritualität fernhalten. Ich kenne viele Menschen, die in einen sehr ruhigen, meditativen, spirituellen Zustand kamen, als sie ihre negativen Themen auf 0 reduzierten.

Um die Erörterung der tieferen Aspekte des Schmerzes zu vervollständigen, lassen Sie mich noch ein paar philosophische Gedanken mit Ihnen teilen. Ich habe mich immer gefragt, ob wir wirklich gut beraten sind, systematisch daran zu arbeiten, Schmerzen zu verringern und zu beseitigen. Nach all dem Gesagten und nachdem ich im Laufe vieler Jahre enorme Mühe investiert habe, anderen zu helfen, ihre Schmerzen anzugehen, und auch sorgfältig meine eigenen Schmerzen bearbeitet habe, weiß ich auch sehr genau um die wunderbaren Lektionen, zu denen Schmerzen mir und vielen anderen verholfen haben.

> *Du kannst dich zurückhalten von den Leiden der Welt, das ist dir freigestellt und entspricht deiner Natur, aber vielleicht ist gerade dieses Zurückhalten das einzige Leid, das du vermeiden könntest.*

Franz Kafka

(zitiert nach: Hochzeitsvorbereitungen auf dem Lande und andere Prosa aus dem Nachlass, Frankfurt: Fischer-Tb.-Verlag, 1994, S. 87)

Leiden vertieft und erweitert unser Wissen um unseren persönlichen Weg. Es wirft uns auf die existenziellen Fragen zurück, warum wir hier auf dieser Welt sind, Fragen zu unseren Beziehungen mit anderen und unserer eigenen Lebensaufgabe. Oft spornt es unsere Kreativität an. Ganz sicher lehrt uns das Leiden eindringlich Mitgefühl mit anderen und motiviert uns, anderen, die leiden, zu helfen. Ich erinnere mich an viele Menschen, die emotional und körperlich litten und den Schmerz schließlich als eine überaus positive Erfahrung betrachteten, die ihr Leben veränderte und verbesserte. Zahlreiche Menschen mit schlimmen Schmerzen und schweren Krankheiten haben einen Zustand der Gnade erreicht, in dem sie ihren Schmerzen sogar dankbar sind, dass diese ihr Leben neu gestaltet haben. Hier nur einige wenige Aussagen, die ich gehört habe:

– „Ich hätte mir nie vorstellen können, dass ich so etwas je sagen würde, aber ich bin wirklich dankbar, dass ich Krebs bekam. Er stoppte mich in meinen eingefahrenen Geleisen, als ich ein sehr geschäftiges, aber – im Rückblick – leeres Leben führte. Jetzt weiß ich, worum es im Leben wirklich geht. Ich bin jetzt viel glücklicher, obwohl ich diese Krankheit habe und all die fürchterlichen Behandlungen über mich ergehen lassen musste."

– „Ich neige dazu, mich auf Autopilot durchs Leben zu bewegen. So machen es die meisten Menschen, glaube ich. Den Großteil meines Lebens lebte ich so, als sei ich im Auto unterwegs, und plötzlich erkannte

ich, dass der Sinn meines Lebens nicht darin besteht, Kilometer abzu-
spulen. Mein Schmerz hält mich sehr wach und erinnert mich ständig
an meine Sinne, meine Möglichkeiten und Chancen im Leben."

— „Meine Schmerzen und die Krankheit erinnern mich daran, dass sich
die Sanduhr meines Lebens leert. Sie helfen mir, äußerst bewusst zu
bleiben, sodass ich in jedem Moment entscheiden kann, was mir wirklich wichtig ist und was ich in die Zeit, die mir noch auf der Erde bleibt,
mit aufnehmen will."

— „Ich denke, ich habe in den wenigen Monaten des Schmerzes und meiner Krankheit intensiver gelebt – wirklich gelebt, mit bewusstem Gewahrsein – als in allen früheren Jahrzehnten."

Das Gute an WHEE ist, dass es ein „empfindliches" Werkzeug ist, das wir
selektiv für unsere Themen nutzen können, je nachdem, welche Ebene
des Leidens wir lindern wollen. Sollten Sie entscheiden, dass Ihr Schmerz
gewissermaßen eine Hilfe in Ihrem Leben darstellt, so könnten Sie WHEE
auf der Meta-Ebene anwenden und Ihre Konflikte und Erwartungen rund
um das Thema „Schmerzen beseitigen" abbauen; oder Sie bearbeiten Ihre
Betrübnis, Ihren Verdruss oder Ihre Ängste, die Sie wegen der Schmerzen
haben. Wenn wir uns über unsere Schmerzen nicht aufregen, lassen sie
schon merklich nach. Dann steigen wir selbst aus dem Teufelskreis aus,
uns wegen der Schmerzen zu sorgen und zu verkrampfen – was den
Schmerz ohnehin nur verschlimmert ... Mit WHEE können Sie den
Schmerzen ihre Spitze nehmen und sie so erträglicher machen.

Während wir durch die Lektionen unseres Schmerzes wachsen, empfinden wir das Leben als freundlicher, süßer und liebevoller. Die Affirmationen von WHEE fördern diese tiefere Bewusstwerdung dessen, was das
Leben uns zu bieten hat.

Die Schattenaspekte unserer Persönlichkeit

> *Es gibt kein Licht ohne Schatten und keine psychische Ganz-*
> *heit ohne Unvollkommenheit. Um sich selbst abzurunden …,*
> *verlangt das Leben nicht nach Perfektion, sondern nach Voll-*
> *ständigkeit; und dafür braucht es den „Stachel im Fleisch",*
> *das Erleiden von Schwächen, ohne die es keinen Fortschritt*
> *und kein Weiterkommen gibt.*
>
> Carl Gustav Jung

Viele pflegen das Thema Schattenaspekte unseres Wesens unter den psychischen Themen zu besprechen. Meinem Gefühl nach gehört dieser
Punkt jedoch hierher, zur Spiritualität, weil uns unser höheres Selbst mit
dem Schatten (wie auch mit dem Schmerz) auffordert, den Sinn unseres
Lebens genauer zu untersuchen.

In ihrer Beziehung zur Welt neigen die Menschen zu starken Vorlieben
oder Abneigungen: Manche bevorzugen den Verstand und die äußeren
Sinne, andere erfahren das Leben und interagieren mit ihm über ihre Gefühle und ihre Intuition. Menschen, bei denen eine Seite dieser Polaritäten stark ausgeprägt ist, sind mit dem Gegenpol häufig wenig verbunden.
Carl Gustav Jung entwickelte ausführliche Theorien zu diesen Polaritäten,
die in der Abbildung veranschaulicht sind:

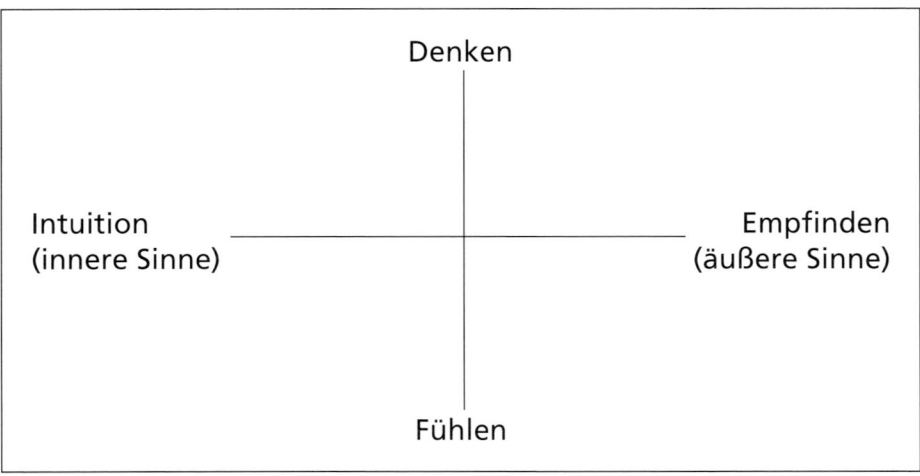

Jung'sche Polaritäten

Extrovertierte Menschen konzentrieren sich auf Objekte und Menschen außerhalb von sich selbst und erleben die Welt als eine Reihe von Interaktionen mit diesen Objekten im Außen. *Introvertierte* konzentrieren sich auf ihr inneres Gewahrsein , ohne sich an die äußere Welt zu binden. Innerhalb jeder dieser Jung'schen Polaritäten gibt es ein unterschiedliches Maß an Einsichtigkeit und eine große Bandbreite von Verhaltensweisen; deshalb erklären die Grundpolaritäten einige, aber nicht alle Aspekte, wie Menschen leben.

Jede und jeder erkennt wahrscheinlich leicht die eigenen vorherrschenden Charakterzüge an, ist sich aber vielleicht nicht bewusst, dass der Gegenpol ebenso in ihr oder ihm lebt und in den *Schatten*aspekten des Wesens wirkt, die ihnen nicht bewusst sind. Bis vor kurzem wurden wir angehalten, nach den kulturellen Stereotypen Männer als überwiegend denkend/empfindend zu betrachten und Frauen als fühlend/intuitiv. Die Emanzipation der Frauen hat eine Transformation bewirkt und uns dabei unterstützt, unseren vernachlässigten Gegenpol anzuerkennen; so gestattete und ermunterte sie Frauen, sich auf ihr *Denken* einzulassen und es auszudrücken, ebenso ihr Empfinden, und sie ermunterte Männer, ihre *Gefühls*- und *intuitive* Seite anzuerkennen und zum Ausdruck zu bringen.

Einige meiner Instinkte veranlassen mich, einigen anderen meiner Instinkte nicht zu folgen.

Ashleigh Brilliant

Die Schattenaspekte unserer Persönlichkeit wollen ebenso zum Ausdruck kommen wie die uns bewussten Polaritäten. Beispielsweise wird ein überwiegend „denkender" Mensch auch Gefühle haben, die ausgedrückt werden wollen und müssen. Werden sie zurückgehalten, so stauen sie sich, bis sie ein Ventil finden; das passiert oft in Stress- und Drucksituationen, wenn die dominante Polarität ihre Kontrolle teilweise verliert. Wenn diese unterdrückten Gefühle endlich zum Ausdruck kommen, dann ist das häufig im Zusammenspiel mit anderen Menschen der Fall, die den Schatten stark reagieren lassen. In solchen Situationen sind der Ausbruch der Gefühle ins Bewusstsein und ihr Ausdruck in Wort und Tat oft kontraproduktiv. Emotionale „Explosionen" rufen oft negative Reaktionen hervor. Solche Erfahrungen halten Menschen davon ab, ihrem Schatten freien Lauf zu lassen.

Unbewusst suchen sich Menschen häufig einen Freund oder eine Partnerin mit der Vorliebe für den Gegenpol – als Anreiz und Ausgleich, aber auch, weil sie *so* andere Aspekte von sich selbst leben lassen können, die sie lieber nicht anerkennen oder mit denen sie lieber nichts zu tun haben wollen. Zum Beispiel kann ein überwiegend introvertierter, denkend-empfindender Ehemann recht froh sein, dass seine eher extrovertierte, intuitiv-fühlende Frau sich um die dekorativen Dinge im Haus und um die sozialen Kontakte kümmert. Die Frau wird ihm wohl gern die Finanzen, die Wartung des Autos und die Reparaturen am Haus überlassen. So vermeiden beide, sich auf ihren Schatten oder die *weniger ausgeprägten* Polaritäten einzulassen. Solche Abmachungen können auch umgekehrt funktionieren. Ein primär fühlender Partner kann einem denkenden helfen, sich seiner eigenen Gefühle stärker bewusst zu werden, und umgekehrt.

Wenn mein Herz denken könnte, würde dann mein Gehirn anfangen zu fühlen?

Van Morrison

Der Schattenaspekt unseres Unbewussten schließt *die* Teile unseres Wesens weg, die uns unbequem sind und die wir uns vor uns selbst und anderen lieber nicht eingestehen würden. Dieser Schatten trägt auch alle unsere uneingestandenen, verdrängten alten Verletzungen mit ihrem Ärger und Groll und ebenso den großen und kleinen Neid und die Wünsche, die uns unsere Eltern und Kirchen versagen, die wir aber dennoch haben – und noch einiges mehr.

Diese Schattenaspekte unserer Psyche gehören genauso zu uns wie die anderen, uns bewussten Aspekte. Als solche beeinflussen sie unsere Überzeugungen, Wahrnehmungen, Gefühle und Taten – oft ohne dass uns das im Mindesten bewusst ist. Das sind unsere irrationalen Wünsche und Ängste, unsere unvernünftigen Reaktionen – eben weil sie tief unterhalb der Ebene unseres vernunftgeprägten Verstandes angesiedelt sind und wirken. Sie wirken außerhalb unserer *persona* – also des Teils von uns, den wir entwickeln und lancieren, um uns vor unserer Umgebung und uns selbst von unserer besten Seite zu zeigen. Wir können uns

unserer Schattenaspekte bewusst werden, wenn wir Ärger oder Verletztheit übertrieben zum Ausdruck bringen, wenn wir unsere Träume genauer untersuchen oder wenn andere uns darauf hinweisen, dass sie unser Verhalten für unangebracht halten.

Der Schmerzkörper

> *Der Mensch ist manchmal merkwürdigerweise leidenschaft-*
> *lich in das Leiden verliebt.*
>
> Fjodor Dostojewski

Der *emotionale Schmerzkörper*, wie ihn Eckhart Tolle definiert hat, ist ein
Teil von uns, der aus der Negativität stammt, die wir aus unangenehmen
und schmerzlichen Lebenserfahrungen in uns aufgenommen haben. Der
Schmerzkörper hat sich an Schmerz gewöhnt und ist süchtig nach ihm: Er
ernährt sich von negativen, quälenden, schmerzlichen Erfahrungen und
wird Situationen heraufbeschwören, die diese erzeugen. Er kann für län-
gere oder kürzere Zeit im Ruhezustand verweilen, doch wird er aktiviert
durch negative Erfahrungen, mit denen er aufgrund seiner Geschichte
und seiner Muster quälender Erfahrungen in Resonanz steht. Er kann
sanft und relativ harmlos sein oder aggressiv und selbstzerstörerisch, ja
gewalttätig. Dieser Teil von uns erzeugt Konflikte zwischen Personen, die
einander nahe stehen.

Eckhart Tolles „Schmerzkörper" hat große Ähnlichkeit mit einem Aspekt dessen, was C. G. Jung als „Schatten" beschreibt. Nach meiner Erfahrung haben Menschen eher eine Beziehung zu ihrem Schmerzkörper;
schwerer fällt es ihnen, sich auf das Konzept des Schattens und das persönliche Gewahrsein einzulassen.

Tolle merkt an, dass der Schmerzkörper schrumpft, wenn unser Gewahrsein im gegenwärtigen Moment ist, das er als *das Jetzt* bezeichnet,
und wenn wir unsere mentale Abhängigkeit loslassen, die Abhängigkeit
von Gefühlen und Meinungen darüber, wer wir sind – auch als *Ego* bekannt. Im Laufe der Zeit können wir lernen, den Schmerzkörper loszulassen, indem wir uns seiner Existenz bewusst werden und *präsent* sind,
statt in die Negativität zu gehen. Dadurch beginnt der Schmerzkörper au-
genblicklich, seinen Griff nach uns zu lockern.

Fasziniert von E. Tolles Beschreibung dieses Aspektes von uns beschloss ich, meinen eigenen Schmerzkörper zu suchen. Ich erkannte ihn als einen Teil meines inneren Kindes, doch er wollte lieber als eigenständiges Wesen anerkannt werden. Durch diese innere Verbindung mit dem Schmerzkörper konnte ich meinen emotionalen Schmerz viel leichter auflösen, denn man kann Themen leichter über das innere Kind loslassen, als wenn man sie als Erinnerungen behandelt.

Ich erinnerte mich deutlich, dass meine Mutter in meiner Kindheit ihrem Schmerzkörper mir gegenüber regelmäßig in wütenden Tiraden freien Lauf ließ, die in keinem Verhältnis zu meinem Tun oder Nichttun standen. Manchmal provozierte ich sie absichtlich, ihren Schmerzkörper zu „entleeren", wenn ich ihn schon „hochkochen" sah, statt auf dem Vulkan sitzen zu bleiben, bis er von selbst ausbrach.

Als ich meine neue Klopfmethode auf meinen Schmerzkörper und mein inneres Kind anwandte, konnte ich viele Überreste solcher Erfahrungen klären – fünf oder sechs Jahrzehnte nach der ursprünglichen Verletzung.

Der Schmerzkörper mag zwar, wie jeder andere Schmerz, eine negative Kraft in unserem Leben sein, er kann uns aber auch dazu zwingen, unser Leben unter die Lupe zu nehmen und heilsamere Wege zu suchen, mit uns selbst, miteinander und mit unserer Umwelt umzugehen. Am häufigsten wird man sich in engen *Beziehungen* seines Schmerzkörpers bewusst.

Tim und Carol waren während ihrer zweijährigen Partnerschaft und Verlobungszeit ein glückliches Paar. Fünf Monate nach ihrer Hochzeit jedoch gerieten sie zu ihrem großen Entsetzen immer wieder in Streitereien, die so weit eskalierten, dass Tim körperlich gewalttätig wurde. Drei Mal versprach er, Carol nie mehr zu schlagen, doch bei jedem hitzigen Streit holte er aus und schlug zu.

In der Paarberatung war klar, dass sie einander liebten und ihre Partnerschaft weiterführen wollten, doch sie bekamen die auftauchenden Gefühle und Verhaltensweisen nicht in den Griff, die zu Tims Ausbrüchen führten. Auch erkannten sie in ihrer Kindheitsgeschichte eindeutige Parallelen zu den aktuellen Schwierigkeiten. Tims Vater hatte immer wieder exzessiv getrunken und war sehr hitzig gewesen. Tim hatte schreckliche Angst gehabt, am Freitag nach der Schule nach Hause zu gehen, weil er wusste, dass er dann das Wochenende über den körperlichen und verbalen Angriffen seines Vaters ausgesetzt war. Carols Vater hatte ein ähnliches Muster wie Tims Vater. Sie war erstaunt, dass sie sich daran erinnerte, als wir ihre Lebensgeschichte besprachen. „Ich schwor mir, niemals jemandem nahezukommen, der so war wie mein Vater", sagte sie. In den zwei Jahren ihrer Freundschaft habe sich Tim nie so verhalten.

Carol und Tim wandten meine Methode an, um ihre verdrängten Gefühle in ihrem Schmerzkörper zu bereinigen, den Schrecken, die Verletzungen und den Ärger aus ihren Kindheitserfahrungen. Sobald diese ausgeräumt waren und der positive Ersatz installiert war, kamen solche Ausbrüche in ihrer Partnerschaft nicht mehr vor.

Ich habe das Glück, sehr leicht Zugang zu meinem inneren Kind zu haben und mein „verletztes inneres Kind", der Schmerzkörper, reagiert sehr kooperativ. Das kommt daher, weil ich viele Jahre mit WHEE und vielen anderen Methoden an diesen und anderen eigenen Aspekten gearbeitet habe. Tim und Carol machten ähnliche Erfahrungen wie ich selbst. Andere erleben ihren Schmerzkörper als so verletzt, ängstlich und wütend, dass nur schwer ein Kontakt herzustellen ist und der Schmerzkörper sich hinter Meta-Ängsten verschanzt. Dennoch können wir uns mit Geduld und Ausdauer durch diese Widerstände hindurcharbeiten und den Schmerzkörper mit WHEE heilen.

Nach Eckhart Tolles Aussage kann der Schmerzkörper sehr stark und schwierig zu beherrschen sein. Ich sehe das umgekehrt und stelle fest, dass viele Menschen Schwierigkeiten haben, ihrem inneren Kind – und damit auch ihrem Schmerzkörper – gegenüber entschlossen aufzutreten. In diesen Fällen verhält sich der Schmerzkörper wie ein verletztes, verzogenes Kind, dem es gelungen ist, seine Eltern mit verschiedenen Drohungen zu erpressen, oder das aufgrund verschiedener Probleme der Eltern verzogen ist. Da ich mich mit systemischer Familientherapie auskenne und damit gearbeitet habe, achte ich sehr genau darauf, wie Eltern es ihren Kindern unterschwellig ermöglichen und sie dazu ermuntern, die Verletzungen, den Ärger und andere Themen der Eltern auszuagieren. Wird der innere Elternteil gestärkt und werden die Gründe untersucht, warum man aus dem Schmerzkörper heraus handelt, lässt sich dieser leichter, umfassender und kompetenter bearbeiten.

In der Transaktionsanalyse gibt es ebenfalls das Konzept der *Trübung* (*contamination*), das heißt, die Grenzen zwischen dem Ich-Zustand des Erwachsenen und dem des Kindes sind schwach. Letztlich kann sich dann der innere Erwachsene bis zu einem gewissen Grad mit dem Kind vermischen, sodass der Erwachsene nicht einmal merkt, dass wir uns gelegentlich kindisch verhalten. In der Abbildung ist solch eine Trübung dargestellt. Und wieder stimmt das mit Tolles Beschreibung dessen überein, was es für die Heilung braucht: Der Erwachsene muss die Trübung erkennen, dann kommt das Kind mit seinem Fehlverhalten nicht so leicht davon. Die Abbildung stellt eine schwache Trübung dar, bei der der Erwachsene relativ leicht erkennt, was abläuft, und es korrigieren kann. Vermischt das Kind sich stärker mit dem Erwachsenen, so kann dieser den Vorgang überhaupt nicht erkennen, weil das Kind das Bewusstsein des Erwachsenen so stark trübt.

Was ich hier sage, gilt für das „verletzte Kind" / den Schmerzkörper auf der Ebene von Emotionen, Denken und Beziehungen. Das „verletzte Kind" bzw. der Schmerzkörper sucht bei anderen Menschen Schmerz hervorzurufen und dieses Verhalten ähnelt dem von Straßenbanden vorwiegend Jugendlicher. Diese Kinder kämpfen oft um ihre eigene Kompetenz und ihren Selbstwert in einem sozialen Umfeld, das von Rassismus, Klassendenken und zerrütteten Familien geprägt ist, und suchen Unterstützung bei Gleichaltrigen.

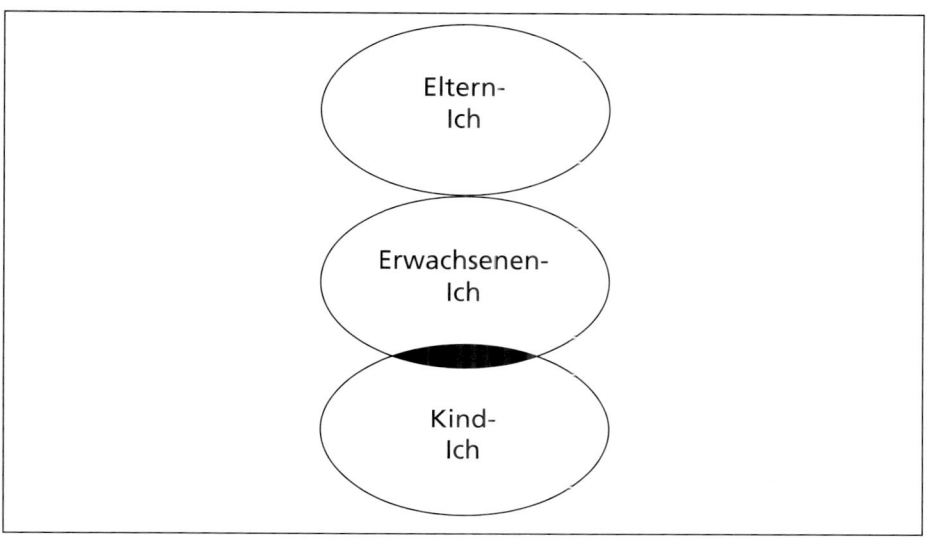

„Trübung" des inneren Erwachsenen durch das Kind

Das ist fast immer ziemlich unbefriedigend, weil die Gleichaltrigen emotional genauso bedürftig sind und genauso Unterstützung suchen. Deshalb sind die Bandenmitglieder oft nicht in der Lage, einander die Liebe und Fürsorge zu bieten, die jedes einzelne Mitglied sucht. Das setzt eine Gruppendynamik des Ärgers in Gang, die kollektiv nach außen projiziert wird. So können die Bandenmitglieder einen kleinen Teil ihrer persönlichen Verletzungen und ihrer Wut indirekt loslassen – ohne sich tief auf die eigenen schmerzlichen Gefühle einlassen zu müssen.

Bandenmitglieder agieren häufig ihre Verletzungen aus, die oft schon so schwer sind wie eine posttraumatische Belastungsstörung (PTBS). Zu den bereits erwähnten Merkmalen der PTBS gehört, dass man ähnliche Schmerzen, wie man sie selbst erlebt hat, anderen zufügen will. Der psychische Schmerzkörper / das „verletzte innere Kind" verhält sich genauso, doch das wird oft nicht erkannt als ein Ausagieren der angestauten Gefühle aufgrund einer verdrängten PTBS. Familien, Schulen und Stellen, die das Recht durchsetzen sollen, werden oft in die Krise und das Drama wütenden Handelns hineingezogen und wollen Verhaltensweisen kontrollieren, ohne auf die zugrunde liegenden Gefühle einzugehen.

E. Tolle geht den Schmerzkörper auf der energetischen Ebene an. Damit lassen sich sehr leicht verdrängte Schmerzen bei Menschen nachvollziehen, die mit den Schmerzen anderer in Resonanz gehen. Energetisch gesehen läuft dieser Prozess so ab: Der gemeinsame Schmerz einer Gruppe findet seinen Ausdruck in der Gewalt einer Bande oder einer Nation, die kollektiv ihre Verletzungen und ihren Ärger an „anderen" auslässt. (Dieser Punkt hätte auch in Kapitel 2 im Abschnitt über das Unbewusste stehen können. Doch meinem Empfinden nach gehört er in dieses Kapitel, weil Tolle sich dem Schmerzkörper über eine Achtsamkeitsmeditation zuwendet und seine Beobachtungen zum kollektiven Schmerzkörper zutreffend sind.)

Nach den Lehren vieler Traditionen und Philosophien ist unser Bewusstsein großenteils mit mentalem Geschnatter und anderen beherrschenden Gedanken beschäftigt, die unser Gefühl eines individuellen und kollektiven Selbst – auch Ego genannt – aufrechterhalten sollen, also das Gefühl eines getrennten Wesens in der Welt. Deshalb rührt unser Leiden großenteils von unserem Bemühen her, unser Ego zu verteidigen und davonzulaufen vor unserer Angst, unser Schicksal nicht bestimmen zu können. Die Wahrheit ist: Wir können es nicht bestimmen und werden es nie bestimmen können in einer Welt voll Unsicherheiten. Dass wir Schmerz als äußerst unangenehm empfinden, hat mit unserer Reaktion auf ihn zu tun. Wenn wir ihn einfach akzeptieren, empfinden wir ihn viel weniger. WHEE kann uns helfen, unseren Kampf mit dem Schmerz loszulassen und diesen zu akzeptieren.

Eckhart Tolle erklärt, der Schmerzkörper „überlebe" in unserer Energie und unserem Bewusstsein von einer Inkarnation zur nächsten. Er ist Teil unseres *Karma*, der ungelösten Gefühle und Beziehungen, die aufzuarbeiten wir in ein weiteres Leben geboren werden, wenn wir sie nicht in dem Leben bereinigen, in dem die Negativität entstand. Solche Reste in unserem Schmerzkörper können besonders schwierig zu bearbeiten sein, wenn wir unglücklich oder gewaltsam gestorben sind und die Gefühle nicht aufgelöst haben, die wir in den letzten Lebensmomenten empfanden. Mit WHEE können wir auch solche Reste eines früheren Lebens loslassen.

Akzeptieren, was *jetzt* ist

> *Die Woche hat drei Tage: gestern, heute und morgen.*

Richard O'Brien

Spirituelle Lehren vieler Traditionen sagen uns, dass wir im ewigen *Jetzt* leben. Was als Vergangenheit und Zukunft erscheint, sind nur Gedankenkonstrukte, die keine echte Substanz haben – außer in unserem Kopf. Wenn wir vollständig akzeptieren, was immer wir im gegenwärtigen Moment erleben, und uns völlig auf das Jetzt konzentrieren, quälen wir uns nicht wegen Ereignissen, die in der Vergangenheit passiert sind oder eben nicht, und wir sorgen oder ängstigen uns nicht wegen Dingen, die in der Zukunft geschehen werden. Die Unannehmlichkeit der Schmerzerfahrung rührt großenteils von unserer Erinnerung an frühere Schmerzen her und von der Erwartung möglichen künftigen Leidens und der Folgen der Schmerzen. Wir verspannen uns aufgrund negativer Erinnerungen und Erwartungen, die Teufelskreise in Gang setzen, aufrechterhalten und verschlimmern, die ihrerseits wiederum die Schmerzen verstärken. Indem wir im Jetzt sind, kann unser Schmerz merklich nachlassen. Das setzt auch Energie frei, sodass wir uns positiven Aspekten unseres Lebens zuwenden können.

> *Das Leben ist vielleicht nicht die Party, die wir uns erhofft hatten, doch solange wir hier sind, können wir genauso gut tanzen.*

Autor unbekannt

Im Jetzt zu sein bedeutet, sich ganz auf das einzulassen, was im gegenwärtigen Moment in unserem Leben gerade stattfindet. Schon indem wir den Moment als positiv oder negativ bewerten, distanzieren wir uns von diesem Moment – und gehen in das Denken *über* den Moment, statt ihn zu leben. Indem wir immer mehr *akzeptieren*, verzichten wir auf alle Gedanken und *Urteile* über die Gegenwart.

In seinen Werken stellt Eckhart Tolle vielfältige Übungen vor, die helfen, im Jetzt zu verweilen. Hier einige Beispiele:

Übungen, die helfen, im Jetzt zu verweilen:

1. Beobachten Sie, wie der Atem von selbst ein- und ausströmt. Mit dieser Übung können Sie alle anderen Gedanken und ihre Sorgen loslassen und kommen ganz ins Jetzt.

2. Wann immer wir uns dabei ertappen, über die Zukunft zu spekulieren oder die Vergangenheit wiederzukäuen, können wir uns daran erinnern, dass nur der gegenwärtige Moment wirklich ist. Sobald wir ganz im Moment sind, verbinden wir uns mit unserem wahren Selbst und handeln authentisch. Während wir durch das Zimmer gehen, um ein Buch zu holen, ist schon der Gedanke an das Buch ein Wechsel in die Zukunft. Um ganz in diesem Moment zu sein, konzentrieren wir uns auf unser Gehen, bis wir beim Buch sind; dann konzentrieren wir uns auf das Buch.

3. Wenn wir uns dabei ertappen, etwas zu planen, statt zu sein, dann können wir unsere Zielorientiertheit loslassen und ins Jetzt zurückkommen. (Tolle führt als Beispiele an, wie wir arbeiten und dabei unseren Blick auf ein Ziel richten oder wie wir mit einem anderen Menschen sprechen und dabei nur unseren eigenen Themenkatalog im Kopf haben, statt mit diesem Menschen präsent zu sein.)

Tolles Herangehensweise ist überwiegend kognitiv. Indem wir uns selbst aufmerksam beobachten und immer wieder ins Jetzt zurückkommen, nähern wir uns allmählich der Erleuchtung. Einige haben Glück, werden vom Göttlichen berührt und treten in einem einzigen Augenblick in den erleuchteten Zustand ein. Die meisten von uns bewegen sich jedoch allmählich auf diesen Zustand zu – mit sehr viel harter Arbeit. Im Wesentlichen ist Tolles Ansatz – der viel von der buddhistischen Philosophie und Praxis übernimmt – eine spirituelle Form der kognitiven Verhaltenstherapie.

WHEE kann uns erheblich dabei unterstützen, unsere Zielorientiertheit und andere Denkweisen loszulassen, die uns vom Jetzt ablenken, und diesen Prozess abkürzen. Experimentieren Sie mit folgenden Aussagen oder formulieren Sie Ihre eigenen:

„Obwohl ich von Herzen gern ... [diese Arbeit zu Ende führe / tue, was immer es braucht, um diese Beziehung aufrechtzuerhalten / dieses Ziel erreichen möchte], liebe und akzeptiere ich mich ...“

„Obwohl mir beim Meditieren Gedanken aus der Vergangenheit über ... durch den Kopf gehen, ...“

„Obwohl ich ... [frustriert / entmutigt / wütend über mich selbst] bin, weil ich so langsame Fortschritte mache in meiner ... [Achtsamkeit / Meditation / anderen Praktiken] ...“

Eckhart Tolle empfiehlt diese Übungen zwar für alle Menschen, doch nach meiner Erfahrung als Therapeut und Lehrer für ganzheitliches Heilen tun sich Menschen mit ausgeprägten *kognitiven* und *intuitiven* Fähigkeiten (gemäß den Jung'schen Polaritäten, siehe Abbildung Seite 210) mit diesem Ansatz besonders leicht; wer stärker *fühlt* und sich auf die äußeren *Sinne* konzentriert, braucht da schon viel Unterstützung. Zum Beispiel: Tolle rät Personen mit Abhängigkeiten von Alkohol oder anderen Substanzen, sich immer wieder auf das Jetzt zu konzentrieren, als eine Möglichkeit, mit ihrem starken Verlangen umzugehen. Bei schwächer ausgeprägten Abhängigkeiten oder in späten Stadien des 12-Schritte-Programms der Anonymen Alkoholiker und ähnlicher Selbsthilfegruppen mag das helfen, doch ich kenne nur sehr wenige Menschen, die schon zu *Beginn* ihrer Suchtbehandlung Achtsamkeit praktizieren können.

Wir Angehörigen des westlichen Kulturkreises sind ganz schön gefordert, die Weisheit und den Wert des Bemühens zu erfassen, im Jetzt zu bleiben und uns nicht zu Zielen anzuspornen. Ja, viele, die erwägen, sich der Praxis, im Jetzt zu sein, zu widmen, empfinden diese vielleicht als Hindernis für ihre Karriere und ein erfolgreiches Lebens. Nach Tolle trifft genau das Gegenteil zu. Wenn wir völlig gegenwärtig sind im Jetzt, sind wir ganz eng mit unserem wahren Selbst verbunden. Wir *sind* unser wahres Selbst. Dies dient unserem Lebenssinn mehr als alles zielgerichtete Planen und Verhalten. Dann sind wir im Flow-Zustand, also im Fluss mit dem allumfassenden Bewusstsein und in unserem eigenen Fluss. Die folgende Zen-Geschichte veranschaulicht diesen Punkt:

Ein armer chinesischer Bauer hatte ein einziges Pferd. Dieses Pferd war für seine Arbeit unverzichtbar. Es zog den Pflug, brachte seine Waren auf den Markt und diente als Transportmittel für seine Familie.

Eines Tages fand der Bauer das Tor offen, das Pferd war verschwunden. Seine Nachbarn kamen und bedauerten ihn wegen seines Verlustes. Er antwortete nur: „Wir werden sehen."

Zwei Tage später kam sein Hengst mit einer Herde von 20 wilden Stuten zurück. Seine Nachbarn kamen und gratulierten ihm zu seinem Glück. Und wieder antwortete er nur: „Wir werden sehen."

Am nächsten Tag versuchte sein Sohn auf einer wilden Stute zu reiten und brach sich das Bein. Wieder kamen die Nachbarn, um ihn wegen seines Pechs zu bedauern. Er antwortete wieder: „Wir werden sehen."

Eine Woche später kam der Machthaber des Landes ins Dorf und rekrutierte jeden tauglichen jungen Mann für seine Armee. Den verletzten Sohn des Bauern konnte er natürlich nicht einberufen. Die Nachbarn kamen wieder, um ihm zu seinem Glück zu gratulieren. Doch er erwiderte wieder nur: „Wir werden sehen ..."

Unser Realitätsverständnis in jedem Moment basiert auf unserem beschränkten Wissen um das größere Bild. Wenn es an der Zeit ist, erkennen wir, dass wir eine Situation nur teilweise oder ganz falsch eingeschätzt haben, eben auf der Grundlage der Fakten, die wir für unsere damalige Betrachtung zur Verfügung hatten. Fast alle unsere Analysen des und unsere Sorgen um unseren gegenwärtigen Moment werden null und nichtig – wir bieten unserem Verstand lediglich einen Kaugummi an. Rückblickend beginnen wir vielleicht sogar ein scheinbares Missgeschick oder selbst eine Tragödie als Vorteil zu sehen, der unser Leben verwandelt hat.

Wenn wir akzeptieren, was *ist*, und uns nicht über das aufregen, was *nicht* ist, kann unser Leben viel friedvoller und befriedigender sein. Das bedeutet nun nicht, alles Planen und alles zielgerichtete Handeln aufzugeben, sondern vielmehr, dass wir uns nicht auf die Erwartung bestimmter

Ergebnisse fixieren. Unzählige Male schon hat sich das Prinzip des chinesischen Bauern in meinem eigenen Leben bestätigt.

Ich schimpfte beispielsweise jahrelang über meine Mutter, weil sie mich zu einem Medizinstudium gedrängt hatte, und über mich selbst, weil ich ihren Rat befolgte. Nach meiner Ausbildung zum Psychiater habe ich als Psychotherapeut gearbeitet. Insgesamt dauerte die Ausbildung acht Jahre. Meinem Gefühl nach war vieles von dem, was ich in der Ausbildung gelernt hatte, reine Zeitverschwendung (ich schätze das auf fünf der acht Jahre). Die Ausbildung in Psychiatrie konzentrierte sich damals fast ausschließlich auf Psychotherapie und ich hatte einige herausragende Lehrer und Vorbilder, deshalb beklagte ich mich über diesen Teil der Ausbildung nicht. Und ich machte lieber Psychotherapie, als Beruhigungsmittel und Antidepressiva zu verschreiben (– das war das, was ich in meinem Job als Psychiater immer mehr erwartete).

Als ich mich eingehender mit ganzheitlicher, spiritueller Heilung beschäftigte, verlieh mir mein „Dr. med." allerdings mehr Glaubwürdigkeit, als ich sonst als Psychotherapeut mit einem Abschluss in Beratung, Sozialarbeit oder Psychologie bekommen hätte. Seit dieser Zeit bin ich dankbar, dass ich dem Rat und Drängen meiner Mutter gefolgt bin.

In einer anderen Situation war ich bekümmert und enttäuscht darüber, dass ich eineinhalb Wochen Workshops in Südkorea absagen musste, weil sich zu wenig Teilnehmer angemeldet hatten. Ein paar Jahre früher hätte ich mir höchstwahrscheinlich Vorwürfe gemacht, hätte analysiert, was ich hätte anders machen können, um die Absage zu verhindern, und so weiter. Es freut und erleichtert mich, dass diese schmerzlichen Grübeleien nachlassen, weil ich lerne, mehr im gegenwärtigen Moment zu leben und die Realität meines Jetzt zu akzeptieren, und mich nicht in die Mangel nehme wegen all dessen, was ich hätte anders machen können oder was sich künftig als Folge daraus ergeben könnte.

Eine Woche später stellte sich heraus, dass ein bedeutendes Projekt zu Hause meine Anwesenheit erforderte, das mir wichtiger war als die Auslandsreise. Ein Antrag auf einen Forschungszuschuss für eine Studie über WHEE und verwandte Methoden erforderte genau in der Zeit, in der ich verreist gewesen wäre, intensive Arbeit an mehreren „Fronten". Die Universität, die die Untersuchung durchführen sollte, zog ihre Einwilligung zurück, sodass wir nicht mehr mit ihrem Gutachterausschuss weiterarbeiten konnten. Ohne dieses Ja stand der Forschungszuschuss auf dem Spiel. Einige Tage später – am Tag vor meiner ursprünglich geplanten Abreise – trat einer der Therapeuten, der in der Studie Therapie machen sollte, aufgrund von Überarbeitung zurück. Gleichzeitig schickten mir mehrere Kollegen ausgezeichnete Tipps, um den Forschungsantrag zu verbessern. All dies geschah in letzter Minute, bevor ich den Antrag für diese Studie einreichen konnte. Wäre ich verreist gewesen, dann wäre die Studie wahrscheinlich ins Stocken geraten und verschoben worden.

Bei diesen wiederkehrenden Lektionen über Geduld und Vertrauen hat sich das Muskeltesten als äußerst nützlich erwiesen. Meine logische linke Gehirnhälfte zweifelt weiterhin daran, dass ich die Richtigkeit des Lebensflusses erkenne. Ich stelle überpersönliche Fragen wie: „Dient es meinem höchsten Wohl und dem höchsten Wohl aller, ... [davon auszugehen, dass die jetzigen Ereignisse positive Aspekte für alle beinhalten / mit dem Forschungsprojekt fortzufahren, obwohl es auseinanderzufallen scheint, / darauf zu vertrauen, dass die Zeit, die ich diesem Projekt widme, Früchte tragen wird, die meinen persönlichen Beitrag rechtfertigen]?"

Die weitere Entwicklung bestätigt dann entweder mein inneres Erkennen und den Muskeltest oder sie liefert korrigierendes Feedback, während ich dabeibleibe. Am selben Tag, als der Therapeut seinen Rückzieher machte, fanden wir einen Ersatzmann, der besser zur Studie passte, und dazu noch einen Kollegen, der seine Hilfe versprach bei der Abnahme durch den Gutachterausschuss plus weitere Hilfe bei der Datenauswertung und den Berichten, die in allen Untersuchungsphasen verlangt waren. Ich muss gestehen, es fiel mir sehr schwer, an den chinesischen Bauern zu denken und dabei nicht laut loszulachen!

Diese Erfahrungen von Akzeptanz beleuchten unsere Beteiligung am allumfassenden Bewusstsein und bestätigen Eckhart Tolles Vorhersagen, dass sich, wenn wir im Jetzt sind, unser Lebenssinn manifestiert und uns das in den Flow-Zustand bringt, wo wir mit anderen zusammen an einem kosmischen Tanz beteiligt sind, den ein unsichtbarer, aber immer gegenwärtiger Produzent choreographiert.

Liebe und Mitgefühl

Liebe und Mitgefühl sind Notwendigkeiten, kein Luxus. Ohne sie kann die Menschheit nicht überleben.

Seine Heiligkeit der Dalai Lama

In meinem ersten Ausbildungsjahr als Psychiater hatte ich einen sehr weisen Supervisor. Er sagte mir: „Wenn Sie nicht etwas finden, was Sie an einem Menschen *lieben* können, dann behandeln Sie ihn besser gar nicht."

Liebe ist ein Grundbestandteil jeder therapeutischen Begegnung, denn die bedingungslose positive Aufmerksamkeit eines Menschen für einen anderen ist eine spürbare heilende Kraft. Dieser Grundbaustein fehlt im Leben so vieler Menschen, die zur Therapie kommen. Indem sie die Liebe des Therapeuten spüren, finden sie in ihrem Inneren das, was sich öffnen kann, sodass sie von anderen geliebt werden.

Die englische Sprache eignet sich eher schlecht dazu, über Liebe zu sprechen, weil es keine unterschiedlichen Wörter gibt für die Liebe zu einem Partner oder einer Partnerin, zu den Eltern, zu Kindern und anderen Familienmitgliedern und die Liebe zu einem Menschen, der zu uns zur Therapie kommt, oder für die Liebe zu unserem Land, für eine bestimmte Speise oder eine andere angenehme Erfahrung, und so weiter. Und doch gibt es eindeutige qualitative Unterschiede zwischen diesen Formen der Liebe, die alle, die darauf achten, deutlich wahrnehmen. Mit diesem Hinweis – nur um das klarzustellen – rate ich keineswegs dazu, dass diejenigen, die meine Methode praktizieren (oder eine andere Therapieform), mit ihren Klienten eine Liebesbeziehung beginnen sollten ...

Liebe. Sie ist die einzige Wahl. Und das Gegenteil von Sterben ist nicht Leben – sondern Liebe; das Gegenteil von Liebe (und Leben) ist nicht der Tod – sondern Angst, und die Einengung des Lebens, die sie verursacht. Der Tod ist nicht das Ende des Lebens. Doch die Angst kann die Liebe wegsperren – und die größte Angst von allen ist die Angst vor der Liebe selbst.

Mary Ann Wallace

Um Menschen auf der tiefstmöglichen Ebene zu unterstützen, muss Liebe da sein – bei der Anwendung von WHEE wie bei jeder anderen Therapie. Besonders hilfreich in dieser Hinsicht ist bei WHEE jedoch, dass alles Negative, was Klienten in einem Therapeuten hervorrufen, sich mit dieser Technik ebenfalls beseitigen lässt.

Mitgefühl ist das Verständnis und die Wertschätzung des emotionalen Zustandes eines anderen Menschen und der Wunsch, das Leiden des Gegenübers zu verringern oder zu lindern. Mitgefühl öffnet uns dafür, Empathie für diese Person zu empfinden und andere so zu behandeln, wie wir selbst gern behandelt werden möchten.

WHEE wird an Therapeuten immer in Form von Selbsterfahrung vermittelt, damit sie mit ihren eigenen Schmerzen in Kontakt kommen. So können sie leichter mit ihren Klienten mitfühlen, die unter körperlichen oder psychischen Schmerzen leiden, und sie einfühlsam behandeln.

Vergebung

Je mehr Groll du in dir trägst, desto schwerer wird deine Last. Vergib und lass dann los. Wenn jemand dir Unrecht getan hat, tut das weh. Es ist sicher nicht sinnvoll, deine eigene Energie und Zeit darauf zu verwenden, diese Verletzung zu verlängern. Vergib und du entfernst dich nach und nach vom Schmerz. Vergib und du kannst mit einer viel geringeren Last weitergehen … Vergib und es geht dir viel besser. Vergib und du bist frei, wirklich zu leben.

Ralph Marston

Das schmerzliche Gefühl, von anderen verletzt worden zu sein, gehört zu den schlimmsten Verletzungen. Das gilt besonders, wenn die Menschen, die uns verletzt haben, Familienmitglieder oder enge Freunde waren, die – so hofften und erwarteten wir – uns mit fürsorglicher Liebe und Mitgefühl behandeln sollten.

Ich habe zahllose Menschen erlebt, die massive körperliche und psychische Schmerzen ausräumen konnten, Schmerzen aufgrund von Autounfällen, Angriffen, Vergewaltigungen und ärztlichen Missgeschicken. Sie konnten Ängste loslassen, Sorgen über neuerliche Verletzungen, Trauer über Entstellungen, den Verlust von Körperteilen und Körperfunktionen, gebrochenes Vertrauen und Verrat in engen, langfristigen Beziehungen, Ärger auf die, die für ihre Schmerzen und Verletzungen verantwortlich waren, und auf Ärzte, Polizei und Sanitäter, auf Menschen in der Justiz und im Vollzugsdienst und Institutionen, von denen sie sich ungebührlich, inkompetent oder ungerecht behandelt fühlten.

Wenn man Themen mit WHEE loslässt, gehört Vergebung oft zu den letzten „Arbeiten". Selbst wenn alle oben genannten Themen losgelassen waren plus weitere individuelle und persönliche, die über diese traurige Liste hinausgehen, blieb da noch ein vor sich hin köchelnder Groll:

– „Gut, er war also betrunken, als er von der Weihnachtsfeier nach Hause fuhr und mich am Zebrastreifen erwischte, sodass ich nun von der Taille abwärts gelähmt bin und Gehirnverletzungen und fürchterliche Kopfschmerzen davongetragen habe. Ich halte ein Jahr Gefängnis keineswegs für einen Ausgleich dafür, dass er mein Leben ruiniert hat."

– „Ich bin nicht mehr wütend, weil das letztlich nur mir weh tut. Doch es plagt mich immer noch, dass mein Vater so unsensibel und lieblos mir gegenüber war, dass er seine sexuellen Bedürfnisse an mir abreagierte – als ob ich nicht als Mensch dagewesen wäre, geschweige denn als seine Tochter."

– „Ich habe das Gefühl, Gott bestraft mich, indem er mir dies/e/s/n … [Schmerzen / Verletzung / Krankheit / Missgeschick] schickt; wie könnte ich da sagen: „Gott liebt und akzeptiert mich?"

Die größte Herausforderung überhaupt mag darin bestehen, sich selbst zu verzeihen, dass man zu den Geschehnissen beigetragen hat. Wir neigen dazu, unser schlimmster Kritiker zu sein!

– „Wenn ich nur stärker auf den Verkehr geachtet hätte, statt an meinen Geschenkpäckchen herumzufummeln, als ich die Straße überquerte und dieser betrunkene Fahrer mich erwischte!"

– „Hätte ich nur mit meiner/m … [Mutter / anderes Familienmitglied / Pfarrer / Lehrer / Berater] über das gesprochen, was mein Vater mir antat, dann wäre ich nicht so verkorkst, wie ich es heute bin."

– Wenn ich die Lehren meiner … [Eltern / Familie / Kirche] nicht in den Wind geschlagen hätte, dann hätte ich all diese Schmerzen und all dieses Leid nicht."

Viele Menschen können leichter andere unangenehme Gefühle loslassen als ihren Groll. Durch das unmittelbare Feedback, das die Anwender bekommen, wenn sie andere Gefühle loslassen, erleichtert ihnen WHEE das Verzeihen. Sie erleben, dass sie sich emotional so viel besser fühlen und dass ihre körperlichen und psychischen Schmerzen merklich nachlassen, wenn sie diese negativen Gefühle loslassen. Dann sehen sie auch ein, dass es ihnen noch besser gehen kann, wenn sie den Groll loslassen, der sie abhält, dem Menschen zu vergeben, der ihnen ihrem Empfinden nach Unrecht getan oder sie verletzt hat.

Sobald man sich innerlich fest entschlossen hat, an der Vergebung zu arbeiten, kann WHEE helfen, alle negativen Gefühle loszulassen, die einen von diesem Ziel abhalten. Manche Menschen entdecken Reste von Verletzung, Angst oder Ärger, die früher ein Verzeihen blockiert haben. Andere können ihre Schwierigkeiten beim Vergeben direkt mit WHEE angehen: „Obwohl es mir schwerfällt, zu verzeihen …"

Beim Thema Vergeben ist es im Allgemeinen hilfreich, langsam vorzugehen und die verwendeten Worte sorgfältig zu notieren. Falls Widerstände ein Weiterkommen blockieren, weisen die verwendeten Wörter oft auf zu behandelnde Themen hin.

> *Vergeben bedeutet nicht vergessen. Es bedeutet, sich zu erinnern und dann loszulassen.*
>
> Claudia Black

Meine Entscheidung, Psychotherapie zu studieren und zu praktizieren, habe ich nie bereut. Meine Arbeit mit anderen Menschen und an mir selbst sind nie endende wunderbare Lektionen und Erkenntnisse, die mich das Wunder des Lebendigseins immer tiefer wertschätzen lassen.

Ich „schälte" viele Schichten meiner Verletzungen und meines Ärgers aus der Beziehung mit meiner Mutter ab, doch noch Jahre nach ihrem Tod konnte ich ihr nicht verzeihen, dass sie mich nicht als mich selbst sehen und akzeptieren konnte. Obgleich ich erkannt hatte, dass ihre Egozentrik auf Verletzungen zurückzuführen war, die sie selbst in ihrer Kindheit erlitten hatte, und obwohl ich WHEE in allen Variationen, die mir in den Sinn kamen, anwandte, blieb mein Groll bestehen. Ich war einfach nicht in der Lage, zu vergeben und zu vergessen.

Ich ging andere Schichten meiner Zwiebel an und arbeitete mit meinem inneren Kind, versprach ihm, täglich Zeit mit dem kleinen Daniel zu verbringen. Ich meinte es ernst, als ich dieses Versprechen gab, doch meine Ablenkbarkeit aufgrund einer leichten ADHS ließ mich oft die Zeit übersehen, zu der ich den kleinen Daniel zu Spiel und Vergnügen hätte auffordern können.

Indem ich ihn um Verzeihung bat, bemerkte ich, dass meine Gefühllosigkeit seinen Bedürfnissen gegenüber und meine gebrochenen Versprechen, es wieder gutzumachen, sehr dem Verhalten meiner Mutter mir gegenüber ähnelten. Als ich mir selbst vergab, konnte ich auch meiner Mutter verzeihen.

Es ist zweifellos ein wunderbares Gefühl des Loslassens, wenn man sich selbst und anderen verzeiht.

Den Schmerz transzendieren

Ihn, der uns zum ernsten Nachsinnen leitet, uns in Leid
Lernen läßt zu seiner Zeit;
Drum weint auch im Traum im Herzen noch
Kummer leideingedenk, und es keimt
Wider Willen weiser Sinn.
Wohl heißt streng und schonungslos
der ew'gen hochgethronten Götter Gunst!

Aischylos
(in: *Die Orestie*, Ditzingen: Reclam, 1986)

Schmerz ist eine Herausforderung, die wir nur selten ignorieren können. Wenn wir eine Zeit lang gelitten haben, ist jede Erleichterung ein Segen und völlige Linderung mag sich wie ein Wunder anfühlen. Sind wir mit WHEE über unseren Schmerz hinausgegangen, dann lässt das Leiden enorm nach. Gleichzeitig gewinnen wir oft immense Erkenntnisse: Wir verbinden uns mit Ebenen unseres Wesens und vertiefen Verbindungen, von deren Existenz wir vielleicht nicht einmal wussten; wir lernen, auf unsere innere Weisheit und unser höheres Selbst zu hören; wir entwickeln Mitgefühl für das Leiden anderer.

Einige Schmerzen sind vielleicht nicht völlig loszulassen. Dann kann WHEE helfen bei der Arbeit an unseren Meta-Themen wie Angst, Verzweiflung und Enttäuschung darüber, dass wir chronisch Schmerzen haben könnten. Aktivitäten, Arbeit mit inneren Bildern, Hypnose und Ablenkungstechniken können ebenfalls helfen, das Schmerzempfinden in den Hintergrund unseres Bewusstseins treten zu lassen. All diese Techniken basieren auf dem Prinzip, dass der Schmerz sich verschlimmert, wenn wir uns auf ihn konzentrieren; achten wir auf etwas anderes, dann tritt er in den Hintergrund und verschwindet vielleicht sogar ganz. (Siehe Vorschläge in Caudill; Cohen; Rossi; Turk; Zeig.) WHEE kann diese Ansätze verstärken, indem man positive Aussagen zur Arbeit mit inneren Bildern, zum Ziel und zur Absicht formuliert, etwa:

„Ich kann meinen Schmerz ignorieren und konzentriere mich auf ... [ein angenehmes Bild / eine Erinnerung / Musik] und liebe und akzeptiere mich ..."

„Ich kann mich völlig in ... [meine Lieblingsbeschäftigung] versenken und ich ...“

Zusätzlich können viele komplementäre Therapien helfen, chronische Schmerzen zu lindern, zum Beispiel Akupunktur und die von ihr abgeleiteten Verfahren, die Traditionelle Chinesische Medizin und elektrische Nervenstimulation. (Diese und zahlreiche andere Ansätze werden mit ausführlichen Quellenangaben besprochen in meinem Buch *Healing Research,* Bd. 2.)

Schmerz als Lehrer

> *Wenn wir uns erlauben, den Schmerz zu fühlen und loszulassen, dann hilft unser Leiden sehr, unser Herz weich zu machen. Es ist – mit den Worten Trungpa Rinpoches – „der Dünger für das Feld der Weisheit“. Ja, es ist wichtig zu wissen, dass jeder schwierige Geisteszustand in jedem Moment auftauchen darf, so wie der Himmel ohne Widerstand willkommen heißt, was immer auftaucht. Unser Leiden macht uns stärker und dennoch weicher, wenn wir es tief empfinden und erlauben, dass es von selbst vergeht. Wir sind ganz, nicht trotz dessen, was wir erlitten haben, sondern deswegen.*
>
> Catherine Ingram

Schmerz ist eine Herausforderung, die Menschen entweder mürbe macht oder sie auffordert, sich neuen Lebenswegen zuzuwenden und zu Höhen aufzusteigen, die sie nicht für möglich gehalten hätten. WHEE kann auf beiden Wegen helfen; Viktor Frankl sagte: „Was Licht spenden will, muss es ertragen zu brennen.“

Anfangs mag schon die Vorstellung schwierig sein, Schmerz könne irgendetwas anderes sein als eine Plage, die es, wenn immer möglich, zu vermeiden und auf alle erdenkliche Art zu reduzieren gilt. Diese Reaktion ist natürlich, häufig entstanden in vielen stressigen, schmerzhaften und frustrierenden Erlebnissen – weil wir keine Methode hatten, mit unseren Schmerzen umzugehen, und sie als unangenehm, vielleicht sogar überwältigend empfanden.

Weil wir mit WHEE unsere alten Gewohnheiten loslassen können, verzweifelt, verdrießlich, frustriert, besorgt, ängstlich oder ärgerlich auf Schmerz zu reagieren, tut sich die Möglichkeit auf, ganz anders mit ihm umzugehen. Indem wir mit unserem Schmerz kommunizieren, gewinnen wir Vertrauen, unsere Schmerzen verstehen zu können; und wenn wir darauf vertrauen, mit ihnen umgehen zu können, ändert sich auch unsere Einstellung. Mit einer toleranteren, ja sogar positiven Haltung unseren Schmerzen gegenüber können wir sie als Lehrer begrüßen – mit Respekt, Geduld und Offenheit dafür, zu lernen, was sie uns lehren wollen. Dann sind wir auf einem guten Weg, eine „Verbesserungsspirale" in unserem Leben in Gang zu setzen, bei der *ein* Erfolg auf dem anderen aufbaut.

Kapitel 7

Erklärungsansätze für WHEE

Ein guter Arzt behandelt die Krankheit – ein hervorragender
Arzt behandelt den Patienten, der die Krankheit hat.

Hippokrates

Lassen Sie uns zuerst die *praktischen* Erklärungen betrachten, warum man mit WHEE so gut Schmerzen und Stress lindern kann. Ist diese Grundlage erst einmal gelegt, werden wir auch die *theoretischen* Überlegungen zu den *tieferen* Fragen besser verstehen, die diese Transformationsprozesse aufwerfen.

Erklärungen zu Vorgehen und Inhalt

Lerne, mit der Stille in dir in Kontakt zu kommen, und wisse,
dass alles im Leben einen Sinn hat. Es gibt keine Fehler, keine
Zufälle. Alle Ereignisse sind Segnungen, aus denen wir lernen
sollen.

Elisabeth Kübler-Ross

WHEE ist erfolgreicher als jede andere Therapie, die ich je bei mir selbst und meinen Klienten angewandt habe. Das ist großenteils auf bestimmte Faktoren des ganzheitlichen Verständnisses und des ganzheitlichen Ansatzes zurückzuführen – hinzu kommen aber noch Aspekte der Vorgehensweise bei WHEE.

- WHEE ist technisch leicht auszuführen. Jeder kann das Grundschema in weniger als zehn Minuten erlernen.

- WHEE ist auf elegante Weise einfach und kann bei vielfältigen Problemen angewandt werden; deren Komplexität wird es auf zahlreichen Ebenen gerecht.

- Da WHEE so schnell wirkt, kann man neu auftauchende Probleme in der Sitzung sehr flexibel bearbeiten.

- WHEE ist sehr individuell und lässt sich an die speziellen Bedürfnisse und Vorlieben des Einzelnen anpassen.

- WHEE wird im Laufe des Prozesses ständig optimiert und auf die jeweiligen Themen der Anwender abgestimmt; dabei schärft sich der Fokus und die für die konkrete Arbeit ausgewählten Elemente werden immer weiter verfeinert.

- WHEE spricht jede Ebene unseres Wesens an.

- Das pragmatische Ziel, alte Muster loszulassen und neue dort zu installieren, wo immer sich Traumen und Blockaden befanden, ist äußerst wirksam.

- WHEE führt schrittweise kleine Veränderungen herbei, sodass Anwender sofort die Bausteine erkennen, die bei ihnen gut wirken.

- Wenn es jemandem schwerfällt, seine Schmerzen zu lindern und andere Probleme zu lösen, kann er mit WHEE leicht zugrunde liegende Themen untersuchen und dann mit anderen Methoden an sie herangehen.

- WHEE wird sehr gut angenommen und auch außerhalb des Therapeutenzimmers wenden die Leute es wegen seiner Einfachheit recht oft an.

- WHEE stärkt enorm die Fähigkeit der Betroffenen, ihre eigenen Kräfte und Kompetenzen zu mobilisieren, weil es für die Selbsthilfe so einfach ist und so rasch wirkt. Die Menschen freuen sich sehr, sich selbst helfen zu können und sich nicht ständig auf Medikamente oder therapeutische Interventionen verlassen zu müssen, obgleich bei Herausforderungen die Anleitung eines Therapeuten die Selbsthilfeanwendung von WHEE merklich unterstützen kann.

- Mit WHEE lassen sich Sorgen und Ängste gleich bei ihrem Auftauchen abbauen – bei Klienten und Therapeuten. Im Laufe der Zeit setzt eine „Verbesserungsspirale" ein: erfolgreicher Umgang mit Ängsten – Vertrauen darauf, mit Ängsten umgehen zu können – sich mit anderen Ängsten konfrontieren, sobald sie bewusst werden – noch erfolgreicherer Umgang mit Ängsten ... Therapeuten und Klienten laufen nicht länger vor ihren Ängsten davon oder vermeiden sie; das erleichtert die Therapie.

- WHEE lädt uns ein, uns tiefer auf unser spirituelles Gewahrsein einzulassen.

Ich beschäftige mich nun schon seit fast 40 Jahren mit komplementären Therapien, nachdem ich Psychologie, Medizin und Psychiatrie studiert habe und in der Forschung tätig war. Meine eigenen Untersuchungen kratzen nicht nur an der Oberfläche, wie die gewichtigen Bände meines Werkes *Healing Research, Vol. 1–3* belegen. Während ich die vielfältigen hilfreichen Ansätze untersuchte und anwandte, sammelte ich zahlreiche Selbsthilfemethoden für alle Schichten des menschlichen Wesens. Der Erfolg von WHEE beruht großenteils darauf, dass es auf die Probleme der Menschen in dem gesamten Spektrum vom Körper bis zur Spiritualität eingeht.

WHEE geht also auf den ganzen Menschen ein, nicht nur auf das *Symptom* des Unwohlseins oder der Krankheit, deretwegen jemand zur Therapie kommt. Die meisten akzeptieren und schätzen diese Herangehensweise. Manche erkennen ihr Problem als emotionalen Schmerz (oder als Schmerz auf einer anderen Ebene) und fragen dann, wenn sie diese andere Ebene untersuchen sollen, warum sie sich vom Problem so weit entfernen sollen. Sie fühlen sich wohler, wenn sie dann den ganzheitlichen Ansatz erklärt bekommen.

Hier folgt nun ein *Überblick* über die vielen Möglichkeiten, wie WHEE helfen kann. Dafür werden die einzelnen Ebenen des ganzheitlichen Spektrums zwar aufgegliedert, doch Sie werden leicht erkennen, dass in vielen Fällen jede Facette eng mit Facetten und Aspekten anderer Ebenen verknüpft ist.

WHEE und der Körper

Und euer Körper ist die Harfe eurer Seele
Und es ist an euch, süße Musik aus ihm zu locken oder wirre
Töne.
Und vergesst nicht, dass es die Erde freut, eure nackten Füße
zu spüren,
und dass die Winde sich danach sehnen, mit eurem Haar zu
spielen.

Khalil Gibran

Der Körper ist eng mit den Emotionen und dem Geist (*mind*) verbunden. Indem wir den Körper auffordern, mitzumachen, Negatives loszulassen und durch Positives zu ersetzen, stärken und intensivieren wir die Reaktion des Betreffenden auf WHEE.

Im Folgenden skizziere ich einige Arten, wie der Körper an Stress, Schmerz und anderen Symptomen beteiligt ist und wie er auf unsere ganzheitliche Heilmethode reagiert.

- Erinnerungen an Gefühle werden selbstverständlich im Körper gespeichert. Besonders scheint das für Traumen zu gelten.

- Wenn wir metaphorische Wendungen benutzen wie „Das macht mir Kopfzerbrechen" oder „Ich habe Schmetterlinge im Bauch", programmieren wir unseren Körper darauf, die in den Metaphern genannten Körperteile anzuspannen. So werden bestimmte Körperregionen empfindlich und verkrampfen sich später oder kommunizieren mit uns auf andere Art und Weise, denn wir haben sie unbewusst mit bestimmten Stressthemen oder anderer Negativität verknüpft.

- Unser Körper kann unsere inneren Fragen beantworten und mit uns sprechen, wenn wir ihn auffordern, uns mitzuteilen, was wir über unsere Symptome, Krankheiten und unbewussten Prozesse wissen müssen.

- Unser Körper beobachtet genau unser Versprechen, uns zu ändern, und unsere Fortschritte – und er erinnert uns, falls nötig, an unsere Vorsätze, indem er Schmerzen und andere Symptome verschlimmert.

- Mithilfe des Muskeltests können wir über den Körper mit unserem Unbewussten kommunizieren.

- Unser körperliches Immunsystem ist eng an unsere Gedanken und Gefühle gekoppelt und lässt sich bei Immunerkrankungen aktivieren.

Der Körper hilft uns zu verstehen, wo wir im Leben stehen. Er kann uns mit tieferen Schichten körperlicher und psychischer Themen in Kontakt bringen, die zu Schmerz und Unwohlsein beitragen; insbesondere wenn wir mit den Körperteilen kommunizieren, die sich durch Schmerzen und Krankheiten „beschweren", und wenn wir den Muskeltest anwenden. Was immer wir bei diesen intimen und erhellenden Gesprächen mit unserem Unbewussten erfahren, können wir dann in Klopfrunden angehen, um Negativität loszulassen und einen positiven Ersatz zu installieren.

Indem wir das Muskeltesten erlernen, können wir leichter an unsere Intuition herankommen. So öffnen wir uns und verbinden uns bewusster und enger mit unserer Existenz als Energiewesen sowie mit außersinnlicher Wahrnehmung, mit dem allumfassenden Bewusstsein und unserem persönlichen spirituellen Gewahrsein. Dadurch erweitern und vertiefen wir unsere Selbstheilungskräfte enorm.

Indem wir unsere intuitiven Fähigkeiten bewusst erproben, bekommen wir umgekehrt Feedback darüber, wie präzise wir Muskeln testen. So überbrücken wir die konzeptuelle Trennung, die der wissenschaftliche Ansatz des Westens in unsere Selbstbeobachtung „eingeschleust" hat, indem er jeden einzelnen Bereich des ganzen Spektrums anders benannt und separat untersucht hat.

Auf die hier beschriebenen Arten verbindet sich der Körper also mit dem Denken (*mind*), den Emotionen, Beziehungen und der Seele (*spirit*).

WHEE und die Emotionen

Ohne Emotionen kann Dunkelheit nicht in Licht und Apathie nicht in Bewegung verwandelt werden.

Carl Gustav Jung

Emotionen sind ein bedeutender Teil der Sprache, mit der wir zu uns selbst sprechen sowie in unseren Beziehungen mit anderen und der Welt insgesamt. Auf negative Ereignisse in unserem Leben reagieren wir vielleicht verletzt, besorgt, ängstlich, wütend oder traurig; oder wir empfinden Freude, Glück, Frieden, Mitgefühl, Liebe und Euphorie über positive Erfahrungen: Welche Emotionen jeweils auftreten, das hängt von Persönlichkeit, Stimmung, Typ, Intensität und vergangenen Erfahrungen mit ähnlichen Situationen und Beziehungen ab, von den Erwartungen an die Umstände und vielem mehr.

Intensive Gefühlsreaktionen bei uns selbst und bei anderen fordern uns auf, entsprechende frühere Erfahrungen sowie unsere inneren Regeln für den Umgang mit anderen unter die Lupe zu nehmen. Folgen wir diesem Hinweis und leisten die Detektivarbeit, zu der uns unser Unbewusstes auffordert, so wachen wir oft auf und sehen und hören andere, wie sie wirklich sind; außerdem entdecken wir innere Ängste, die uns davon abhalten, im Jetzt zu sein; und wir bewerten unsere alten Regeln neu, die wir vor langer Zeit über den Umgang mit unseren Gefühlen aufgestellt haben, ebenso wie unsere Reaktionen aufgrund dieser Regeln.

WHEE bietet uns ein Instrumentarium an, um negative oder unangenehme Gefühle abzumildern und positive zu installieren, die die losgelassenen ersetzen. WHEE eignet sich hervorragend zum Umgang mit Emotionen, denn:

• Das Einstufen auf der Stress- oder auf der Erfolgsskala sensibilisiert uns für Nuancen unserer Gefühlsintensität. Dadurch können auch Menschen, die bisher nicht in Kontakt mit ihren Gefühlen waren, sich mit diesen verbinden.

• Während wir WHEE anwenden, geben uns Veränderungen unserer Werte auf der Stress- oder auf der Erfolgsskala Rückmeldung darüber, wie gut WHEE im Umgang mit den Emotionen wirkt, selbst wenn diese uns lange Zeit unangenehm waren. Das neutralisiert viel von der Angst, die wir aus unserer Kindheitsprogrammierung mit uns herumtragen und die unser Gefühl der Verletztheit nicht ins Bewusstsein treten lassen sollten.

- WHEE bleibt kontinuierlich an den Emotionen dran, um sicherzustellen, dass die Selbstheilung so präzise wie möglich anvisiert wird, indem man die Problemaussage immer wieder neu abstimmt, während man vorangeht.

- Es empfiehlt sich, den Stresswert möglichst ganz auf 0 zu reduzieren, damit der Prozess des Loslassens der jeweils angezielten Emotion auch wirklich vollständig zu Ende geführt wird.

- Wenn wir Widerstände gegen das Loslassen bemerken, lassen sich mit WHEE sofort Meta-Themen oder vergangene Themen identifizieren und bearbeiten, die diese Blockaden auflösen.

- Nachdem das Negative losgelassen ist, lässt sich mit WHEE ein positiver Ersatz installieren.

- Positives kann auch dann installiert werden, wenn wir depressiv sind, wenn Widerstände uns blockieren oder wir leiden oder darüber verzweifelt sind, dass alte, verdrängte Themen auftauchen.

- Wenn wir WHEE eine Zeitlang anwenden, entwickeln wir das Vertrauen, konstruktiv mit allen Emotionen umgehen zu können, die wir bearbeiten wollen.

- Dieses Vertrauen, gewonnen durch unsere neue Fähigkeit, mit Emotionen umzugehen, lässt uns auf neue Situationen weniger emotional reagieren, weil wir weniger wahrscheinlich in Meta-Ängste oder andere Meta-Themen geraten und uns weniger sorgen, unsere Emotionen könnten uns überwältigen.

- Mit dem wachsenden Vertrauen in die wiederholten Erfolge mit WHEE setzen wir eine Verbesserungsspirale in Gang. Sobald beunruhigende Emotionen auftauchen, sehen wir diese als Aufforderung, alte zugrunde liegende Themen zusammen mit den aktuellen Aufregungen zu klären.

- WHEE wird sorgfältig auf die individuellen Bedürfnisse zugeschnitten und schreibt nicht vor, wie wir emotionale Themen handhaben sollten. Deshalb erleben wir WHEE als sehr akzeptierende und bestärkende Methode.

Durch all das fördert WHEE die Entwicklung emotionaler Intelligenz, die ich als die harmonische Mischung von Denken (*mind*) und Emotionen betrachte.

> *Die Fähigkeit, sich in den Flow-Zustand zu versetzen, ist emotionale Intelligenz in Reinkultur; der Flow-Zustand stellt vielleicht die höchste Form dar, wie Emotionen für Leistungen und Lernen genutzt werden können. Im Flow-Zustand werden die Emotionen nicht im Zaum gehalten und „kanalisiert", sie wirken vielmehr positiv, energetisierend und sind auf die jeweilige Aufgabe ausgerichtet.*

Daniel Goleman

Falls wir einseitig nur vom Verstand oder aber von unseren Emotionen geleitet leben, gerät unser Leben in eine Schieflage, bis hin zur Dysfunktionalität. In unseren „Bordcomputern" haben wir beide Möglichkeiten und Anlagen: unsere rechte, auf Emotionen ausgerichtete Gehirnhälfte und unsere auf das Denken ausgerichtete linke Hälfte. Mit WHEE bringen wir beide ins Gleichgewicht, indem wir abwechselnd links und rechts klopfen und indem wir systematisch an unseren Gedanken und Gefühlen arbeiten, um negative loszulassen und positive zu installieren. Wenn wir tiefer gehen, wie weiter unten beschrieben, hilft uns WHEE auch, uns harmonischeren Beziehungen und einer engeren Verbindung mit unserem spirituellen Bewusstsein zu öffnen.

WHEE und der Verstand / das Denken (*mind*)

Das Universum ist Transformation; unser Leben ist das, wozu
unsere Gedanken es machen.

Mark Aurel

Viele von uns leben sozusagen nur in ihren Gedanken, rein vom Verstand
gesteuert. Sie haben allerlei Glaubenssätze darüber, wer sie sind und was
es mit der Welt so auf sich hat. Das sind Geschichten und Lektionen, die
sie aus Lebenserfahrungen übernommen haben, garniert mit Lehrsätzen
der Eltern, Lehrer, Priester und der Medien. Sie neigen dazu, ihr Glaubenssystem selbst dann noch aufrechtzuerhalten, wenn Ereignisse und
Informationen im Widerspruch dazu stehen. Eher lehnen sie Beweise ab,
die nicht mit ihrer Weltsicht übereinstimmen, als dass sie ihre Überzeugungen ändern.

Die westliche Gesellschaft lehrt, fördert und bestärkt diese mental ge-
prägte Lebensweise. Wir finden sie sogar bei Menschen, die sich mit
Jung'scher Psychologie und komplementären Therapien beschäftigen.

– Die meisten Jungianer konzentrieren sich hauptsächlich auf den Ge-
  fühlspol, denn er hängt mit Werten zusammen, die als Dogmen gelten
  – als Grundannahmen über das Leben – und die sie so tief im Inneren
  „wissen", dass keine Logik dagegen ankommt. Nach meiner eigenen
  Erfahrung, persönlich und als Therapeut, glauben die meisten Menschen, dass das Fühlen stärker mit den Emotionen verknüpft sei als das
  Denken.

– Die meisten Therapeuten der Komplementärmedizin werben damit,
  dass sie ihr Augenmerk auf „Körper, Geist und Seele" richten. Gefühle,
  Emotionen liegen vielleicht genauso im Fokus dieser Therapien, doch
  sie werden nicht erwähnt.

Die (Natur-) Wissenschaft postuliert, Überzeugungen müssten auf logischen, systematischen Untersuchungen der Welt basieren und seien im
Licht neuer Beweise immer wieder abzuändern. Die Mehrzahl der Wis-
senschaftler neigt jedoch, genau wie Sie und ich, dazu, Beweise abzulehnen, die ihren derzeitigen Theorien widersprechen.

Bei Wissenschaftlern sind das Denkvermögen und die Fähigkeit, die äußere, materielle Welt zu manipulieren, stark ausgeprägt. Ihnen mag es schwerfallen, sich mit Gefühlen und Ahnungen – den eigenen und denen anderer – zu verbinden und sie wertzuschätzen. Statt ihr Unbehagen auf diesem Gebiet genauer unter die Lupe zu nehmen, das in vielerlei Hinsicht ihrem Weltverständnis widerspricht, wählen sie den leichteren Weg und lehnen lieber alles ab, was mit Gefühlen und Intuition zu tun hat, und bagatellisieren es.

Die Vorliebe für mentales Analysieren der Welt hat uns zum großen Teil die Schwierigkeiten eingebrockt, denen wir heute gegenüberstehen. Wir legen ein ausgesprochen mangelhaftes Umweltbewusstsein an den Tag, beuten unsere Ressourcen aus und verschmutzen den Planeten. Innerhalb weniger Jahre könnten wir den Planeten Erde für ein Leben, wie wir es heute kennen, unbewohnbar machen.

Auf der persönlichen Ebene ist der Verstand aufgefordert, Informationen über unsere innere und äußere Situation durchzusehen und zu sortieren und auf sie im Sinne unseres höchsten Wohls zu reagieren. Das ist weit komplexer, als es auf den ersten Blick erscheint. Der Verstand durchsucht und sortiert, was immer unsere Sinne von außen aufnehmen. Das ist meist der einfachere Part. Im Inneren muss der Verstand das gewöhnliche Auf und Ab der Emotionen erkennen und damit umgehen und übertriebene, verzerrte oder distanzierende Emotionen überprüfen.

Noch stärker ist der Verstand herausgefordert, wenn er sich mit seinen gewohnten Reaktionen auseinandersetzen soll, die ihn in Schwierigkeiten bringen. Indem wir uns selbst in Auseinandersetzungen mit anderen beobachten oder in unserem Ärger auf uns selbst, erkennen wir nach und nach, dass wir in unserem Denken und unserer Vorstellung Probleme haben, die auch unsere Aufmerksamkeit verdienen. Diese können von überholten Resten und Gewohnheiten unserer Kindheitsprogrammierung herrühren oder von Resten späterer Erfahrungen bis hin zu heutigen Situationen.

WHEE hilft dabei, quälende Themen zu bearbeiten, die unseren Verstand belasten. Wie diese Methode die Intensität negativer *Emotionen* reduzieren und neuen Ersatz installieren kann, so funktioniert das auch mit störenden *Gedanken*.

Anwender schätzen WHEE für das Sortieren von Denkprozessen, denn:

- WHEE ist leicht zu erlernen und lässt sich bei Problemen aller Art anwenden.

- WHEE ist exzellent in Stress-Situationen, weil es so einfach und rasch anzuwenden ist; deshalb geraten die Menschen dann nicht so sehr durcheinander, dass sie nicht mehr wissen, wie es geht.

- Die Methode ist flexibel und lässt sich leicht auf die Überzeugungen und Vorlieben aller Anwender abstimmen und es lassen sich damit gezielt alle Themen angehen.

- WHEE betrachtet Widerstände als potenzielle Hinweise auf weitere Themen, mit denen man oft tiefer liegende Probleme loslässt – und nicht als Blockaden, die es nur zu überwinden gilt auf dem Weg, die Stresswerte zu einem Symptom zu verändern.

- Mit dieser Methode lassen sich Meta-Themen leicht identifizieren und sehr schnell auflösen, sodass dann auch die ursprünglichen Probleme gelöst werden können.

- Reagieren auch die Meta-Themen nicht, stellen wir oft Kernüberzeugungen fest, die man dann mit WHEE bearbeiten kann.

- Sehr rasch verwandelt WHEE auf den ersten Blick überwältigend erscheinende Sorgen und belastende Umstände in handhabbare Anliegen.

- Wenn potenziell problematische Emotionen auftauchen, erkennen wir aufgrund unserer bisherigen Erfahrung mit WHEE, dass wir vielfältige Möglichkeiten haben. Mit Angst, Sorge, Ärger oder anderen möglichen problematischen Emotionen auf Schmerz zu reagieren ist in vielen Fällen eine Entscheidung, kein Reflex.

- WHEE öffnet und vertieft unser Gewahrsein unserer innersten Verbindungen mit anderen Ebenen des ganzheitlichen Spektrums.

All diese Vorteile machen WHEE zu einem wirkungsvollen Instrument ganzheitlicher Heilung im Umgang mit Schmerzen – quer durch die ganze Bandbreite körperlicher und psychischer Probleme.

Schmerzen bringen Menschen zum Nachdenken. Nachdenken
macht Menschen weise. Weisheit macht das Leben erträglich.

John Patrick

Eine Balance zu finden zwischen Emotionen (Mitgefühl eingeschlossen)
und unseren bewussten Gedanken über unsere innere und äußere Welt
kann eine ganz schöne Herausforderung darstellen. Besonders ist das
dann der Fall, wenn wir daran arbeiten, Aspekte unseres Bewusstseins
oder Beziehungen zu verbessern, die wir bislang bis zur Verkümmerung
vernachlässigt haben. Haben wir den Großteil unseres Lebens in „links-
hirniges" Denken und in Analyse investiert, dann mag uns die Verbindung mit unseren Emotionen schier überwältigen. Haben wir innerhalb
unserer eigenen emotionalen Grenzen gelebt und beginnen nun, nach
außen zu gehen und uns mit anderen in einem größeren Rahmen zu verbinden, dann fühlen wir uns vielleicht ebenfalls überwältigt und sollten
unser Denkvermögen aktivieren, um Situationen im Innen und Außen zu
klären. Beim Bearbeiten dieser Themen kann uns WHEE sehr unterstützen und uns zu einer Offenheit und Balance verhelfen, die wahre Gegenwärtigkeit gestattet. Ram Dass schrieb dazu:

Der schwierigste Zustand ist der, in dem man sein Herz ge-
genüber dem Leiden ringsum offen hält und gleichzeitig die
eigene unterscheidende Weisheit bewahrt ... Selbst wenn man
versteht, dass wahres Mitgefühl die Verbindung von offenem
Herzen und ruhigem Verstand bedeutet, ist es immer noch
schwierig, dieses Gleichgewicht zu finden. Zu Anfang achten
wir auf beides nacheinander. Wir öffnen unser Herz und ver-
lieren uns in Melodramen, dann meditieren wir und haben
wieder Zugang zu unserem ruhigen Zentrum, indem wir uns
aus so viel Offenheit zurückziehen. Dann öffnen wir uns wie-
der und lassen uns in den Tanz zurückzerren.

So geht das immer weiter, Runde um Runde. Es dauert eine
ganze Weile, bis wir ins Gleichgewicht kommen ... Man muss
genau am Rande dieses Gleichgewichts bleiben. Es erscheint
unmöglich, aber man schafft es. Anfangs wird dieses Gleich-
gewicht – hat man es einmal erreicht – gehalten, indem man

sich seiner selbst sehr bewusst ist. Schließlich wird man zu dieser Mischung aus offenem Herzen und ruhigem Verstand. Dann gibt es keinen Kampf mehr; dann sind Sie einfach so.

Der Verstand ist außerdem aufgefordert, unsere verschiedenen Erfahrungen *intuitiven* Wissens zu durchforsten und zu sortieren. Unser Unbewusstes „scannt" den Kosmos mittels Telepathie, Hellsichtigkeit, Prä- und Retrokognition, allumfassenden und spirituellen Bewusstseins, doch wir können die Wahrnehmungen oft nur schwer in für uns verständliche Begriffe übersetzen. Diese Wahrnehmungen treten häufig als Bilder in unser bewusstes Gewahrsein, als traumähnliche Bilder, die so reich an Fantasie und Metaphern sind, dass wir sie schichtweise erkunden müssen, um sie eingehender zu verstehen. Dieses Material zu interpretieren stellt ebenfalls eine Herausforderung dar.

WHEE und unsere Beziehungen zu anderen

Wer die Menschen behandelt, wie sie sind, macht sie schlechter. Wer die Menschen aber behandelt, wie sie sein könnten, der macht sie besser.

Johann Wolfgang von Goethe

Gerade in unseren Beziehungen entdecken wir oft unsere eigentümlichen Kindheitsprogrammierungen (samt ihren Zusätzen und Abänderungen, die wir im Laufe der Jahre vorgenommen haben), die wir aus unserem bewussten Gewahrsein ausgeblendet haben. Plötzlich werden uns die schlecht konzipierten Grundgewohnheiten bewusst, die zu den Konflikten in unserem Leben beitragen oder sie verursachen – sowohl im Austausch mit anderen als auch in unserem inneren Sein und Verhalten. Wenn unsere Autopilot-Programme nicht mit den Programmen unserer Partner, Freunde oder Kollegen kompatibel sind, wird für alle offensichtlich, dass wir unsere Grundannahmen neu überdenken müssen.

In dieser Hinsicht können gerade Liebesbeziehungen sehr lehrreich sein. Gewöhnlich fallen uns diese Themen in der Phase der Werbung und in den „Flitterwochen" (oder in der ersten Zeit, nachdem man ohne Trauschein zusammengezogen ist) nicht auf oder wir übersehen sie. In der ersten Phase des Entflammtseins konzentrieren wir uns ganz auf liebevolles und fürsorgliches Geben und Nehmen. Nach und nach fallen uns kleinere oder größere Reibungspunkte auf. Wir müssen uns ändern oder unsere Art, Dinge zu sehen und zu tun, aufeinander abstimmen, um mit den Unvereinbarkeiten in Harmonie zu kommen, die sich zwischen uns und unserem Partner auftun.

Paula und Cindi waren jahrelang wunderbar miteinander ausgekommen. Als sie jedoch zusammenzogen, waren sie entsetzt, dass ihre harmonische Beziehung wegen diverser unbedeutender Probleme bröckelte, die sie früher nie gestört hatten. Als Cindis Migräne wieder auftrat, suchten sie Hilfe.

Beispielsweise beklagte sich Cindi mit einer „Stinkwut" darüber, dass Paula regelmäßig Kaffeetassen überall im Haus und schmutziges

Geschirr im Spülbecken stehen lasse; auch mache Paula die Badewanne nach dem Baden nicht sauber, das sei noch viel schlimmer. Paula wiederum reizte es massiv, dass Cindi oft Lebensmittel und Haushaltsdinge aufbrauche (wie Milch, Kaffee oder Seife) und nicht im Mindesten daran denke, sie wenigstens auf die Einkaufsliste zu schreiben, wenn sie sie schon nicht nachkaufe. Beide hatten noch mehr Punkte, über die sie sich beklagten, doch diese wählten beide in der ersten Therapiesitzung aus.

Es stellte sich heraus, dass diese oberflächlichen Themen nicht wirklich so ärgerlich waren wie die schlummernden früheren Verletzungen, die jede mit sich herumtrug und die durch das Verhalten der anderen „aufgeweckt" wurden. Paula entdeckte eine Menge verdrängter Ängste, Verletzungen und Groll über den Alkoholismus ihres Vaters. Der hatte ihre Familie verschiedentlich in so große Schwierigkeiten gebracht, dass sie sogar auf kirchliche Wohlfahrtsverbände angewiesen war, damit die Kinder genug zu essen hatten. Cindis Nachlässigkeit beim Sicherstellen, dass Lebensmittel nachgekauft wurden, ging in Resonanz mit diesen alten Verletzungen – das (ver)führte Paula dazu, ihren lange verdrängten (unbewussten) Groll auf ihre Partnerin zu projizieren.

Cindi war das älteste von acht Kindern; sie musste ihrer Mutter helfen, nicht nur wegen ihrer vielen Geschwister, sondern auch, weil ihre Mutter unter starken Kopfschmerzen litt, die sie beeinträchtigten. Paulas Nachlässigkeit rief in Cindi ganze Lkw-Ladungen verdrängter Gefühle wach; sie stammten von ihrem Groll darüber, dass sie sehr früh in die Elternrolle schlüpfen, viel putzen und ihre jüngeren Geschwister großziehen musste. Cindis Migräne war wahrscheinlich teilweise auf Erbfaktoren zurückzuführen und teilweise auf ihren nagenden Ärger und Groll, den ihr Körper zum Ausdruck brachte. Ihre Kopfschmerzen verschwanden, als sie diese alten, verdrängten Gefühle in mehreren WHEE-Sitzungen losließ.

Sobald die zugrunde liegenden Themen behandelt und mit dem „frischen Frust", der sie ausgelöst hatte, gebündelt wurden, fanden Paula und Cindi ihre Beziehung wieder viel harmonischer. Durch diese Bereinigungen empfanden sie auch mehr Verständnis und Mitgefühl füreinander und für sich selbst.

Frustrationen, Groll, Verletzungen und Ärger, die seit vielen Monaten oder Jahren in Paarbeziehungen vorhanden sind, kann WHEE erfolgreich ausräumen. Diese Erfahrungen veranschaulichen, wie Beziehungen dazu beitragen, verdrängte Themen ans Tageslicht zu bringen, und wie Partner durch den Prozess einander näherkommen, wenn sie ihre Themen bearbeiten.

Unsere Kinder werden geprägt von unserer Beziehung zu ihnen. Wie wir in unserem Leben mit Herausforderungen, Lektionen, Freuden und Schmerzen umgehen, das gehört zu den wichtigsten Lektionen, die sie lernen. Umgekehrt können unsere Kinder zu unseren besten Lehrern gehören – denn sie bringen uns durch ihre Beziehung zu uns dazu, unser Denken, Fühlen und unsere Beziehung zu ihnen, zu uns selbst und zur Welt im Ganzen auf vielen Ebenen erneut zu untersuchen.

WHEE kann uns dabei unterstützen, mit den Reaktionen auf unsere Kinder umzugehen, die unserem Empfinden nach zu stark oder schwach, zu wütend oder passiv, zu ähnlich oder betont verschieden von denen unserer eigenen Eltern sind. WHEE kann auch Kinder darin unterstützen, mit Reaktionen zurechtzukommen, bei denen sie sich unbehaglich fühlen.

WHEE und unsere Beziehung zur Umwelt

*Die Wunden der Erde und ihrer Menschen zu heilen, das
erfordert keine Heiligkeit oder politische Partei, nur Entschlos-
senheit und Ausdauer. Es ist keine „liberale" oder „konserva-
tive" Aktion – es ist eine sakrale Handlung.*

Paul Hawken

WHEE unterstützt die Behandlung von Empfindlichkeit gegenüber Tier-
haaren, Pollen, Nahrungsmitteln und chemischen Stoffen. Ich habe erlebt,
wie es Menschen mit einer einzelnen oder auch mit vielfachen Allergien
dank WHEE erheblich besser ging. Diese Allergien lösen oft Schmerzen
aus, etwa Kopfschmerzen und Magenkrämpfe, und tragen zu Fibromyalgie bei.

Diese neue Methode leistet außerdem einen Beitrag zu unserer tieferen
Beziehung zur Umwelt. Jede und jeder von uns ist ein Teil von Gaia, unserem Planeten. Jede und jeder Einzelne hat über das eigene Handeln
und die eigene Energie Anteil an dem, was unserer Mutter Erde wider-
fährt, die jedem Lebewesen auf ihrer Oberfläche das Leben spendet. Unser jeweiliger Beitrag in diesem Austausch mag zwar so winzig sein, dass
er schon unbedeutend erscheint, doch wenn wir viele Sandkörner zu-
sammennehmen, haben wir einen Strand; wenn wir achtlos Müll weg-
schmeißen, belasten wir die Umwelt; und wenn sich viele zusammen-
schließen, um unsere Erde zu verbessern, dann erreichen wir die Heilung
des Planeten.

Die Methode WHEE verhilft uns zu intuitivem Wissen über unsere inneren Themen, dadurch werden wir vertrauter mit der Bandbreite der
Informationen, zu denen wir Zugang haben: Das Feedback durch den
Muskeltest stärkt unsere Zuversicht und unser Vertrauen in unser inneres Wissen darüber, was uns guttut oder schadet, was unser Wachstum
fördert oder behindert. Wenn wir WHEE stellvertretend für andere anwenden, bekommen wir Rückmeldung über unsere Fähigkeit zu intuitiver oder außersinnlicher Wahrnehmung. Indem wir nachweisen, dass
wir anderen Menschen wirkungsvoll heilende Energie auch über große
Entfernungen hinweg schicken können, erhärten wir die Annahme, dass
wir andere durch solche Interaktionsformen beeinflussen können. Wir

bestätigen damit, dass wir und andere an einem allumfassenden Bewusstsein teilhaben.

Mittels Muskeltest im Austausch mit nichtmenschlichen Anteilen der Welt können wir unsere Verbindungen mit Pflanzen, Tieren, Gewässern und der die Erde umgebenden Atmosphäre untermauern:

- Wenn Sie erwägen, etwa ins Theater zu gehen oder in ein neues Restaurant, oder wenn Sie Urlaub machen möchten, dann fragen Sie sich im Vorfeld, ob Sie diese Aktivität wohl genießen werden – und testen Sie!

- Wenn Sie einige Zeit im Freien verbringen wollen und das Wetter „launisch" ist, fragen Sie über den Muskeltest, ob es während dieser Zeit draußen unangenehm stark regnen oder sehr windig sein wird.

- Sind Sie unsicher in Bezug auf eine neue persönliche oder geschäftliche Beziehung? Stellen Sie Fragen zu den beteiligten Personen. Schreiben Sie diese Fragen unbedingt auf, denn Ihre Art zu fragen beeinflusst die Antworten. Bei so komplexen Fragen wie diesen wollen Sie den Prozess vielleicht öfter durchlaufen; dabei untersuchen Sie die Beziehung eingehender und schärfen Ihr Bewusstsein, welche Fragen zu stellen sind.

Für Menschen in traditionellen Kulturen ist die Intuition etwas Selbstverständliches. Ihre Schamanen gehen einfach durch die Natur und richten ihre Absicht darauf, dass die Pflanzen und Mineralien, die eine bestimmte Person oder ein Tier zur Heilung braucht, die Aufmerksamkeit des Schamanen erregen und sich zu erkennen geben. In den etablierten westlichen Kulturen wird diese intuitive Erkenntnisfähigkeit durch unsere *Zweifel* an unseren intuitiven Fähigkeiten ebenso sehr eingeschränkt wie durch einen etwaigen angeborenen *Mangel* an intuitiven Gaben.

> *Keine Bergkette, die ich gesehen habe, enthält etwas wirklich Totes oder Langweiliges oder auch nur eine winzige Spur dessen, was in Fabriken als Abfall bezeichnet wird; alles ist vollkommen sauber und rein und voll göttlicher Lektionen. Dieses rasche, unvermeidliche Interesse, das sich auf alles richtet, scheint wunderbar, bis die Hand Gottes sichtbar wird; dann erscheint es vernünftig, dass das, was in seinem Interesse liegt,*

auch in unserem liegt. Wenn wir versuchen, irgendetwas herauszupicken, finden wir es angehängt an alles andere im Universum.

John Muir

Sobald wir diese Ebene unserer Verbindung mit dem Ganzen erfahren, beginnen wir zu würdigen, dass wir ein Teil von *Gaia* sind, genau so, wie eine Zelle in irgendeinem Organ oder Gewebe unseres Körpers ein Teil von uns ist. Dadurch spielt *Gaia* auf viel direktere Art, als gemeinhin angenommen, eine entscheidende Rolle für unser Wohlbefinden.

Unser Bewusstsein für *Gaia* und unsere Fürsorge für ihr Wohlergehen zu stärken, das ist in diesem Moment der Geschichte des Lebens auf unserem Planeten essenziell. Derzeit könnte man die Menschen als einen unkontrolliert auf dem Planeten wuchernden Krebs ansehen; er verbraucht lebenswichtige Ressourcen in einem solchen Tempo, dass sie bald aufgebraucht sind; er verschmutzt mutwillig die Umwelt und vergiftet Menschen, Tiere, Pflanzen und andere Organismen. Rose Elizabeth Bird äußerte sich über den verheerenden Einfluss der Menschheit auf die Natur wie folgt: „Wir sind in die Erde eingedrungen, haben sie ausgeschachtet, verbrannt, ihr Dinge entrissen und Dinge in ihr vergraben … Das entspricht nicht meiner Definition eines guten Mieters. Wenn wir hier eine monatliche Kündigungsfrist hätten, wären wir längst ‚rausgeflogen'."

Indem wir unsere Sorgen, Ängste, Verletzungen und unseren Ärger loslassen und indem wir unsere Eigenliebe mit unseren Affirmationen stärken, steigern wir auch unsere Fähigkeit, liebevoller mit anderen umzugehen – auch mit *Gaia*.

WHEE, unsere Seele (*spirit*) und die Spiritualität

Unser Verstand spekuliert über das Unerkennbare und wird das auch immer tun, über das, was sich hinter der Natur verbirgt, die mysteriöse und wunderbare Ordnung, die alles bestimmt. Wir werden sie nie kennen, nie herausfinden und sie ist es, die „den Ruhm und die Poesie Gottes" ausmacht.

John Galsworthy

Die Methode WHEE bestätigt durch unmittelbare Erfahrung, wie wirksam Spiritualität unsere negativen Themen transformiert und unseren positiven Ersatz stärkt. Viele Menschen vernachlässigen diesen Teil des ganzheitlichen Spektrums sträflich.

Im Laufe des wissenschaftlichen Zeitalters haben handfeste Erklärungen für zahlreiche Phänomene in der Natur gezeigt, dass viele religiöse Lehren sich nicht wissenschaftlich untermauern lassen. Paradebeispiel dafür ist die biblische Schöpfungsgeschichte, der erdrückende Beweise aus Archäologie, aus Genetik, Soziologie und Anthropologie widersprechen. Viele Menschen hat das veranlasst, sich ganz von der Religion abzuwenden – und damit vom spirituellen Bewusstsein sowie von der Überzeugung, dass spirituelles Bewusstsein stichhaltig ist.

Heute entwickeln die Menschen in der modernen westlichen Gesellschaft ihr spirituelles Leben neu, durch Selbsterforschung mithilfe von Meditation, Yoga, Tai-Chi oder Qi-Gong, indem sie sich mit der Natur verbinden oder sich mit spiritueller Heilung beschäftigen. Es gibt auch eine Rückkehr zur Religion als Weg zu spirituellem Bewusstsein.

Viele vertrauen immer stärker ihrer inneren Erkenntnis, die mit spirituellem Gewahrsein einhergeht. Am deutlichsten ist das wahrscheinlich an den Veränderungen zu sehen, die bei Nahtod-Erfahrungen oder anderen intensiven mystischen Erfahrungen auftreten. Weniger dramatische Erfahrungen – wie ein Moment der Schönheit oder ein berührender Moment – können ebenfalls die Tür zu spirituellem Erwachen öffnen. Häufig öffnet sich das spirituelle Bewusstsein durch spirituelle Heilungen. Ja, viele Heiler behaupten, durch Krankheiten, Schmerzen und andere Formen des Leidens rege uns unser höheres Selbst an, zu unserer Spiritualität zu erwachen.

Ich unterscheide zwischen Spiritualität und Religion. Religion ist für Menschen, die Angst davor haben, in die Hölle zu kommen; Spiritualität ist für Menschen, die dort schon waren.

Timothy J. Mordaunt

WHEE lädt Menschen ein, sich auf vielerlei Art und Weise ihrem persönlichen spirituellen Gewahrsein zu öffnen:

- Indem man das Thema Spiritualität anspricht, während man die Lebensgeschichte erfragt und bevor man WHEE vorstellt, macht man dieses „S-Wort" zu einem realen und wichtigen Bestandteil der Lebenserfahrung.

- Man verwendet den Satz „... und [Gott / Christus / die Unendliche Quelle] liebt und akzeptiert mich ..." als Teil der neutralisierenden und positiven Ersatzaussage; dadurch können Menschen die transformative Kraft der Spiritualität direkt erleben. In dieser Hinsicht ist das schrittweise Lernen durch WHEE besonders hilfreich.

- Werden Herzchakra und Erdenergie in den Prozess einbezogen, so bekommen die Klienten sofort Feedback, wie wirkungsvoll diese die Selbstheilung durch WHEE fördern. Indem man diese energetischen Komponenten als Teile des Heilungsprozesses bestätigt, nehmen die Menschen sich selbst als Energiewesen wahr, nicht nur als physische Körper.

- Indem wir Menschen mit WHEE in stellvertretender Weise unterstützen, bekräftigen wir, dass wir alle miteinander verbunden sind – energetisch und über das allumfassende Bewusstsein.

- Der Muskeltest mit einem transpersonalen Fokus fordert Menschen auf, ihre Verbindung mit anderen Menschen und der größeren Welt jenseits ihres Körpers zu erkunden. Das kann in folgenden Situationen hilfreich sein: Wenn wir unser Unbewusstes bitten, uns über den Zustand anderer Informationen zu geben (natürlich mit deren Zustimmung); wenn wir feststellen wollen, ob ein bestimmtes Lebensmittel geeignet ist, das wir essen wollen; oder für jede andere Information über die äußere Welt, die uns Feedback geben kann.

- Indem wir die Synchronizitäten beobachten und anerkennen, die in der Therapie und in anderen Lebensbereichen auftreten, werden wir uns immer stärker bewusst, dass wir Teil des universalen Bewusstseins sind.

- Indem Therapeuten die Erfahrungen und Überzeugungen ihrer Klienten spiegeln, können sie den Klienten respektvoll ihre eigene spirituelle Präsenz widerspiegeln. Durch diese helfen Therapeuten ihren Klienten, mit Spiritualität in Resonanz zu gehen und so ihr eigenes spirituelles Gewahrsein kennenzulernen und zu stärken. Aus meinen Überzeugungen, Untersuchungen und meinem spirituellen Bewusstsein heraus bestärke ich in Klienten behutsam und selektiv das, was ihre Überzeugungen und ihren spirituellen Weg als wahr bestätigt (im Gegensatz zu: nur eingebildet).

- Indem Therapeuten den Klienten ihre intuitiven Eingebungen und Stellvertreterheilung anbieten, bekommen sie Feedback über ihr eigenes spirituelles Gewahrsein. Mit ihrer Rückmeldung bestätigen die Klienten, wie genau Therapeuten intuitiv wahrnehmen und wie wirksam die transpersonalen Interventionen sind.

- Klienten stellen für Therapeuten oft „Lektionen" dar. Die Probleme, die sie mit in die Therapie bringen, sind oft in Resonanz mit ähnlichen Problemen der Therapeuten, die diese dann sinnvollerweise bearbeiten können. Die Tapferkeit der Klienten, ihr Engagement für persönliches Wachstum und Veränderung und das Überwinden massiver Schmerzen können Therapeuten inspirieren. Meine Klienten gehören zu meinen besten Lehrern – spirituell wie auf anderen Ebenen des ganzheitlichen Heilens.

- Der Weg zu persönlichem spirituellem Gewahrsein ist oft gekennzeichnet durch mentale und emotionale Blockaden und Widerstände. Viele davon lassen sich mit WHEE genauso ausräumen, wie wir Widerstände zu Meta-Themen bei anderen Problemen angehen, die wir lösen wollen. Eine häufige Schwierigkeit bei der Meditation ist zum Beispiel die Angst, in das unstrukturierte, unbekannte Terrain meditativen Bewusstseins hinein loszulassen.

- Auch Reste ungeklärter emotionaler Traumen aus früheren Leben kann man mit WHEE klären. Die Erfahrung, diese Themen durchzuarbeiten, kann die Gültigkeit dieser Erinnerungen empirisch bestätigen. Wenn das Aufarbeiten dieser Reste aus früheren Leben dazu führt, dass Schmerz und andere Themen verschwinden, dann haben wir allen Grund anzunehmen, dass diese Erinnerungen ebenso real sind wie Erinnerungen an Traumen aus dem gegenwärtigen Leben.

Verschiedene Prinzipien erklären die Wirksamkeit von WHEE weit über seinen Nutzen der Heilung von Geist, Emotionen und Körper hinaus. Diese Prinzipien sind:

1. Positives neutralisiert Negatives. Stellt man die neutralisierende positive Affirmation einer negativen gegenüber, lässt die negative in ihrer Intensität nach. Solange sie als wirklich positiv empfunden wird, ist sie ein wirkungsvolles Instrument, zum Auslöschen jeglicher Negativität. Das Gleiche gilt für den positiven Ersatz, der damit verstärkt wird und noch positiver wirkt. Dieses Prinzip, Negatives durch Positives auszulöschen, nutzen viele Therapien.

- Viele Ansätze der *Energy Psychology* arbeiten mit positiven Affirmationen ähnlich den in diesem Buch vorgeschlagenen.

- Therapien zur Verhaltensänderung haben verschiedene Formate entwickelt, die dieses Prinzip nutzen.

Bei der *systematischen Desensibilisierung* lernen Menschen mit Ängsten und Phobien, sich in einen positiven Zustand zu versetzen, etwa Entspannung oder Meditation. Dann werden sie aufgefordert, sich zu entspannen, bevor sie sich sich selbst in einer Angst auslösenden Situation vorstellen; dabei beginnen sie auf der Stufe des geringsten Stresses. Danach verstärken sie in ihrer Vorstellung die Anspannung Schritt für Schritt, bis sie schon etwas unangenehm ist, und dann entspannen sie sich wieder. Der positive innere Zustand löscht nach und nach die Angst aus.

Beim *Flooding*, einer ähnlichen Methode, beginnen Menschen am Punkt maximaler Spannung, die sie in ihrer Vorstellung bei einem Problem aushalten können, und entspannen sich dann. Auch hier löscht das Positive Negatives aus.

- Im *Neurolinguistischen Programmieren (NLP)* lernt man, eine *negative* Erfahrung, Erinnerung oder Angst zu ankern, indem man mit einem Finger einen Punkt am Körper drückt; und man ankert eine *positive*

Erinnerung, ein positives Gefühl an einem *anderen* Punkt am Körper –
dann drückt man beide Punkte gleichzeitig: Das Positive bringt das Negative zum Verschwinden.

- *Die Anwesenheit des Therapeuten* ist im Allgemeinen etwas Positives,
das Negativität auslöscht, die Klienten in eine Sitzung mitbringen.

- *Eine positive Ersatzaussage zu installieren* ist ein weiteres Bespiel dieses Prinzips. Sobald eine stark positive, der ursprünglich negativen
Sichtweise entgegengesetzte Aussage installiert ist, hilft diese, weiteres
derartiges Negatives (was WHEE aufgelöst hat) zu neutralisieren, wenn
Lebensereignisse oder alte Gewohnheiten dieses Negative triggern.

2. Sich den Problemen stellen, statt vor ihnen davonzulaufen

Dieses Prinzip (und Verhalten) setzt schon an und für sich eine Klärung
in Gang. Wenn wir unsere Kindheitsprogrammierung überwinden, Probleme zu verdrängen und vor ihnen davonzulaufen, dann können wir
ganz unterschiedlich mit ihnen umgehen.

- Bei der *Sedona-Methode* konzentriert man sich auf ein negatives
Thema, stuft die SUD ein und fragt sich, ob man bereit ist, es loszulassen. Allein dadurch, dass wir das Thema im Bewusstsein halten und
uns erlauben, es loszulassen, gehen die Stresswerte zurück. Mit dem
gleichen Verfahren installiert man höhere Werte auf der Erfolgsskala.
(Nach meinem persönlichen Eindruck tragen das abwechselnde Links-
rechts-Klopfen und die Affirmationen zu diesem Prozess des Loslassens
immens viel bei. Außerdem sprechen Kinder bis zum frühen Jugendal-
ter meiner Erfahrung nach oft nicht auf die einfache Erlaubnis zum Loslassen an.)

- In der Therapie nach *Carl Rogers* spiegelt der Therapeut den Klienten
in erster Linie deren eigene Erfahrungen, Worte, Gedanken, und Gefühle. Zusätzlich zur Präsenz des Therapeuten ist es ein weiterer heil-
samer Faktor, Themen im Bewusstsein zu halten und nicht vor ihnen
davonzulaufen.

- *Meditation* kann man mit „spontanem" (also unaufgefordertem und un-
gefragtem) Loslassen von Emotionen assoziieren. Dieses Phänomen
lässt sich nicht mit nachweisbaren oder hypothetischen Mechanismen
erklären. Meiner Meinung nach bleiben Personen, die meditieren und
üben, im gegenwärtigen Moment zu bleiben, auch gegenwärtig und

konzentriert auf *negative* Themen, wenn diese auftauchen. Indem sie sich auf sie fokussieren und nicht davonlaufen, lassen sie spontan die zugrunde liegenden verdrängten Gefühle los.

3. „Verbesserungsspiralen" bauen mehr Positives auf.

Sobald wir mit WHEE Erfolge erleben, wächst unser Selbstvertrauen und unser Selbstbild verbessert sich. Weil man bei WHEE darauf abzielt, Positives zu installieren und zu verstärken, ist es eine erfolgreichere Therapie im Vergleich zu vielen anderen, bei denen man im Wesentlichen nur auf die Symptome eingeht.

Der positive Ersatz stellt sogar noch mehr dar als einen bloßen Ersatz für den negativen Fokus. Wirksam ist er auch, weil er die Grundlage darstellt, um Verbesserungsspiralen in Gang zu setzen und zu verstärken.

4. Abwechselnde Links-rechts-Stimulation der Sinne (Sehen, Hören, Berührung, Muskelanspannung und -entspannung) ...

... fördert das Loslassen von körperlichem und psychischem Schmerz, Stress, Angst, verdrängten Themen und vielem mehr. Das ist ein nachgewiesenes Verfahren, klinisch gut dokumentiert durch EMDR und WHEE und in umfangreichen EMDR-Studien sowie einer eindrucksvollen Anzahl von Meta-Analysen zu EMDR bestätigt. Und immer noch sehen wir uns der Herausforderung gegenüber, genau zu verstehen, wie das funktioniert. Für EMDR sucht man Erklärungen mittels neurophysiologischer Untersuchungen, sogar mit den neuesten bildgebenden Verfahren der Gehirnforschung.

Meine einfache Erklärung ist eine psychologische: Wie schon in Kapitel 2 erklärt, ist es für Kinder sehr nützlich, vor Verletzungen davonzulaufen oder sie zu vergessen; deshalb verdrängen wir unsere Gefühle aus unserem bewussten Gewahrsein. In unseren ersten Jahren ist das eine gute Möglichkeit, mit Schmerz und Leid umzugehen, denn wir können sie nicht vermeiden. Problematisch daran ist, dass wir weiterhin unsere Gefühle verstecken und aus Gewohnheit vor ihnen davonlaufen – obwohl uns als Erwachsenen viele bessere Möglichkeiten zur Verfügung stehen.

Unsere verdrängten Gefühlserinnerungen sind in den unbewussten Arealen der rechten Gehirnhälfte gespeichert. Diese Hälfte bringt ein Schild an dem verschlossenen Schrank an mit der Aufschrift: „*Öffnen verboten!"* Dann wendet sie sich an die linke Gehirnhälfte, wo sich unser Bewusstsein befindet, und sagt: „Davon wollen wir nichts wissen, oder?" Und das linke Gehirn antwortet: „Nein, von diesen schmerzlichen Erinnerungen und Gefühlen halten wir uns besser fern." So machen wir uns selbst vor, sie seien nicht vorhanden.

Wenn wir damit aufhören, vor diesen verdrängten Gefühlen davonzulaufen, sie in unserem Bewusstsein halten und gleichzeitig die linke und rechte Körperseite stimulieren, aktivieren wir auch die linke und rechte Gehirnhälfte. Indem wir uns darauf fokussieren, können wir besonders wirkungsvoll verdrängtes Material loslassen, weil wir die *Gefühle* und das *Wissen* um diese Gefühle zusammenbringen, die wir getrennt haben, als wir die Gefühle verdrängten, und die die linke und rechte Gehirnhälfte auseinanderhielten.

5. Wie bereits mehrfach erwähnt: WHEE ist einfach, leicht zu erlernen, schnell wirksam, benutzerfreundlich und ganz leicht auf persönliche Vorlieben und Bedürfnisse abzustimmen. Wenn Sie den Ablauf erst einmal beherrschen, können Sie bereits nach 7 Minuten erste Ergebnisse erzielen.

Umfassendere Einsichten dank WHEE

Lerne, wie die Welt so läuft und was sie am Laufen hält. Das ist das einzige Thema, das der Verstand nie ausschöpfen, nie aufgeben kann, das ihn nie quält, das er nie fürchtet oder dem er nie misstraut und das er nicht einmal im Traum bereuen würde ... Schau nur, wie viel es da zu lernen gibt.

Terence Hanbury White

Dadurch, dass wir mit ganzheitlichen Ansätzen an unseren Schmerzen und anderen Herausforderungen des Lebens arbeiten, erweitern wir unser Bewusstsein auf allen Ebenen unseres Wesens.

Unser Körper ist weit mehr als die Gesamtheit unserer Existenz

Die westliche Medizin richtet ihr Augenmerk hauptsächlich auf den Körper und schließt dabei die meisten anderen Ebenen unseres Wesens aus. Die Methode WHEE zeigt ganz praktisch, dass der Körper mit den anderen Ebenen unseres ganzheitlichen Wesens eng verbunden ist. Die meisten Menschen anerkennen leicht, dass ihr Denken und ihre Emotionen eng mit ihrem Körper verknüpft sind. Was auf *einer* Ebene erlebt wird, spiegelt sich gewöhnlich auf den anderen Ebenen wider.

Unser Leben ist ein Ausdruck unserer Seele

Intuition und spirituelles Gewahrsein sprechen über den Körper zu uns. Das Feedback, das unser intuitives Wissen durch den Muskeltest bestätigt, stärkt unser Vertrauen in die Mitteilungen unseres Körpers an uns sowie in die Echtheit unseres intuitiven Wissens – denn unsere Lebenserfahrungen bestätigen beide.

Wenn wir unsere Intuition auf überpersönliche Themen ausdehnen, indem wir etwa fragen, ob wir ein *blind date* genießen werden, dann bekommen wir Rückmeldung, dass wir am kollektiven Bewusstsein der Menschheit Anteil haben. Indem wir über den Muskeltest fragen, ob eine mögliche Arbeitsstelle, eine Ausbildung oder Berufsentscheidung sich für uns als gut herausstellen werden, und dann die Folgen unserer

Entscheidung beobachten, festigen wir unsere Verbindung mit dem größeren kosmischen Bewusstsein.

Sobald wir erkennen, dass Erfahrungen aus früheren Leben mehr sein können als Fantasien, können wir leichter darauf vertrauen, dass unsere Seele den physischen Tod überlebt. Das kann zu den hilfreichsten Erkenntnissen unseres spirituellen Bewusstseins gehören. Dann haben wir keine Angst vor dem Tod und erfahren das Leben völlig neu.

Die spirituellen Traditionen des Ostens lehren, dass das Leben eine viel tiefere Erfahrung sei, als die meisten Menschen erkennen. Unser persönliches Leben ist nicht nur ein zufälliges genetisches Ereignis. Unsere Seele sucht sich die Familienmitglieder aus, die Umstände und andere Beziehungen, die ihrer Entwicklung in den verschiedenen „Lebens-Klassenzimmern" nützen, in denen sie sich bewegt. Sie tritt in der Gebärmutter in den Babykörper ein, um mit den Lektionen dieses speziellen Lebens zu beginnen. Jedes Leben bietet genau die richtigen Herausforderungen, die unsere Seele für ihr Wachstum und ihre Entwicklung braucht.

Aus dieser Perspektive sind alle Herausforderungen – gesundheitliche, solche in Beziehungen und im Beruf – nicht nur Lektionen für unser physisches Selbst, das mit dem physischen Tod endet. Wir bringen bei unserer Geburt die Weisheit der Erfahrung, aber auch die Lasten ungelöster Themen aus früheren Leben mit. Nach dem physischen Tod nehmen wir die weiter angesammelten Lektionen aus diesem Leben mit.

Indem wir unseren Bezugsrahmen erweitern durch Beratungen bei talentierten Medien, die Informationen aus überpersönlichen Ebenen channeln, stellen wir fest, dass wir mit Familienmitgliedern oder Freunden aus diesem Leben schon in früheren Leben zu tun hatten. Hier spricht man von Karma – das ist sozusagen die Bilanz positiver und negativer Interaktionen, die wir aus dem Zusammenspiel mit anderen in vielen Lektionen in zahllosen „Klassenzimmern" mitbringen. Wenn man mit jemandem zu tun hat, der einem in diesem Leben Schwierigkeiten bereitet, kann man manchmal feststellen, dass man selbst es diesem Menschen in einem früheren Leben schwer gemacht hat. Jetzt sind beide aufgefordert, Mitgefühl und Vergebung zu lernen.

Wenn wir unseren Blick noch stärker erweitern, so sehen wir, dass Familien, Kulturgruppen, Nationen und die Menschheit als Ganzes Karma erzeugen. Beispielsweise tragen die Nachfahren der eingewanderten Amerikaner und Kanadier eine karmische Belastung, weil ihre Vorfahren die amerikanischen Ureinwohner schlecht behandelt haben.

Mit der WHEE-Methode können wir Gefühlsreste aus konkreten karmischen Beziehungen loslassen, sobald sie uns bewusst werden. Hierfür können wir WHEE genauso anwenden wie für Themen aus dem gegenwärtigen Leben. Und wir können solche Themen auch exemplarisch oder verallgemeinernd klären. Dann nehmen wir folgenden Satz in die Eingangsaussage mit auf:

„Hiermit entlasse ich alle …":

„… verbliebenen Sorgen, Ängste und Schmerzen auf allen Ebenen meines Bewusstseins von Verletzungen, die ich aufrechterhalte in meinen … [setzen Sie die Körperteile ein] in wirklich allen früheren Leben …"

„… Verletzungen, Wut, Groll und Rachegelüste aus absolut allen früheren Leben in meiner Beziehung mit … [Name / Beziehung], und ich liebe und akzeptiere mich …"

„…Besitzansprüche und Eifersucht aus absolut allen früheren Leben in meiner Beziehung mit … [Name / Beziehung] …"

Bei meinen Klienten haben sich schon ganz überraschend körperliche und emotionale Schmerzen oder andere Symptome verändert durch die allgemeinen Affirmationen mit spirituellem Fokus.

Ich persönlich glaube, meine Seele hat sich meine Rolle im Leben ausgesucht, als Lektion für mich und mein Weiterkommen und als Lektion und für die Entwicklung anderer, mit denen ich zu tun habe. Als ein Pixel auf einem großen Bildschirm tue ich mein Bestes, um den Unrat von Verletzungen, Ängsten und Wut in mir und um mich herum zu beseitigen, damit der Bildschirm heller und sauberer wird. Die Methode WHEE hat mir und anderen dabei sehr geholfen. Ich hoffe, sie wird auch Ihnen dabei helfen.

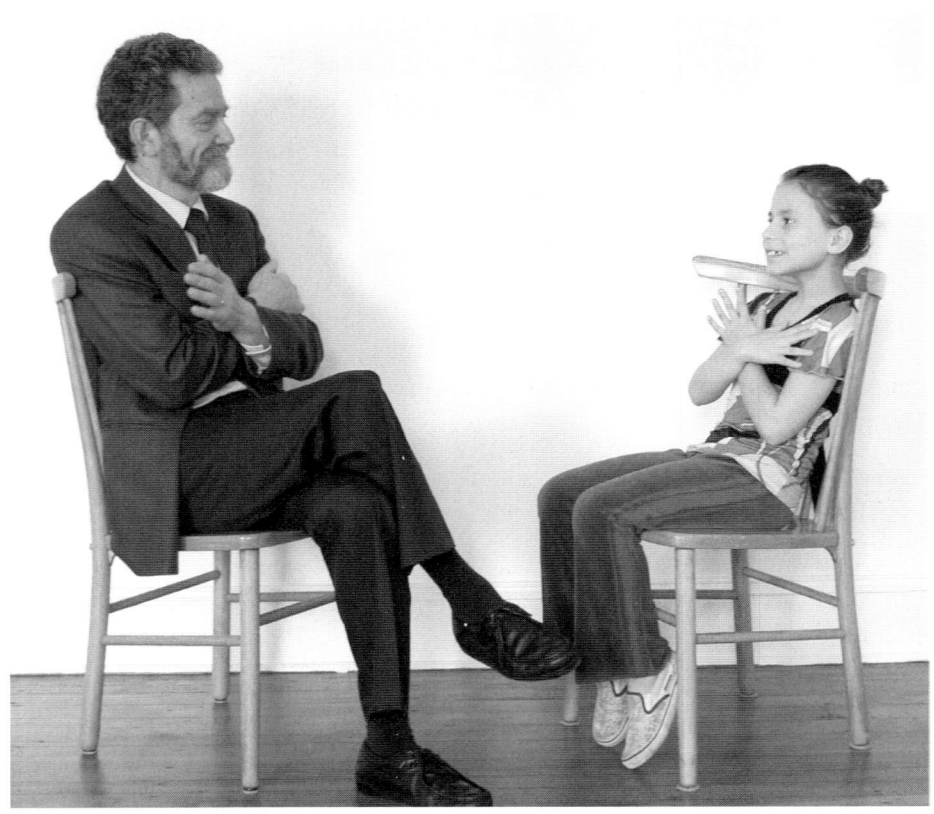

NACHWORT

Blick in eine neue Zukunft

Die Zukunft zeigt sich in uns, ... lange bevor sie eintritt.

Rainer Maria Rilke

Unsere Welt befindet sich in einer Krise. Die Menschen haben noch keinen Weg gefunden, harmonisch in großen Gruppen zusammenzuleben. Die westliche Gesellschaft, das herrschende Gesellschaftsmodell auf unserem Planeten, propagiert als Ziele für den Einzelnen und die Gesellschaft das Anhäufen von Reichtum und Macht. Jede Region geht ihren eigenen Interessen nach und mächtige, gierige Nationen und Weltkonzerne scheffeln Ressourcen für sich selbst auf Kosten der weniger mächtigen Nationen und Gruppen. Dadurch verknappen sie lebenswichtige Ressourcen und beschwören Konflikte zwischen Nationen und Subkulturen innerhalb der Nationen herauf. Spitzenpolitiker entfachen und schüren Angst, um Menschen zu manipulieren und davon abzulenken, sich mit wichtigen Themen zu befassen, nämlich den versiegenden Ressourcen und der Verschmutzung durch die Industrie, die die globale Erhitzung hervorruft. („Erwärmung" ist meines Erachtens eine inakzeptable Beschönigung!)

Wann wird unser Gewissen so feinfühlig sein, dass wir durch
unser Handeln menschliches Elend vermeiden, statt es zu
ahnden?

Eleanor Roosevelt

Umfassender Stressabbau stellt eine Möglichkeit dar, das „Kleinholz" zu beseitigen, das so leicht Feuer fängt. Wenn man seinen Ärger kollektiv an „anderen" auslässt, dann sucht man nur einen Vorwand für Kriege und redet sich immer darauf hinaus. Falls wir die Politik des „Auge um Auge" fortsetzen, werden wir recht bald alle miteinander blind sein.

Stellen Sie sich eine Zukunft vor, in der …

- WHEE und andere Selbsthilfemethoden schon ab dem Vorschulalter gelehrt werden;

- Kinder aufwachsen, ohne vor ihren Schmerzen und Ängsten davonzulaufen;

- Ärger rasch und leicht aufgelöst wird und die darunterliegenden Verletzungen und Ängste ans Tageslicht kommen dürfen und ebenfalls geklärt werden;

- Traumen, selbst schwere, als Aufforderung erlebt werden, mehr über sich selbst zu erfahren, und die posttraumatische Belastungsstörung der Vergangenheit angehört;

- das In-Gang-Setzen von „Verbesserungsspiralen" zu den täglichen Übungen gehört;

- Teufelskreise nie eine Gelegenheit haben, sich einzunisten;

- Menschen, die sexuelle oder körperliche Misshandlungen begehen, die Methode WHEE angeboten bekommen, um die Überreste ihres Missbrauchtwerdens in der Kindheit aufzuarbeiten, die sich darin äußern, dass die Betroffenen ihr Trauma an anderen ausagieren;

- Justizvollzugsanstalten die Methode WHEE lehren, sodass die Insassen ihre Verletzungen, ihren Ärger, ihre Depression und Süchte loslassen können, die zu ihrer Inhaftierung beigetragen haben;

- Menschen an sehr stressigen Arbeitsplätzen WHEE anwenden, um ihren Stress abzubauen, und so das Arbeitsklima verbessern, sodass Krankheiten und Fehlzeiten aufgrund von Stress zurückgehen;

- die Methode WHEE als Mittel der Wahl angewandt wird bei Schmerz und stressbedingten Krankheiten, sodass weniger Medikamente benötigt und Leben gerettet werden;

- *ganzheitliches* Heilen der bevorzugte Ansatzin der Gesundheitsfürsorge ist und allen das Beste aus allen Welten offensteht;

- kollektive Ängste und kollektive Wut abgebaut werden, sodass Konflikte zwischen Einzelpersonen, in Familien, in Gemeinden und Nationen abnehmen …

*Der Weltfrieden muss sich aus innerem Frieden heraus ent-
wickeln.*
Frieden ist nicht das Fehlen von Gewalt.
Frieden ist die Manifestation des Mitgefühls.

Seine Heiligkeit der Dalai Lama

Ich stelle mir eine Welt vor, in der die Kinder aus ihrer persönlichen Erfahrung wissen, dass die Welt ein guter Ort zum Leben ist und dass alles,
was auf der Welt passiert, ein gutes Ende findet. Mit anderen Worten: eine
Welt ohne Angst.

Ohne Ängste lassen wir uns nicht so leicht von Demagogen aus Politik,
Religion oder dem Dunstkreis von Unternehmen beeinflussen, die – ge-
trieben von Macht und Gier – wollen, dass wir „buckeln", damit wir ihren
Interessen dienen. Auch investieren wir unsere Energien oder Ressourcen
dann nicht mehr in Kriege, sondern entscheiden uns stattdessen dafür,
uns selbst und andere zu nähren und hegen.

Damit dieser Traum Wirklichkeit wird, können Sie Ihren Beitrag leisten, indem Sie anfangen, WHEE zu praktizieren und Ihre eigenen Themen zu klären. Halten Sie dieses Buch griffbereit und wenden Sie WHEE
immer wieder an. Geben Sie Exemplare weiter an Freunde und Verwandte; lassen Sie Ihren Ärzten und anderen Betreuungspersonen ebenfalls Exemplare zukommen und ebenso den Lehrern Ihrer Kinder und
Ihren Mentoren. Lassen Sie uns alle zusammen diese Welt zu einer besseren machen!

Hoffnung ist das Ding mit Federn,
das in der Seele sitzt
und das Lied ohne Worte singt,
unaufhörlich.

Emily Dickinson

Anhang

Danksagungen

Dank schulde ich Francine Shapiro, die EMDR entwickelte, und ebenso Gary Craig, dem Begründer von EFT. Beide Methoden haben mir selbst und zahlreichen Klienten enorm geholfen. Die Klienten profitierten bereits davon, als ich diese Therapien nach der „reinen Lehre" praktizierte, und auch später, als ich Elemente aus EMDR und EFT zu meiner Methode WHEE verband.

Sehr zu Dank verpflichtet bin ich auch Dr. Asha Nahoma Clinton, die im November 2000 mit einer einzigen winzigen Geste WHEE in meinem Bewusstsein zur Welt brachte. Ich hatte ihr gegenüber erwähnt, dass die Kinder und ihre Eltern in meiner Praxis bei EFT nur schlecht mitarbeiteten. Asha beklopfte abwechselnd ihre Augenbrauen über der Nasenwurzel und meinte: „Du kannst die gleichen Ergebnisse erzielen, indem du nur diese beiden Punkte klopfst." Während sie so klopfte, dachte ich bei mir: „Aber das ist doch EMDR!"

Dankbar bin ich ferner all den wunderbaren Menschen, die mit mir offen über ihre vielfältigen Schmerzen sprachen. Diese tapferen Seelen haben in den Höhlen gegraben, in die allerlei persönliche Themen verdrängt waren, und haben diese mit WHEE losgelassen. Davon haben nicht nur sie selbst profitiert, sondern auch ich und viele andere, die körperlich oder psychisch litten und von ihrem Beispiel gelernt haben.

Zutiefst bedanken möchte ich mich außerdem bei den vielen weisen Beratern, den Heilern und Klienten, die mich auf meinem persönlichen Heilungsweg unterstützt haben. Mein Dank gilt besonders Dr. Wendy Hurwitz, Dr. theol. Martina Steiger, Dr. Ruth Sewell, Dr. med. Mary Ann Wallace und Laurel Thom; sie alle unterstützten mich immens bei zahlreichen Gelegenheiten in dem Prozess, in dem ich die Zwiebel meines Lebens schälte. Ich unterscheide mich darin nicht von den Leserinnen und Lesern dieses Buches. Gelegentlich stellt es für mich die gleiche Herausforderung dar wie für alle anderen Menschen, mit schwierigen Themen umzugehen – das Durcheinander von Ereignissen aufzudecken und zu entwirren, meine Reaktionen auf diese Ereignisse und meine Abwehrmechanismen gegen den Schmerz, den ich erlebt habe.

Dankbar bin ich den zahllosen Autoren und Referenten, die mich die Vielfalt menschlichen Lebens und die unendlichen Variationen von Heilung, die sie entwickelt und erforscht haben, wertschätzen lehrten. Ganz oben auf meiner Liste, aber sicher nicht allein, stehen Lawrence LeShan *(The Medium, The Mythic, and the Physicist* und *Alternate Realities)*, Eckhart Tolle *(Die Kraft der Gegenwart* und *Eine neue Erde)*, Larry Dossey *(Die Medizin von Raum und Zeit)* und Bernie Siegel *(Prognose Hoffnung: Liebe, Medizin und Wunder)*.

Bedanken möchte ich mich ebenfalls bei der „Unendlichen Quelle", die mein Leben – persönlich und beruflich – wie einen Heilungsweg „choreographierte". Die Wunden, die ich während meiner Kindheit und Jugend in meiner Herkunftsfamilie erfuhr, waren tief genug, um der Heilung zu bedürfen, jedoch auch nicht so schlimm, dass sie mich behinderten. Ohne die schmerzliche Desillusionierung in dem von mir gewählten Beruf als Psychiater hätte ich nie den Weg zu WHEE gefunden. WHEE hat mir geholfen bei dem Stress, aus einer Praxis auszusteigen, die sich im Laufe der Jahre von einer reinen Psychotherapiepraxis zu einer solchen gewandelt hatte, in der ich fast nur Medikamente verschrieb. Und ich bin dankbar für die positive Position, in der ich mich dank WHEE wiederfinde – und in der ich immer mehr Geduld, Vertrauen und spirituelles Bewusstsein entwickle.

Begriffserläuterungen

Affirmation – Eine positive Aussage, die man ausspricht, während man sich auf ein negatives Gefühl oder einen negativen Gedanken konzentriert. Das Positive wirkt dem Negativen entgegen und neutralisiert es. (Nicht zu verwechseln mit der *positiven Ersatzaussage*, die weiter unten definiert wird.)

Akupressur – Eine Abwandlung der Akupunktur, bei der man mit den Fingern (statt mit Nadeln) die Akupunkturpunkte stimuliert (durch Drücken, Reiben, Klopfen ...).

Allumfassendes Bewusstsein – Eine überpersönliche und universale Ebene oder Form von Bewusstsein, von Verbindung und Zusammengehörigkeit all dessen, was ist. Sie reicht weit über die uns geläufige Ebene der Kommunikation zwischen lebenden Menschen hinaus. *Ein* Teil dieses allumfassenden Bewusstseins ist das klassische „kollektive Unbewusste" der Menschheit im Sinne von C G. Jung. Außerdem umfasst es: den Zugang zu, den Austausch oder die Kommunikation mit Verstorbenen, mit Tier- und Pflanzenwesen, mit bewussten Aspekten unseres Planeten Erde, mit engelhaften und göttlichen Wesen. Jeder Teilhaber an diesem allumfassenden Bewusstsein ist vergleichbar mit einer einzelnen Gehirnzelle innerhalb eines riesigen, kosmischen Gehirns. In diesem Sinne wird es in diesem Buch auch als „universales Bewusstsein" bezeichnet.

Anliegen – Ein angemessenes emotionales Bedürfnis ohne emotionale Anhaftung.

Außersinnliche Wahrnehmung – Dazu zählen etwa Telepathie, Hellwahrnehmung, Prä- und Retrokognition.

Eingangsaussage (auch: Zielaussage) – Die genaue Absicht oder Aussage, die man zu Beginn einer Klopfrunde formuliert, mit Einbeziehung aller Gefühle und Körperempfindungen, die mit den Gedanken und Erinnerungen zusammenhängen.

Emotional Freedom Technique (EFT) – Eine von Gary Graig begründete Methode der *Energy Psychology*, bei der man mit einem Finger eine Reihe von Akupressurpunkten im Gesicht, auf dem Brustkorb und an der Hand beklopft oder drückt, während man eine Affirmation spricht.

Energy Psychology – Der Sammelbegriff für eine Gruppe von Methoden mit energetischer Grundlage, bei denen man Akupunkturpunkte oder Chakren beklopft oder drückt (mit oder ohne Affirmationen). Dazu zählen TFT, EFT, TAT, *Seemorg Matrix Therapy* und viele andere. Oft werden sie auch als meridianbasierte Therapien bezeichnet.

Eye Movement Desensitization and Reprocessing (EMDR) – Eine sehr einfache, aber wirkungsvolle Technik, bei der abwechselnd immer wieder die linke und rechte Körperseite stimuliert wird, während man sich auf Gefühle konzentriert (die oft an eine Erfahrung oder ein Thema gekoppelt sind), die man gern verändern würde. Mit wiederholter Anwendung von EMDR lassen sich negative Gefühle reduzieren und ausräumen und positive installieren.

Gaia – Das ökologische System, das aus unserem Planeten Erde besteht und aus allem, was auf ihm existiert, lebend oder nicht lebend, in einem Gleichgewicht, in dem die Bedingungen für das Leben, wie wir es kennen, seit Jahrmillionen aufrechterhalten werden.

Glaube (Glaubenssatz) – Eine Überzeugung ohne faktische Grundlage in der materiellen Welt.

Gnosis (*„gnowing"*) – Ein unmittelbares, intuitives Erkennen und Wissen, das oft mit einem inneren, numinosen Gefühl der Sicherheit einhergeht, dass es stimmt. Für einige ist das ein Erkennen mithilfe der rechten, intuitiven Gehirnhälfte; andere nehmen es als ein im *Herzen* gefühltes Wissen wahr. Wer solch ein Erkennen schon einmal erlebt hat, für den kann es sich realer anfühlen als die materielle Wirklichkeit, die im Gegensatz dazu von manchen als Illusion beschrieben wird.

Intuition – Denken und Gedanken, Ideen und Eingebungen ohne zugrunde liegende logische Basis. Die Anwendung der Intuition allein bedeutet nicht, dass die Fakten anders als über die üblichen fünf Sinne gesammelt wurden. Die Intuition an sich ist neutral und nicht notwendig spirituell. Man kann zum Beispiel auch intuitiv über Wissenschaft oder

Mathematik nachdenken. Die Intuition kann aus mehreren Schichten bestehen, nämlich:

- *Mustererkennung*, die auf früheren Erfahrungen mit Situationen beruht, die der aktuellen ähneln

- *Übersinnliche Eindrücke*, die aus Hellsehen, Hellwahrnehmen, Prä- und Retrokognition stammen

- *Wahrnehmen von Energiefeldern:* Dafür tritt das Energiefeld eines Menschen in Wechselwirkung mit dem Feld eines anderen Lebewesens oder unbelebten Objekts.

- *Spirituelles Gewahrsein*, das sich vom transpersonalen Bewusstsein ableitet.

Karma – Unerlöste Gefühle und Beziehungen, zu deren Bearbeitung wir in künftigen Leben zurückkommen, wenn wir sie nicht in dem Leben vollständig bereinigen, in dem sie entstanden sind.

Kernüberzeugungen – Die Überzeugungen, die wir im Allgemeinen in jungen Jahren im Unbewussten verankern, zu einer Zeit, als wir sie unkritisch akzeptierten, weil wir erst in der Phase waren, in der wir absorbierten, wie die Welt so funktioniert. Beispiele: „Ich bin nicht liebenswert." „Ich bin … [linkisch / doof / hässlich / unverständlich / und so weiter]."

Klopfreihe (vgl. Klopfrunde) – Eine Klopfreihe beinhaltet so viele Klopfrunden (nach der WHEE-Methode), wie nötig sind, um vom negativen Ausgangspunkt zum positiven Endpunkt zu kommen.

Klopfrunde – Eine Klopfrunde beinhaltet, dass man zuerst seinen Stresswert auf der Stressskala einstuft, dann zu einem bestimmten Thema/Problem abwechselnd die Oberarme beklopft, dann die SUD erneut prüft, um zu schauen, wie viel Negatives man losgelassen hat oder wie sehr die neutralisierende positive Aussage sich verstärkt hat, usw. …

Meridiane – Die Energiebahnen im Körper, die die Begründer der Akupunktur in China bereits vor Jahrtausenden fanden. Auf diesen Bahnen befinden sich empfindliche Punkte, die man stimulieren kann, um den Energiestrom zu fördern und Blockaden im Körperenergiefeld aufzulösen; so kann man Symptome und Krankheiten beseitigen und die Gesundheit fördern.

Meta-Ängste – Ängste in Bezug auf andere, grundlegendere Themen. Meta-Ängste hindern uns daran, uns mit den Hauptthemen zu befassen. Beispiel: „Wenn ich mich ... [eine bestimmte Emotion] ganz fühlen lasse, werde ich davon überwältigt." Siehe auch Kernüberzeugungen.

Muskeltest – Aufforderung an das Unbewusste, in Form von Muskelreaktionen auf Fragen zu antworten. (Die Fragen müssen so gestellt sein, dass sie mit Ja oder Nein beantwortet werden können. Hält der Testmuskel einem relativ leichten Druck stand, bedeutet das ein Ja; gibt der Muskel nach, ist das ein Nein.)

Positive Ersatzaussage – WHEE (wie auch EMDR) fordert Sie auf, eine positive Aussage zu installieren, um das negative Gefühl oder den negativen Gedanken zu ersetzen, den Sie losgelassen haben, wenn Sie Ihren Stresswert auf 0 gesenkt haben.

Psi (außersinnliche Wahrnehmung) – Ein Gedanke, eine Information oder Erfahrung, die auf Eindrücken beruhen, zu denen wir ohne unsere fünf üblichen Sinne kamen; dazu gehören Telepathie, Hellwahrnehmung, Prä- oder Retrokognition. Befindet sich diese Information erst einmal in unserem Unbewussten oder im Bewusstsein, so können wir sie logisch verarbeiten oder intuitiv mit ihr umgehen. Psi-Wahrnehmungen sind an sich nicht besser oder schlechter als unsere Wahrnehmungen über die physischen Sinne. Außersinnliches kann die urtümlichste oder allgemeinste Form des Wissens darstellen. Es gibt Hinweise, wonach außersinnliche Fähigkeiten oft ererbt sind und sich verbessern, wenn man sie nutzt. Sie können auch erlernte Fertigkeiten sein, da die meisten Menschen bis zu einem gewissen Grad Anlagen dazu haben. Beispiele: Aurasehen, Telepathie, Fernwahrnehmung, Psychometrie, Psychokinese.

Schatten – Die Teile unseres Unbewussten, derer wir lieber nicht gewahr wären, alle größeren und kleineren Traumen; Gefühle, die uns Unbehagen bereiten; Selbstzweifel und Bedenken, die wir lieber nicht wahrnähmen, und Ähnliches.

Seele (*soul*) – Der Teil eines Menschen, der den Tod überlebt und Aspekte der letzten Persönlichkeit eines Menschen in sein ewiges Selbst integriert. [In diesem Buch steht „Seele" stellenweise auch für das engl. *spirit* – darunter versteht der Autor den Teil des Menschen, der den Tod überlebt und noch gewisse Züge der menschlichen Persönlichkeit bewahrt; ein Wesen, mit dem die weiterlebenden Menschen noch über bestimmte Kanäle kommunizieren können. Anmerk. d. Verlags]

Sekundärgewinn – Belohnung, die mit dem Ausdrücken von Schmerz einhergeht; sie kann beeinflussen, wie oft der Schmerz auftritt und wie stark er zum Ausdruck gebracht wird.

Sorge – Ein Anliegen mit emotionalen Überlagerungen.

Spiritualität – Überpersönliches Gewahrsein, das spontan oder durch meditative oder andere Praktiken auftritt, die über die üblichen Erklärungen hinausgehen, und dem eine inspirierende und lenkende Sinnhaftigkeit zugeschrieben wird. Spiritualität umfasst viele Facetten. Sie ist die grundlegende Suche jedes Menschen oder das Verständnis der tiefsten Bedeutungen und Werte im Leben. Spiritualität resultiert oft aus einer Ur- oder Primärerfahrung (Gnosis), einem Erkennen, wie es entweder äußerst positive oder aber traumatische oder transformierende Lebensereignisse hervorrufen können, etwa: Schmerzen, schmerzlicher Verlust und Trauer, Nahtod-Erfahrungen, Todesfälle, psychische oder sogar psychotische Episoden und andere Begegnungen jenseits üblicher Erfahrungen. Spiritualität geht oft mit dem Gefühl einher, Anteil zu haben an einer Realität, die zu groß ist, als dass das menschliche Bewusstsein sie erfassen könnte, eine Realität, die sich ihrer selbst bewusst ist, zutiefst liebend und bedingungslos akzeptierend.

Spirituelle Heilung – Eine systematisch eingesetzte, absichtsvolle Intervention einer oder mehrerer Personen mit dem Ziel, einem anderen Lebewesen (Mensch, Tier, Pflanze oder anderes lebendes System) mit einer fokussierten Absicht/Intention, mit Handkontakt oder mit Bewegungen der Hände um den Körper herum zu helfen, seinen Gesundheitszustand zu verbessern. Spirituelle Heilung findet ohne den Einsatz konventioneller energetischer, mechanischer oder chemischer Interventionen statt. Manche Heiler schreiben das Auftreten von spiritueller Heilung Gott zu oder Christus oder anderen „höheren Mächten", Geistwesen, universellen oder kosmischen Kräften oder Energien, der Heilenergie (oder anderen Kräften, über die der Heiler verfügt), der Psychokinese (Geist ist stärker als Materie) oder den Selbstheilungskräften der Heilung suchenden Person.

SUD / *Subjektive Units of Distress* – Stresswerte oder -stufen auf einer Skala von 0 (stört überhaupt nicht) bis 10 (schlimmste mögliche Stressbelastung). Vor und nach jeder Klopfrunde ist es hilfreich abzuschätzen, wie stark das negative Gefühl (noch) ist, das man gerade bearbeitet.

Synchronizität – Zeitliches Zusammenfallen von Ereignissen; Oberbegriff für bedeutsame „Zufälle" oder Fügungen, die eine verborgene, lenkende Ordnung des allumfassenden Bewusstseins auf der Erde vermuten lassen.

Telepathie – Übertragung von Gedanken, Bildern oder Anweisungen vom Geist eines Menschen zu dem eines anderen.

Transaktionsanalyse – Von Eric Berne begründete, aus der Psychoanalyse abgeleitete psychotherapeutische Richtung. Sie unterscheidet drei Ich-Zustände: Eltern-Ich, Erwachsenen-Ich und Kind-Ich, oder: innerer Elternteil, innerer Erwachsener und inneres Kind. Mithilfe dieses Modells lassen sich viele Reaktionen und Verhaltensweisen von Menschen (unabhängig vom Alter) in verschiedenen Situationen erklären.

Transpersonal (überpersönlich) – Ein Gewahrsein oder Bewusstsein, das über den Körper hinausreicht; geht oft einher mit dem Gefühl, mit spirituellen Dimensionen in Kontakt zu sein.

Transzendent – Adjektiv zu Transzendenz als Bezug zu Realitäten, die als außerhalb unserer materiellen Welt betrachtet werden; wird in Verbindung gebracht mit einem Bewusstsein, das weit höher und weiser ist als das der Menschheit.

Universales Bewusstsein: siehe Allumfassendes Bewusstsein

Verbesserungsspirale – Das Gegenteil eines Teufelskreises: Eine positive Handlung ruft eine positive Reaktion hervor, die dann weiteres positives Handeln fördert, und so weiter ...

WHEE – Abkürzung für: *Wholistic Hybrid derived from EMDR and EFT* [deutsch etwa: Ganzheitliche Kombination aus EMDR und EFT]. Später fand ich für die Abkürzung WHEE eine „benutzerfreundlichere" Umschreibung: *Whole Health – Easily and Effectively* (deutsch etwa: Vollständige Gesundheit – leicht und wirkungsvoll erreichbar).

Zielaussage – Siehe auch Eingangsaussage

Literaturempfehlungen

Bair, Christine Caldwell: "Research confirming WHEE is helpful", www.wholistichealingresearch.com/WHEE_Research. html

Bair, Christine Caldwell: *The heart field effect: synchronization of healer-subject heart rates in energy therapy,* Dissertation, Holos University Graduate Seminary, Springfield, MO, 2006

Benor, Daniel J.: "The inter-relationships of spirit, relationships (with people and the environment, mind, emotions and body", www.wholistichealingresearch.com/srmeb.htm

Benor, Daniel J.: "WHEE for children of all ages", www.wholistichealingresearch.com/Articles/WHEE-Child.asp

Benor, Daniel J.: "WHEE for trauma and re-entry problems", www. health.com/C-6a.asp

Berne, Eric: *Games People Play.* New York, NY Random House, 1996

Capacchione, Lucia: *Recovery of Your Inner Child: The Highly Acclaimed Method for Liberating Your Inner Self,* New York, NY: Fireside, 1991

Chaitow, Leon: *Conquer Pain the Natural Way: A Practical Guide.* San Francisco, CA: Chronicle Books, 2002

Clinton, Asha Nahoma: *The Seemorg Core Belief Matrices & Protocol:* http://seemorgmatrix.org/HomePages/Market.html

Cohen, Darlene: *Turning Suffering Inside Out: A Zen Approach to Living with Physical and Emotional Pain.* Boston, MA: Shambhala, 2000

Cohen, Kenneth S.: *Honoring the Medicine: Native American Healing.* New York, NY: Ballantine, 2003

Davies, Clair; Davies, Amber; Simons, David: *The Trigger Point Therapy Workbook: Your Self-Treatment Guide for Pain Relief.* Oakland, CA: New Harbinger, 2004

Davis, Laura: *Allies in Healing.* New York, NY: HarperPerennial, 1991

Davis, Laura; Bass, Ellen: *Beginning to Heal: A First Book for Survivors of Child Sexual Abuse.* New York, NY: HarperPerennial, 1993

Dethlefson, Thorwald; Dahlke, Rüdiger: *The Healing Power of Illness*. Longmead, UK: Element, 1990

Dienstfrey, Harris: *Where the Mind Meets the Body*. New York, NY: HarperPerennial ,1991

Dillard, James: The Chronic Pain Solution: Your Personal Path to Pain Relief, New York, NY: Bantam, 2002

Egoscue, Pete: Pain Free: A Revolutionary Methode for Stopping Chronic Pain. New York, NY: Bantam, 1998

Eimer, Bruce: *Hypnotic Yourself Out of Pain Now,* Oakland, CA: New Harbinger, 2002

Epstein, Gerald: *Healing Visualizations: Creating Health Through Imagery*. New York/London: Bantam, 1989

Feinstein, David: „Energy Psychology in disaster relief", www.Energy-TraumaTreatment.com

Feinstein, David: *Energy Psychology Interactive: Rapid Interventions for Lasting Change*. Ashland, OR: Innersource, 2004

Feinstein, David; Eden, Donna; Graig, Gary: *The Promise of Energy Psychology: Revolutionary Tools for Dramatic Personal Change*. New York, NY: Tarcher/Penguin, 2005

Gaudill, Margaret: *Managing Pain Before lt Manages You*. New York, NY: Guilford, 2002

Goleman, Daniel; Gurin, Joel (Hrsg.): *Mind-Body Medicine: How to Use Your Mind for Better Health*. New York, NY: Consumer Reports, 1993

Goleman, Daniel; Gurin, Joel: *Mind Body Medicine*. Yonkers, New York, NY: Consumer Reports, 1993

Harrison, John: *Love Your Disease – It's Keeping You Healthy*. London, UK: Angus and Robertson, 1984

Hawken, Paul: *Blessed Unrest: How the Largest Movement in the World Came into Being and Why No One Saw It Coming,* NY: Viking/Penguin, 2007

Hay, Louise L.: *You Can Heal Your Life* Santa Monica, CA: Hay House, 1984

Hirschberg, Caryl; Barasch, Marc Ian: *Remarkable Recovery: What Extraordinary Healings Tell Us About Getting Well and Staying Well.* New York: Riverhead, 1995

Ingram, Catherine: *Passionate Presence: Experiencing the Seven Qualities of Awakend Awareness.* New York, NY: Gotham Books, 2003

Laing, Ronald D.: *Knots.* New York, NY: Penguin, 1970

LeShan, Lawrence: *Cancer as a Turning Point* New York, NY: E. P. Dutton, 1989

LeShan, Lawrence: *You Can Fight for Your Life: Emotional Factors in the Treatment of Cancer.* New York, NY: M. Evans, 1977

Levine, Peter: *Healing Trauma: A Pioneering Program for Restoring the Wisdom of Your Body.* Boulder, CA: Sounds True (audio), 2005

Levine, Peter: *Waking the Tiger: Healing Trauma.* Berkeley, CA: North Atlantic Books, 1997

Levine, Peter; Kline, Maggie: *Trauma Through a Childs Eyes.* Berkeley, CA: North Atlantic Books, 2007

Levine, Stephen: *Unattended Sorrow: Recovering from Loss and Reviving the Heart.* New York, NY: Rodale, 2005

Levine, Stephen: *Who Dies? An Investigation of Concious Living and Conscious Dying.* Bath, England: Gateway, 1986

May, Gerald: *Grace and Addiction: Love and Spirituality in the Healing of Addictions.* San Francisco, CA: Harper, 2007

May, Gerald: *The Wisdom of Wilderness: Experiencing the Healing Powers of Nature.* San Francisco: Harper, 2006

Melzack, Ronald; Wall, Patrick: *The Challenge of Pain.* New York, NY: Bantam, 2004

Naparstek, Belleruth: *Invisible Heroes: Survivors of Trauma and How They Heal.* New York, NY: Bantam, 2004

O'Regan, Brendan; Hirshberg, Caryle: *Spontaneous Remission: An Annotated Bibliography.* Sausalito, CA: Institute of Noetic Sciences, 1993

Ogden, Pat; Minton, Kekuni; Pain, Clare: *Trauma and the Body: A Sensorimotor Approach to Psychotherapy.* New York, NY: Norton, 2006

Paul, Margaret: *Inner Bonding: Becoming a Loving Adult to Your Inner Child.* San Francisco, CA: HarperSanFrancisco, 1992

Rossi, Ernest: *The Psychobiology of Mind-Body Healing: New Concepts of Therapeutic Hypnosis.* New York, NY: Norton, 1997

Roud, Paul C.: *Making Miracles: An Exploration into the Dynamics of Self-Healing.* Wellingborough, England: Thorsons, 1990

Sheikh, A. A. (Hrsg.): *Imagination and Healing.* Farmingdale, New York, NY: Baywood, 1984

Siegel, Bernie: "Respants: Information, Inspiration and Expiration", in: *International J. of Healing and Caring,* 2002, 2 (1), S. 1–5

Siegel, Bernie: *Love, Medicine and Miracles,* New York, NY: Harper & Row, 1986

Simonton, O. C. et al.: *Getting Well Again.* Los Angeles, CA: Tarcher, 1978

Spear, Deena Zalkind: *Ears of theAngels.* Carlsbad, CA: Hay House, 2002

Spiegel, David et al: "Effect of Psychosocial Treatment on Survival of Patients with Metastatic Breast Cancer" in: *Lancet* No. 8668, ii (1989)

Steadman, A.: *Who's the Matter with Me?,* Marina del Rey, CA: DeVorss, 1966

Stewart, Jan; Joines, Vann: *TA Today,* Chapel Hill, NC: Lifespace, 1991

Tolle, Eckhart: "Dissolving the pain body", unter: http://common-ground.ca/iss/051017/cg171_tolle.shtml

Tolle, Eckhart: *A New Earth: Awakening to Your Life's Purpose,* New York, NY: Plume/Penguin, 2006

Tolle, Eckhart: *The Power of Now,* Novato, CA: New World, 1999

Turk, Dennis; Nash, Justin: Chronic pain: "New ways to cope", in: Goleman & Gurin (Hrsg.): *Mind-Body Medicine*

Turk, Dennis; Winter, Frits: *The Pain Survival Guide,* Washington, DC: American Psychological Association, 2006

Whitfield, C. L.: *Healing the Child Within,* Health Communications, 1989

Zeig, Jeffrey; Geary, B.: "Ericksonian approaches to pain management", in: Geary & Zeig (Hrsg.): *The Handbook of Ericksonian Psychotherapy,* Phoenix, AZ: The Milton H. Erickson Foundation, 2001

EMDR

Shapiro, Francine: *Eye Movement Desensitization and Reprocessing,* New York, NY: Guildford, 1995

www.emdr.com

Greenwald, Ricky: "Eye movement desensitization and reprocessing (EMDR): New hope for children suffering from trauma and loss", unter: www.childtrauma.com/emdrch.html

EFT

Feinstein, David: "Energy psychology: A review of the preliminary evidence", in: *Psychotherapy: Theory, Research, Practice, Training* (in Druck), sowie unter:
innersource.net/energy_psych/epi_research.htm

Energy Psychology (kleine Auswahl)

Allergy Antidotes – Sandra Kost Radomski: www.allergyantidotes.com

Emotional Freedom Technique (EFT) – Gary Craig: www.emofree.com

Healing from the Body Level Up (HBLU) – Judith A. Swack: www.jaswack.com

Seemorg Matrix Therapy – Asha Nahoma Clinton: http://seemorgmatrix.org

Tapas Acupressure Technique (TAT) – Tapas Fleming: www.tatlife.com

Veröffentlichungen von Daniel J. Benor

Healing Research: Volume 1, Spiritual Healing: Scientific Validation of a Healing Revolution. Southfield, MI: Vision Publications, 2001 (Heiler beschreiben ihre Arbeit, Kurzfassungen kontrollierter Studien, Pilotstudien)

Healing Research: Volume 1, Professional Supplement, Southfield, MI: Vision Publications, 2001 (nur die Studien, mit mehr Details und statistischen Informationen)

Healing Research, Volume 2 (Popular edition): How Can I Heal What Hurts? Medford, NJ: Wholistic Healing Publications, 2005 (für Laien, mit dem gleichen Inhalt wie die *Professional edition,* aber ohne die vielen Quellen aus der Forschung; Extrakapitel über Selbsthilfe)

Healing Research, Volume 2 (Professional edition): Consciousness, Bioenergy and Healing, Medford, NJ: Wholistic Healing Publications, 2004 (über Selbstheilung, Bioenergien, Komplementärmedizin und integrative Pflege. Auszeichnung „Book of the Year" des *Scientific and Medical Network,* Großbritannien)

Healing Research, Volume 3: Personal Spirituality: Science, Spirit and the Eternal Soul, Medford, NJ: Wholistic Healing Publications, 2006

Reaching Higher and Deeper: Workbook for Healing Research, Volume 3: Personal Spirituality, Medford, NJ: Wholistic Healing Publications, 2007

Healing Research, Volume 4: A Synthesis of Recent Research, Medford, NJ: Wholistic Healing Publications (im Druck)

"Spiritual healing for mental health", in: Shannon, Scott (Hrsg.): *Handbook of Complementary and Alternative Therapies in Mental Health,* San Diego, CA: Academic/Harcourt, 2001, S. 258–267

"Spiritual Healing: A unifying influence in complementary therapies. *Complementary Therapies in Medicine,* 1995, 3 (4), S. 234–238

"Spiritual healing and psychotherapy", in: *The Therapist,* 1994, 1 (4), S. 37–39

"Intuitive diagnosis", in: *Subtle Energies*, 1992, 3 (2), S. 11–64

"A psychiatrist examines fears of healing", in: *J. Society for Psychical Research*, 1990, 56, S. 287–299

"Fields and energies related to healing: A review of Soviet & western studies", in: *Psi Research*, 1984, 3 (1), S. 8–15

"The overlap of psychic 'readings' with psychotherapy", in: *Psi Research*, 1986, 5 (1, 2), S. 56–78

Stichwortverzeichnis

A

Affirmationen 16, 85, 95, 269

akuter Schmerz 131

Akzeptanz 219

Allergien 249

allumfassendes Bewusstsein 199, 269

Anliegen 112, 207, 269

Ärger 38

Arthritis 28, 39, 151, 161

Atmen 86 ff.

außersinnliche Wahrnehmung 164

Autopilot 162

B

Bauer (Parabel vom chinesischen Bauern) 222

Beeinträchtigung 37, 138

Belohnung 24, 35, 40, 49

Berechtigung 139

Beziehung zur Umwelt 249

Beziehungen zu anderen Menschen 246

Biofeedback 159, 177

bündeln 107 f., 113

C

chronische Schmerzen 138, 144, 148

Clinton, Asha Nahoma 15, 111

Craig, Gary 14

D

Denken 241

Depression 75, 91

E

Eingangsaussage 269

Einschränkungen 37, 139

Emotional Freedom Technique (EFT) 14, 270

emotionale Intelligenz 240

Emotionen 238

Energiefeld 176

Energy Psychology 270

Erdenergie 178, 253

Erdungsübungen 86 ff.

Erfolgsskala 90

Erinnerung 52, 163, 191, 236

Ersatzaussage 16, 91

Über den Autor

Dr. med. Daniel J. Benor ist Psychiater und vertritt einen ganzheitlichen Ansatz für die Medizin: Körper und Seele, Denken und Emotionen, Beziehungen und Spiritualität – alle Dimensionen des Menschseins müssen in den Heilungsprozess einbezogen werden. Auf der Suche nach effektiveren Therapieansätzen stieß er auf die verschiedenen Richtungen der *Energy Psychology*. Im Rahmen seiner Praxis experimentierte er damit weiter und entwickelte die in diesem Buch vorgestellte Methode WHEE. Er setzt sie ein beispielsweise bei Eltern und Kindern, die unter psychischen oder körperlichen Schmerzen leiden, unter einer posttraumatischen Belastungsstörung oder anderen Formen von Stress.

Daniel Benor ist Autor der Bücher *Healing Research, Vol. 1–3,* und vieler Artikel über ganzheitliches Heilen. Er ist auch Herausgeber des *International Journal of Healing and Caring* und Moderator einer bedeutenden Website, die über spirituelles Bewusstsein sowie über Heilung und Forschung in der komplementären Medizin informiert. (www.WholisticHealingResearch.com)

Dr. D. Benor war Gründungsmitglied des *American Board of Holistic Medicine* und Begründer des *Council for Healing,* einer gemeinnützigen Organisation, die das Wissen über spirituelle Heilung fördert. Viele Jahre beriet er darüber hinaus die Zeitschriften *Alternative Therapies in Health and Medicine, Subtle Energies, Frontier Sciences* und *Explore*.

Für seine Methode WHEE bietet Daniel Benor Einführungsseminare zur Selbsthilfe und Ausbildungsseminare für die professionelle Anwendung an. Kontakt:
DB@WholisticHealingResearch.com
www.ijhc.org

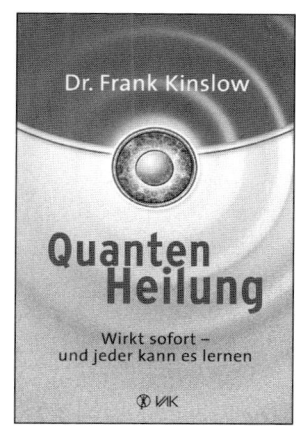
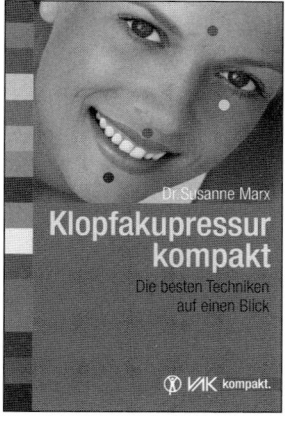
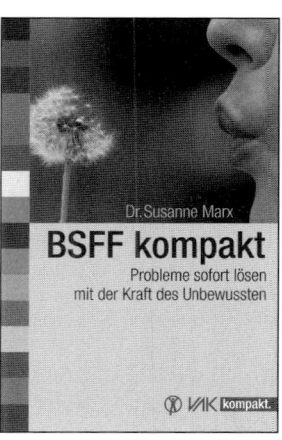

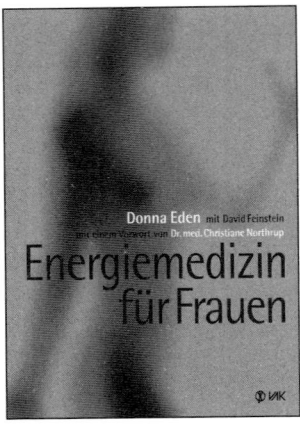

Donna Eden mit David Feinstein:
Energiemedizin für Frauen
Leseprobe unter: www.vakverlag.de

Energiemedizin für Frauen ist ein unentbehrlicher Ratgeber, der ganz auf die gesundheitlichen Fragen speziell von Frauen eingeht – und noch mehr: Das Buch bietet sanfte Lösungen für eine Reihe typisch weiblicher Beschwerden – wirkungsvoll, aber ganz ohne Nebenwirkungen: Vom prämenstruellen Syndrom (PMS) über Schwangerschaft bis zu den Wechseljahren, von Stoffwechselstörungen bis hin zu Depressionen: Hier finden Sie nicht nur alternative Therapieansätze, sondern auch zahlreiche Übungen zu den einzelnen Beschwerden. Ein Buch, das jede Frau besitzen sollte!

ca. 380 Seiten, 106 Fotos, Paperback (19 x 23,5 cm)
ISBN 978-3-86731-037-6

John Ratey, Eric Hagerman:
Superfaktor Bewegung
Leseprobe unter: www.vakverlag.de

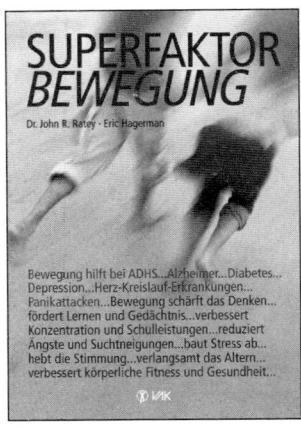

Jeder weiß, dass Bewegung gesund ist und die Konzentrationsfähigkeit bei Alt und Jung steigert. „Superfaktor Bewegung" ist das erste und einzige Buch, das ausführlich und umfassend darüber informiert, was Bewegung in unserem Gehirn bewirkt. Der bekannte Psychiater Dr. Ratey zeigt in leicht verständlicher Weise und mit vielen anschaulichen Fallbeispielen, wie und warum körperliche Betätigung nicht nur die Entwicklung von Intelligenz, sondern auch das soziale und emotionale Verhalten fördert und hilft, Krankheiten zu vermeiden.
Mit einem einfachen Übungsprogramm – so kommen Ihr Körper und Ihr Gehirn optimal in Form!

ca. 352 Seiten, Paperback (15 x 21,5 cm)
ISBN 978-3-86731-043-7

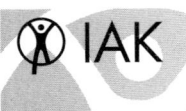

Institut für Angewandte Kinesiologie GmbH
Eschbachstraße 5 · D-79199 Kirchzarten
Tel. 0 76 61-98 71-0 · Fax 0 76 61-98 71-49
info@iak-freiburg.de · www.iak-freiburg.de

Das **IAK Institut für Angewandte Kinesiologie GmbH, Freiburg**, veranstaltet laufend **Kurse** in Edu-Kinestetik®, Brain-Gym®, Touch for Health, Three in One Concepts und vielen anderen Bereichen der Angewandten Kinesiologie. Wir haben uns im deutschsprachigen Raum in über 20-jähriger Tätigkeit als die Plattform für kinesiologische **Ausbildungen** etabliert. Dank enger persönlicher Kontakte zu den Pionieren der AK ist das Institut in der Lage, ständig die neuesten Entwicklungen zu präsentieren. Unsere im Herbst stattfindenden Kinesiologie-**Kongresse** bieten willkommene Gelegenheit zu Austausch und Begegnung.

Informationen zu unseren vielfältigen Veranstaltungen können Sie unserer Homepage entnehmen: **www.iak-freiburg.de**. Gerne schicken wir Ihnen auch unser Kursprogramm zu. (Bitte mit 2 € frankierten Rückumschlag beilegen.)

Bestellen Sie unsere kostenlosen Kataloge: www.vakverlag.de